强骨行动

中老年常见骨关节疾病防治锦囊

主　编　　张长青

总策划　　张立强

副主编　　陈云丰

　　　　　张　伟

上海科学普及出版社

强骨行动
中老年常见骨关节疾病防治锦囊

编委会

总策划： 张立强

主　编： 张长青

副主编： 陈云丰　张　伟

编　委：（按姓氏拼音排序）

白跃宏	柴益民	陈圣宝	陈亦轩	陈云丰	程相国
狄正林	杜大江	樊家珠	范存义	冯　勇	高悠水
何海燕	何耀华	何志勇	胡　海	黄琪仁	黄轶刚
贾伟涛	姜晨轶	蒋建新	金东旭	康庆林	李　明
李鸿帅	李淑敏	刘晓琳	陆联松	罗从风	钱来财
沈龙祥	盛加根	施忠民	宋　飒	苏　琰	孙青刚
孙玉强	唐明杰	吴　昊	谢雪涛	徐　斌	徐　峰
徐　佳	徐　俊	徐　镇	徐海涛	徐佩君	徐义明
薛　峰	殷吉旻	殷俊辉	虞　申	虞万晋	袁　霆
曾炳芳	张　弛	张先龙	章军辉	章振林	仲　飙
朱道宇	朱建辉	朱振中			

秘　书： 陈　醇　乔　涵

〖 序言 〗

每个人都要为健康老年做准备

每天翻看微信朋友圈里发的各种文章，健康类的信息所占比例很大。从全球最新生命科学研究成果，到临床各学科专家名家访谈，各种各样防治疾病的小验方、小偏方、食疗方更是多得让人应接不暇。人们谈论健康、关注健康，这从一个侧面反映出大家日子过得越来越好，人人都希望活得更健康、更长寿！

但是，国人健康的现状不容乐观。一方面，我国人口老龄化程度持续加深。截至 2017 年年底，我国 60 岁以上老年人口已经达到 2.41 亿，占总人口的17.3%，2021—2035 年将是我国老年人口第二次增长的高峰期。另一方面，进入 21 世纪，慢性非传染性疾病（慢性病）已成为全球的主要致死、致残原因和影响社会和谐与经济发展的重要障碍。2018 年 5 月 16 日，中国老龄科学研究中心发布了《老龄蓝皮书：中国城乡老年人生活状况调查报告（2018）》。《蓝皮书》指出，我国老年人健康状况整体改善，同时老年人患有慢性病情况严峻：31.16% 的老年人患有 1 种及以上慢性病，13.63% 的老年人患有 3 种及以上慢性病，3.58% 的老年人患有 5 种及以上慢性病。排名前 5 位的慢性病分别是骨关节疾病、高血压、心脑血管疾病、胃病、青光眼或白内障。接近一半的老年人从不锻炼身体，近六成老年人常有疼痛感。

不仅有识之士认识到我国卫生与健康事业面临的严峻形势，国家和政府行政主管部门也已经行动起来。2017 年年初，国务院颁发了《中国防治慢性病中长期规划（2017—2025 年）》。《规划》将降低重大慢性病过早死亡率作为核心目标，提出到 2020 年和 2025 年，力争 30 ～ 70 岁人群因心脑血管疾病、癌症、慢性呼吸系统疾病和糖尿病导致的过早死亡率分别较 2015 年降低 10% 和20%。根据慢性病防治工作的重点环节，《规划》提出了八项策略措施，前三条分别是：加强健康教育，提升全民健康素质；实施早诊早治，降低高危人群发病风险；强化规范诊疗，提高治疗效果。

习近平总书记在全国卫生与健康大会讲话中强调，应倡导"每个人是自己健康的第一责任人"的理念。开展终身健康教育，使全民树立终身健康意识，有效干预行为和生活方式，从源头上降低各种老年期疾病的发生风险。

怎样才能拥有健康和长寿？拥有长寿基因的人的确容易活得更长。不过，万事皆非绝对，也有相当比例的百岁老人说他们的父母和祖父母并不是特别长寿。虽然我们无法确切地知道自己身上是否具有长寿基因，但对长寿来说，坚持运动等良好的生活方式比基因更重要。研究证实，每周进行中等强度运动至少 2.5 小时，并长期坚持，具有延年益寿、保护心脏、改善睡眠、防止肥胖和糖尿病等好处。

预防是最经济、最有效的健康策略。在多位医学专家的襄助下，我们策划、编辑、出版《"健康中国 2030"读本》系列丛书，旨在提升国民健康素质，着眼预防心脑血管疾病、骨关节疾病、老年痴呆、癌症等多种慢性疾病，传播预防各种常见病、慢性病的实用知识，联系实际、科学权威、通俗易懂，希望为国人的健康事业贡献绵薄之力。

独立、参与、照护、自我充实和尊严，这是《联合国老年人原则》提出的。独立、参与、自我充实和尊严，是我们所有人应秉持的生活态度，这一切都离不开健康做基石。让我们并肩携手，为美好的生活努力！为人人享有健康加油！

上海市人民政府原参事
上海胡锦华健康教育促进中心名誉理事长

2019 年 5 月 1 日于上海

【 前言 】

关注骨骼健康，珍爱生命靠自己

人体共有 206 块骨骼，它们大小不等，形状各异，共同组成了人体的骨骼系统。人体的骨骼就像房屋的钢筋，起着支撑身体和保护内脏器官及重要组织的作用。骨骼还是人体的造血器官，是生成血细胞的地方；又是人体的钙元素库，人体内 99% 的钙质储存在骨骼内。因此，骨骼健康与人体健康息息相关，骨骼一旦发生病变，将直接影响人体的健康状况。

从解剖角度讲，骨骼包括骨质、骨膜、骨髓、血管、神经等结构，从微观角度看，骨骼是由丰富的蛋白质、矿物质和细胞构成。骨骼中的蛋白质即有机质，主要是成骨细胞合成的胶原蛋白；矿物质即无机质，包含大量的钙、磷等。有机质赋予骨骼弹性和韧性，无机质使骨骼坚硬挺实。有意思的是，这两种成分的比例会随着年龄的增长而发生变化：幼儿时期骨的有机质、无机质各占一半，所以幼儿骨骼柔软且弹性较大，这样的骨骼在强大外力作用下不易发生骨折。到了成年人，无机质与有机质的比例约为 7∶3，骨骼在具有很大硬度的同时兼具了一定的弹性。老年人的骨骼无机质所占比例更大，因此骨骼的脆性增加，易发生骨折。

骨骼作为身体的重要部分，发挥着至关重要的作用，与人体的生命活动息息相关。

构成人体的支架 骨骼赋予人基本的形态，具有重要的支撑作用。想象一下，没有骨骼的支撑，人就不可能拥有挺拔的体态，优美的外形，更不可能站立与行走。没有坚强的骨骼，肌肉将无处安放，不可能完成多种负重功能。骨骼构成了人体一系列完美的体腔，保护着大脑、心肺和盆腔器官，让人体重要的内脏在坚固的体腔内安全地工作。

完成运动功能 只有拥有健康的骨骼、关节与肌肉，才能自由活动，生命才充满活力。

造血功能和内分泌功能 骨髓中有丰富的红骨髓，参与体内的造血。5 岁以后红骨髓逐渐被脂肪代替，变成了黄骨髓。不过当人体需要时，黄骨髓也可以转化为红骨髓，恢复造血能力，帮助机体渡过难关。近期研究发现，骨骼能主动合成和分泌多种生物活性因子，如骨调节蛋白、脂肪因子、生长因子和炎症因子等，不仅能调节骨骼本身的发育和代谢，还可通过血液调节多种组织的代谢和功能，参与机体稳态的维持。另有研究表明，骨骼分泌的多种活性因子在机体糖脂代谢中发挥重要作用，例如，成骨细胞分泌的骨钙素就被发现可以作用于胰岛 B 细胞，促进胰岛素的分泌，参与机体血糖的调节。

矿盐储备库　以钙质为例，成人体内 99% 的钙以矿物质的形式储存于骨组织和牙齿中，仅 1% 的钙质存在于细胞外液和各种软组织中。可以把骨想象成银行，而钙就是钞票，平日大部分的钞票都存在银行中，只有小部分以现金的形式在外流通。当人体血液中钙含量较低时，骨组织就会释放存储的钙，增加血液中钙的含量，来维持钙的平衡。

骨病被人们称为"不死的癌症"，主要包括关节疾病、椎间盘突出、骨质疏松症、类风湿关节炎以及创伤性骨折等。我国是人口大国，相关骨病及骨关节炎患者可达上亿人，据估计，骨关节炎患者至少在 5000 万以上，且 60% 以上集中在农村地区。预计到 2020 年将成为第四大致残性疾病。骨关节炎可导致关节疼痛、畸形与活动功能障碍，进而增加心血管事件的发生率及全因死亡率。尤其是症状性膝关节骨关节炎，研究认为可导致全因死亡率增加近 1 倍。骨关节炎给患者、家庭和社会造成巨大的经济负担，但其受重视程度远远不及糖尿病、高血压。骨病虽然危害巨大，但可防可治。关键在于提高警惕，采取正确的方法，早期发现、早期诊治、早期预防。

希望大家关注骨骼健康，爱护自己的骨与关节，拥有健康的骨骼才能享受多彩多姿的美好生活！

2019 年 11 月 10 日

目录
CONTENTS

第五部分　与门诊医生面对面

第一部分
常见骨关节疾病

1. 认识骨关节

　　骨与骨之间借纤维组织、软骨或骨相连，称为关节。根据关节组织特点，将关节分为纤维性关节、软骨性关节和滑膜性关节。根据关节的运动程度，又可分为不动关节、微动关节和可动关节。其中最常见的类型是滑膜关节，即可动关节。关节面、关节囊和关节腔是滑膜关节的基本构造，某些滑膜关节为适应其特殊功能还有一些特殊结构，以增加关节的灵活性或稳固性，这些结构包括韧带、关节内软骨（关节盘或关节唇）、滑膜襞和滑膜囊。

　　关节软骨　关节面是构成关节的各相关骨的接触面，每一关节至少包括两个关节面，关节面表面均覆盖软骨，称为关节软骨，多数由透明软骨构成。透明软骨是滑膜关节表面形成的一种独特的生物学结构，可精确地调控关节软骨及其周围组织之间的相互作用，以便运动时把关节的损耗降至最低。关

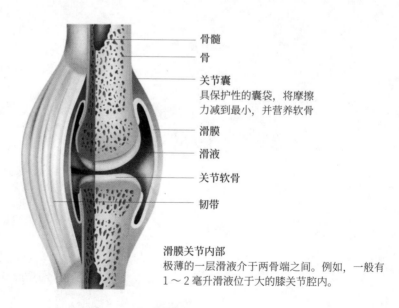

骨髓

骨

关节囊
具保护性的囊袋，将摩擦
力减到最小，并营养软骨

滑膜

滑液

关节软骨

韧带

滑膜关节内部
极薄的一层滑液介于两骨端之间。例如，一般有
1～2毫升滑液位于大的膝关节腔内。

关节的构造

节内软骨为存在于关节内的纤维软骨，有关节盘和关节唇两种形态，它们可以通过消耗施加于关节的负荷，减少关节软骨的应力，同时还可以增加关节的稳定性。关节软骨的厚度为 1 ～ 2 毫米，其厚薄因不同关节和年龄而有所差异，即使在同一关节，不同部位的厚薄亦不相同，与对应关节面相适应。

在滑膜关节骨端的关节面上有关节软骨覆盖，它使关节面平滑，并可轻微地被压缩。关节周围有关节囊，关节囊由强韧的结缔组织构成，并附着于构成关节的两骨骨端。关节囊内面衬有连续而纤薄的滑膜，能分泌黏性的滑液于关节腔内，以保持关节良好的润滑。滑液与脂肪和蛋白质还能滋养关节软骨，并能不断地被重吸收。关节囊的纤维增厚，称韧带，附着于构成关节的两骨骨端，防止两骨移动过度或向不自然的方向运动。肌肉围绕关节周围，通过肌腱连接于骨，紧张时维持稳定，收缩时产生运动。

关节软骨由细胞外基质和软骨细胞构成。细胞外基质主要成分是水，占软骨组织容量的 65% ～ 80%，细胞外基质的其他部分主要由胶原和蛋白聚糖构成。胶原是关节软骨的主要成分和张力的决定因素，约占关节软骨湿重的 30%。胶原中约 90% 是 Ⅱ 型胶原。蛋白聚糖是胶原以外关节软骨的主要组成部分，它们由蛋白与糖胺聚糖键链构成，约占关节软骨干重的一半。在关节软骨中，蛋白聚糖浓度和胶原的稠密度成反比。在关节软骨表层，胶原含量丰富，而蛋白聚糖含量最低。软骨细胞位于关节软骨的陷窝内。陷窝由胶原纤维承垫围绕，并充满富含蛋白聚糖、硫酸软骨素与水的软骨基质。关节软骨由浅至深可分为浅表层、过渡层、放射层和钙化层，后两层之间由潮线分隔。

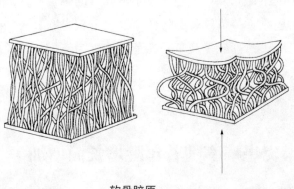

软骨胶原

骨骼发育成熟的成年人，关节软骨没有血管、神经和淋巴系统。软骨的营养依靠滑液的弥散来获取。骨骼未成熟时，关节软骨可通过两个途径获取营养物质：穿过软骨下骨的血管直接供给营养物质；通过滑液弥散可以间接获取营养物质。关节软骨要承受反复和循环的应力负荷。在经受短暂的负荷时关节软骨的弹性模量最大，施加负荷时间越长，关节软骨弹性模量越小。在经受周期性负荷或较长一次性负荷时间时，关节软骨会发生蠕变。在长期经受异常负荷或关节软骨成分发生变化时，关节软骨的负荷能力降低，如病变因素不解除将发生恶性循环。

关节囊 为纤维结缔组织膜构成的囊，附着于关节面周缘及其附近的骨面上，密闭关节腔，可分内、外两层。外层为纤维膜，由致密的纤维结缔组织构成，富含血管、神经和淋巴管。纤维膜的部分可增厚形成韧带，对维持关节的稳定性很有帮助。关节囊内层为滑膜，由疏松结缔组织构成，其边缘附着于关节软骨的周缘，包被除关节软骨、关节盘和关节盂以外的所有关节结构。滑膜内富含血管、淋巴管和神经，可产生滑液。正常的关节滑液为清澈、黏稠的体液，有液体和细胞两种成分，水约占滑液的 95%，每毫升含 60 ~ 200 个单核细胞，包括淋巴细胞、巨噬细胞、单核细胞。滑液还含有溶质、蛋白和糖胺聚糖等物质。滑液不但为关节提供了液态环境，而且保持了一定的酸碱度，保证了关节软骨的新陈代谢，并增加润滑，降低关节软骨的摩擦系数，减少软骨的磨损，促进关节的运动效能。

血管、淋巴管和神经支配 关节的动脉来自附近动脉的分支，在关节周围形成动脉网。血管在穿过关节囊后分布至纤维层和滑膜层，在整个滑膜形成致密的毛细血管网。淋巴管位于滑膜囊的结合部，淋巴液经输出管汇入附近的淋巴结。关节软骨的代谢产物或滑液中的颗粒物经淋巴管从滑液中清除。每个关节都接受几个脊髓节段的神经支配，相关神经分布于关节囊和韧带。

2.骨关节炎患病率随着年龄增长而增加

骨关节炎（OA），又称退行性关节炎，是一种严重影响患者生活质量的慢性关节退行性疾病，是中老年人最常见的疾病之一。目前骨关节炎已成为引起身体残疾、增加医疗费用和降低生活质量的重要原因。随着我国老龄化社会的到来，退行性骨关节炎的患者人群将不断增加，应引起全社会及普通民众的高度关注与重视。

骨关节炎是由多种因素引起关节软骨纤维化、皲裂、溃疡、脱失而导致的以关节疼痛为主要症状的退行性疾病。病理特点为关节软骨变性破坏、软骨下骨硬化或囊性变、关节边缘骨质增生、滑膜病变、关节囊挛缩、韧带松弛或挛缩、肌肉萎缩无力等。

骨关节炎分为原发性和继发性。原发性骨关节炎多发生于中老年人群，病因尚不明确，其发生与年龄、肥胖、炎症、创伤及遗传因素等有关：女性、肥胖和关节损伤与膝关节骨关节炎发病有关；年龄、性别及某些特殊职业是手部骨关节炎发病的危险因素；年龄、性别是髋关节骨关节炎发病的相关因素。继发性骨关节炎可发生于青壮年，继发于创伤、炎症、关节不稳定、积累性劳损或先天性疾病等。

骨关节炎累及部位包括膝、髋、踝、手和脊柱（颈椎、腰椎）等关节，是成年人慢性肌肉骨骼疼痛、功能障碍及丧失劳动力的最主要原因。骨关节性疾病已占门诊病例的 20% 以上。

骨关节炎的发病率、患病率均随着年龄增长而增加。年龄越大患病可能性越大，女性患病风险是男性的 2 ～ 3 倍。流行病学调查显示，美国 60 岁以上人群中，有症状的膝关节骨关节炎的患病率男性为 10%，女性为 13%。骨关节炎是导致美国 50 岁以上男性丧失工作能力的第二位原因（仅次于缺血性心脏病），也是中年以上人群慢性致残的主要原因。加拿大一项对 20 ～ 70 岁人群进行为期 10 年的队列研究发现，12.6% 的人群因骨关节炎致残或丧失工作能力。在一项苏格兰 3605 名调查者中，＞ 75 岁年龄组与 25 ～ 34 岁年龄组相比，骨关节炎发病率增加了 10 倍。

我国学者的流行病学调查结果也显示，骨关节炎在中老年人中具有较高的发病率，60 岁以上人群的骨关节炎发病率达 78.5%，70 岁以上人群有 90% 出现关节疼痛和关节炎等症状。其中膝关节骨关节炎的流行病学研究结果显示，症状性膝关节骨关节炎的患病率为 8.1%，女性高于男性，而且农村地区的患病率高于城市地区，呈现明显的地域差异，西南地区（13.7%）

和西北地区（10.8%）最高，华北地区（5.4%）和东部沿海地区（5.5%）相对较低。在城市人口中，手部关节骨关节炎的患病率为3%（男性）和5.8%（女性）；髋关节影像学骨关节炎的患病率为1.1%（男性）和0.9%（女性），农村地区髋关节骨关节炎患病率为0.59%。研究发现骨关节炎发病有低龄化的趋势。

骨关节炎病因尚不十分清楚，尽管骨关节炎与年龄密切相关，但它不是老化的必然结果。骨关节炎是外界多种因素对易感个体作用的结果。生物机械学、生物化学、炎症基因突变及免疫学因素都参与了骨关节炎的发病过程。虽然骨关节炎不是严格意义上的炎症性疾病，但低水平炎症参与骨关节炎的发展。鉴于炎症因子及滑膜、软骨和骨的新陈代谢改变可推动病情的进展，可能成为改善骨关节炎病情的潜在靶点。

3.骨关节炎的临床表现

主要临床表现：

关节疼痛及压痛 关节疼痛及压痛是骨关节炎最为常见的临床表现，发生率为36.8%～60.7%；多为间歇性钝痛，严重时可出现持续性疼痛，甚至出现撕裂样或针刺样疼痛。疼痛在各个关节均可出现，其中以膝、髋及指间关节最为常见。初期为轻度或中度间断性隐痛，休息后可缓解，负重后、活动后加重；疼痛常与天气变化有关，寒冷、潮湿环境均可加重疼痛。随着病程时间延长，骨关节炎晚期可以出现持续性疼痛或夜间痛。压痛为骨关节炎常见体征，多数位于关节线上，也可出现关节周围的非特异性压痛，在伴有关节肿胀时尤其明显。

关节活动受限 常见于髋、膝关节。晨起时关节僵硬及发紧感，俗称晨僵，活动后可缓解。关节僵硬持续时间一般较短，常为几分钟至十几分钟，极少超过30分钟。患者早期表现为负重后出现暂时的僵硬，或者从一个姿势变为另一个姿势时活动感到不便，早晨起床或久坐后关节肿胀较明显。疾病中期可出现关节"交锁"，晚期关节活动受限加重，最终导致残疾。

关节畸形 关节肿胀、膨大也是常见的体征，常出现于关节周围，早期呈局限性肿大，逐渐发展为弥漫性肿大。关节肿大以指间关节骨关节炎最为常见且明显，可出现 Heberden 结节和 Bouchard 结节。膝关节炎因滑膜增厚、骨赘形成或滑膜炎症积液也可以造成关节肿大。

骨摩擦音（感） 常见于膝关节骨关节炎。活动时出现关节摩擦感和关节响声，是比较后期的症状表现，最终导致关节软骨破坏，关节面不平整。

功能障碍或畸形和肌肉萎缩 常见于膝关节骨关节炎。随着病情进展，受累关节活动范围减少，甚至固定于某一姿势。有时可出现关节活动时的"交锁"现象。关节疼痛和活动能力下降可以导致受累关节周围肌肉萎缩，关节无力。重度关节炎可出现因屈曲挛缩、对线不良、半脱位或膨大而引起关节畸形。

骨科常见典型异常步态

异常步态	临床特点	骨科伤病
剪刀步态	两下肢强直内收，步行时一前一后交叉呈剪刀状，步态小而缓慢，足尖擦地而行	脊髓伤病伴痉挛性截瘫
摇摆步态	走路时身体左右摇摆（鸭步）	双侧先天性髋关节脱位、大骨节病
跨阈步态	足下垂，行走时患肢抬得很高，以免足趾碰撞地面（鸡步）	腓总神经损伤或麻痹、迟缓性截瘫
跛行步态	行走时躯干向患侧弯曲，并左右摇晃	一侧臀中肌麻痹、一侧先天性髋关节脱位
间歇性跛行	行走时发生小腿酸、软、痛和疲劳感，有跛行，休息时则消除，再继续行走还可发生	腰椎管狭窄症、短暂性脊髓缺血、下肢动脉慢性血栓闭塞性病变

影像学检查：

X 线检查 影像学检查为骨关节炎明确临床诊断的"金标准"。在 X 线片上骨关节炎的三大典型表现为：受累关节非对称性关节间隙变窄，软骨下骨硬化和（或）囊性变，关节边缘骨赘形成。部分患者可有不同程度的关节肿胀，关节内可见游离体，甚至关节变形。

磁共振（MRI） 表现为受累关节的软骨厚度变薄、缺损，骨髓水肿、半月板损伤及变性、关节积液及腘窝囊肿。磁共振对于临床诊断早期骨关节炎有一定价值，目前多用于骨关节炎的鉴别诊断或临床研究。

CT 常表现为受累关节间隙狭窄、软骨下骨硬化、囊性变和骨赘增生等，多用于骨关节炎的鉴别诊断。

实验室检查：

骨关节炎患者血常规、蛋白电泳、免疫复合物及血清补体等指标一般在正常范围内。若患者同时有滑膜炎症，可出现 C 反应蛋白（CRP）和红细胞沉降率（ESR）轻度增高。继发性骨关节炎患者可出现与原发病相关的实验室检查异常。

4.骨关节炎的诊断标准

目前认为，骨关节炎是一种由多种因素引发的关节所有组织都可以出现病理变化的"全关节"疾病，骨关节炎在疾病进程中会影响到所有的关节结构，包括软骨、滑膜、软骨下骨、半月板、韧带以及关节周围肌肉。这个概念全面概括了骨关节炎关节病变，从而延伸了骨关节炎的治疗领域。

曾有学者对 206 例膝骨关节炎患者膝关节镜下关节病变情况进行研究，发现骨关节炎患者关节镜下关节病变不仅有软骨损伤，还包括滑膜充血增生、脂肪垫肥大、脂肪垫卡压、骨质增生及骨赘形成、滑膜皱襞卡压、半月板损伤、前交叉韧带撞击及关节游离体。关节镜术后诊断的疾病有髌下脂肪垫挤夹综合征、滑膜皱襞卡压综合征、半月板损伤、退行性前交叉韧带撞击症、关节游离体等。此研究发现，骨关节炎患者关节病变不仅仅是关节软骨损害，同时还伴有关节滑膜、脂肪垫、半月板及韧带的损伤等。

5.骨关节炎的临床分期

对骨关节炎的临床分期有多种方法，包括根据临床特点的四级分期、根据 X 线改变的 Kellgren & Lawrence 分级和根据关节镜下关节软骨损伤的 Outbridge 分级。但是上述各类分级方法对于患者的临床治疗并无明确的指导意义, 绝大部分被用于临床研究。

髋关节骨关节炎的诊断标准

序号	症状或体征、实验室或 X 线检查结果
1	近 1 个月内反复的髋关节疼痛
2	红细胞沉降率 ≤ 20 毫米 /1 小时
3	X 线片骨赘形成, 髋臼边缘增生
4	X 线片示髋关节间隙变窄

注: 满足诊断标准 1+2+3 条或 1+3+4 条, 可诊断髋关节骨关节炎

膝关节骨关节炎的诊断标准

序号	症状或体征、实验室或 X 线检查结果
1	近 1 个月内反复的膝关节疼痛
2	X 线片（站立位或负重位）示关节间隙变窄、软骨下骨硬化和（或）囊性变、关节边缘骨赘形成
3	年龄 ≥ 50 岁
4	晨僵时间 ≤ 30 分钟
5	活动时有骨摩擦音（感）

注: 满足诊断标准 1+（2、3、4、5 条中的任意 2 条）, 可诊断膝关节骨关节炎

指间关节骨关节炎的诊断标准

序号	症状或体征
1	指间关节疼痛、发酸、发僵
2	10 个指间关节中有骨性膨大的关节 ≥ 2 个
3	远端指间关节骨性膨大 ≥ 2 个
4	掌指关节肿胀 < 3 个
5	10 个指间关节中有畸形的关节 ≥ 1 个

注: 满足诊断标准 1+（2、3、4、5 条中的任意 3 条）, 可诊断指间关节骨关节炎; 10 个指间关节均为双侧示、中指远端及近端指间关节、双侧第一腕掌关节

分级	描述
0 级	无改变（正常）
I 级	轻微骨赘
II 级	明显骨赘，但未累及关节间隙
III 级	关节间隙中度狭窄
IV 级	关节间隙明显变窄，软骨下骨硬化

Outbridge 分级

分级	描述
0 级	正常
S 级	软骨软化
I 级	软骨变软、肿胀
II 级	直径＜ 1.3 厘米的破碎和裂开
III 级	直径＞ 1.3 厘米的破碎和裂开
IV 级	软骨下骨裸露

6. 绝经后妇女维生素 D 缺乏易患骨关节炎

正常的骨骼和软骨代谢均依赖于维生素 D，血清中维生素 D 水平的改变可能会影响人体内钙的代谢、成骨细胞的活性、基质的骨化、骨密度以及关节软骨的转化。

一项针对膝关节骨关节炎的影像学研究发现，血清和饮食中维生素 D 的水平越低，影像学表现出的关节炎严重程度越高。临床上中老年绝经后妇女的膝关节骨关节炎以及维生素 D 的低水平均比较常见。

国外的两项纵向流行病学研究显示，体内低维生素 D 水平将加快骨关节炎的发展。其中一项采用美国弗明瀚队列研究，所有的志愿者分别在 1983—1985 年和 1992—1993 年期间进行评估，包括维生素 D 摄入和血清 25（OH）D 水平的测量，同时进行膝关节摄片，采用 Kellgren & Lawrence 骨关节炎分级（0 ～ 4 级），以及骨赘和关节间隙狭窄程度分级

（0～3级），最后随访共556名志愿者获得完整的数据。结果提示，维生素D处于中低水平时，原有膝骨关节炎的患者其加重的风险为3倍。

如何界定维生素D缺乏目前尚无统一的标准，大多数学者认为，< 20纳克/毫升（ng/ml）即为维生素D缺乏，其中< 10纳克/毫升为维生素D严重缺乏，20～29纳克/毫升为维生素D不足，> 30纳克/毫升称为维生素D水平充足。

维生素D缺乏在全世界普遍存在。在欧洲有40%～80%不同年龄的成人血清25（OH）D低于20纳克/毫升。在日本，30岁以下的年轻女性平均血清25（OH）D为13.6纳克/毫升。在北京成年女性中，运动者平均血清25（OH）D为14.4纳克/毫升，不运动者则为12纳克/毫升。老年人由于皮肤萎缩和随着年龄增加的肾功能减退，都可能导致体内维生素D合成和转化的活性维生素D减少，因而更易发生维生素D不足和缺乏。

维生素D缺乏是如何引起骨关节炎进展的具体机制仍未知。分析设想，骨关节炎与维生素D水平之间的关系可能表现为骨与软骨代谢的异常。维生素D的代谢可能直接影响关节软骨细胞活性，从而造成骨的某些机械性能变化，比如坚硬度、弹性度，而这些机械性能变化使得关节炎的易感性增加，引起早期关节退变。有研究提出，早期骨关节炎患者，关节软骨的改变常伴随着软骨下骨的重塑和增厚，而重塑的软骨下骨所能提供的震动缓冲能力相对较弱，由此又会加速关节软骨退变的进程。另外一个可能机制就是当维生素D缺乏时，甲状旁腺受到高度刺激，引起继发性甲状旁腺功能亢进，导致骨转化进程加快，而加快的骨转化与骨关节炎有关。

目前的医疗水平尚无法治愈骨性关节炎，但临床上可以通过各种不同的药物治疗来缓解疼痛和关节僵直，从而保持或改善功能，其中就包括补充维生素D。因此，通过改善中老年患者的血清维生素D水平可能有助于防止骨关节炎的发展。

7. 骨关节炎阶梯化治疗方案

骨关节炎治疗目的是缓解疼痛，延缓疾病进展，矫正畸形，改善或恢复关节功能，提高患者生活质量。总体治疗原则是依据患者年龄、性别、体重、自身危险因素、病变部位及程度等，选择阶梯化及个体化治疗方案。

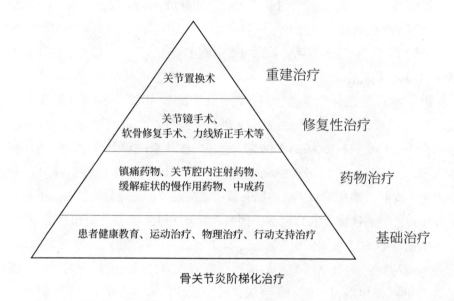

骨关节炎阶梯化治疗

底层为基础治疗，适用于所有骨关节炎患者。早期患者，依据患者的需求和一般情况，可选择适宜的基础治疗方案；病情加重，进入第二层药物治疗，在考虑患者发病部位及自身危险因素的基础上，选择正确的用药途径及药物种类；病情进一步加重，在基础治疗和药物治疗无效的前提下进行手术治疗，手术方案需要依据患者病变部位、病变程度、一般情况以及自身意愿综合考虑。

8. 基于循证医学的骨关节炎非药物治疗

1992 年，加拿大循证医学工作组首先提出了循证医学（EBM）的概念，强调医师对患者的诊断和治疗必须基于当前可得到的最佳临床研究证据，结合医师个人的经验和来自患者的第一手临床资料，并尊重患者的选择和意愿，三者缺一不可，保证患者得到当前最好的治疗效果。简而言之，循证医学就是基于"证据"的医学。通过循证医学可以达到促进物有所值医疗措施的利用，防止无效措施引入医学实践，淘汰现行使用的无效措施，限制使用昂贵低效措施等，从而不断增加医学实践中有效防治措施的比例，提高医疗服务质量。

基础治疗对病变程度不重、症状较轻的骨关节炎患者是首选的治疗方式。患者健康教育、运动疗法及控制体重作为核心的基础治疗干预措施，已经证明是经济有效，且具有更好的远期疗效，应作为临床核心治疗手段。强调改变生活及工作方式的重要性，可使患者树立正确的治疗目标，减轻疼痛、改善和维持关节功能，延缓疾病进展。

健康教育及自我管理 研究显示，患者健康教育和自我管理具有很好的经济学效益，投入 – 产出比较理想。现有的各个骨关节炎指南均把患者健康教育、自我管理及骨关节炎相关疾病信息提供作为核心治疗方法之一强烈推荐。通过健康讲座、宣传小册子、支持团队以及专业健康网站等各种途径，向患者解释疾病的转归，疼痛产生的机制，并指导患者改变生活习惯、运动方式、控制体重及采取其他可减少对退变关节负重的措施。

有学者建议，应使用通行的健康素养教育体系来提高患者的健康认知水平，如避免使用专业医学术语、使用可视化方式进行健康教育等。美国的一项研究显示，通过电话进行骨关节炎健康教育对健康素养低的患者十分有效。德国学者的一项研究提示，健康教育的工具应该尽可能简单化，这样才有助于患者理解和接受。澳大利亚的学者评价了一套基于互联网的临床决策及骨关节炎管理系统，结果显示该系统可以用于患者的自我管理。2012 年中国居民健康素养监测结果显示：中国居民健康素养处于较低水平，尤其是健康生活方式和行为养成率低，基本医疗素养和慢性病防治素养低，不能满足维持和促进健康的需要。

骨关节炎作为一种主要的慢性病，在我国基层诊治中应该以提高患者的健康素养为前提。对患者本人以及家属进行骨关节炎的知识教育，可以使患者加强自我管理意识，避免危险因素，调整生活方式，减轻思想负担，提高治疗的依从性。多项随机对照试验结果显示，健康教育、患者自我管理以及疾病信息提供，对缓解疼痛、改善关节功能有一定的作用。

运动疗法 应依据患者发病部位、病变程度及自身情况，在医生的指导下选择正确的运动方式，制定个体化的运动训练方案，从而达到减轻疼痛，改善和维持关节功能，保持关节活动度，延缓疾病进程的目的。更重要的是，协助患者制定个性化锻炼计划并由医师督导执行，患者持之以恒地运动才能获得更佳的远期疗效。

运动治疗的具体类型很多，包括有氧运动、水中锻炼等。虽然不同的运动类型推荐强度不同，但不同运动治疗干预措施的推荐方向都是支持其用于骨关节炎治疗。有研究证实，运动治疗在骨关节炎的诊治中发挥了优势作用，且减少了医疗花费。

国内外各个指南中推荐的运动方法包括：①有氧锻炼：如游泳、自行车等。②关节功能训练：如膝关节在非负重位下屈伸活动，以保持关节最大活动度。③肌力训练：如髋关节应注意外展肌群的训练等。对于膝关节骨关节炎，根据循证医学数据，美国矫形外科医师学会（AAOS）强烈推荐低强度有氧运动和股四头肌力量锻炼；可以选择性地进行关节活动度／柔韧度锻炼。

低强度有氧运动：采用正确合理的有氧运动方式，可以改善关节功能、缓解疼痛，如散步、骑自行车等。对于骨关节炎患者，应尽量避免需要扭动及有高冲力的运动方式，如跑步等。较年轻的因膝关节外伤导致骨关节炎的患者应改变运动方式，尽量进行低能量运动，如骑车、划船、游泳、深水跑步等。水中步行训练及游泳可以减轻体重对于关节的负荷，有利于肌肉的锻炼，同时也是一项极好的有氧运动，可以增强体质。以上各种运动强度，以患者身体能够耐受，不引起局部关节疼痛、肿胀为限。

关节功能训练：主要指膝关节在非负重位的屈伸活动，以保持关节最大活动度。常用方法包括：①关节被动活动。可以采用手法及器械被动活动关节。②牵引。主要目的是牵伸挛缩的关节囊及韧带组织。③关节助力运动和主动运动。在不引起明显疼痛的范围内进行主动或辅助关节活动，如采用坐位或卧位行下肢活动等。

肌力训练：目的是增强肌力，防止废用性肌萎缩，增强关节稳定性，如缓慢步行有利于软骨的代谢及防止肌肉废用性萎缩。加强关节周围肌肉力量既可改善关节稳定性，又可促进局部血液循环，但应注重关节活动度及平衡（本体感觉）的锻炼。常用方法：①股四头肌等长收缩训练。②直腿抬高加强股四头肌训练。③臀部肌肉训练。④静蹲训练。⑤抗阻力训练。

以膝关节为例，肌力训练方法可选择：①股四头肌等长收缩训练：仰卧，

强骨行动
中老年常见骨关节疾病防治锦囊

伸直膝关节进行股四头肌静力收缩。每次收缩尽量用力并坚持尽量长的时间，重复数次以肌肉感觉有酸胀为宜。②抬腿训练股四头肌（直抬腿）：仰卧床上，伸直下肢抬离床面约30°，坚持5～10秒，每10～20次为一组，训练至肌肉有酸胀感为止。③臀部肌肉训练：侧卧或俯卧，分别外展及后伸大腿进行臀肌收缩训练。训练次数同上。④静蹲训练：屈曲膝、髋关节，但不小于90°，作半蹲状，坚持30～40秒，每10～20次为一组。⑤抗阻肌力训练：利用橡皮筋、沙袋及抗阻肌力训练设备进行抗阻肌力训练。如股四头肌抗阻肌力训练，可用股四头肌训练仪进行抗阻肌力训练，随肌力增强逐渐增加阻力。⑥等速运动训练：有条件可以进行等速肌力训练。

中国传统武术太极拳由于可以提高心血管的适应性、肌肉力量、身体平衡性功能，而且可以缓解精神压力及抑郁状态，近年来得到广泛的推广。但不建议髋关节骨关节炎患者练习太极拳，也不建议髋、膝骨关节炎患者单独进行类似的平衡练习或与其他锻炼方式相结合的平衡练习。

控制体重　国内外各个指南均强烈推荐超重者将控制体重作为一项核心干预措施。新近发表的高质量文章进一步支持了这一结论。有学者随访了1675名挪威患者，发现体质指数 [BMI= 体重（kg）÷ 身高（米）^{2}]≥30与膝关节骨关节炎有明显相关性。多项随机对照试验荟萃分析显示，超重者总体降低至少5%的体重，或以每周0.25%的速度连续减重20周，可以明显缓解膝关节疼痛并提高关节功能。需要引起重视的是，最新的一项研究显示，采用低能量减重食谱可导致下肢肌肉组织及力量的损失，因此对于体重明显下降的膝关节骨关节炎患者应制定相应的锻炼计划以恢复萎缩的肌肉组织。

物理治疗及针灸、电刺激　主要是通过促进局部血液循环、减轻炎症反应达到减轻关节疼痛、提高患者满意度的目的。常用方法包括：热疗、水疗、冷疗、蜡疗、经皮神经电刺激、针灸、推拿按摩等。临床医生应根据患者的具体情况选择合适的治疗方法。系统回顾分析显示，物理治疗对膝关节的结构可产生一定的影响，虽然物理治疗可导致放射学上显示骨赘增生加重，但与关节间隙狭窄的程度无关。最新的磁共振（MRI）研究证据显示，物理治疗可以增加膝关节软骨的容量，降低软骨损伤，因此这些证据表明物理治疗对膝关节骨关节炎具有一定的益处。

中医针灸、推拿、按摩等传统治疗也有一定效果，可在一定程度上缓解患者的疼痛和肌肉痉挛。多项研究显示，传统的中国针灸治疗对于某些疼痛具有缓解作用，但并不适用于所有的疼痛治疗。建议对于有慢性中到重度疼痛且计划行人工关节置换术的膝关节骨关节炎患者，可以采用针灸治疗或经皮电刺激治疗。推拿按摩能够促进局部毛细血管扩张，使血管通透性增加，加快血液和淋巴液循环速度，从而改善病损关节的血液循环，降低炎症反应，改善症状。应用推、拿、揉、捏等手法和被动活动，可以防止骨、关节、肌肉、肌腱、韧带等组织发生萎缩，松解粘连，防止关节挛缩、僵硬，改善关节活动度。

心理干预　对 27 项随机对照实验的荟萃分析显示，心理因素可以影响患者对疼痛的耐受程度，对患者采用认知行为疗法训练其应对疼痛的技巧，可以降低患者对疼痛的感觉，缓解压力，但效应不高。

辅助工具　患者必要时应在医生指导下选择合适的行动辅助器械，如手杖、拐杖、助行器、关节支具等，也可选择平底、厚实、柔软、宽松的鞋具辅助行走。但对改变负重力线的辅助工具，如外侧楔形鞋垫尚存在争议，应谨慎选用。可以短期应用骨科支具和手杖、拐杖、助行器、围领及围腰等辅助器械，帮助患者暂时缓解疾病疼痛和肿胀，增加稳定性。有研究发现，当一侧持手杖时能使对侧患髋关节的负荷减小约 60%，因此可缓解关节疼痛。保护性支具不仅能减少关节的活动范围、改善关节的运动模式，还能增加关节的稳定性，对缓解骨关节炎的急慢性疼痛起到良好效果。

9. 适合骨关节炎患者的运动

科学的运动疗法可帮助关节炎患者缓解疼痛，改善功能，延缓病情的发展。水中运动是一种对关节炎患者非常有益和愉悦的运动形式，而温水可以提供浮力和热量作为支持，对患者全身关节施以积极的影响，这也是国外流行的新型运动治疗方法。运动方式是否正确，决定了关节炎症状是加重还是减轻。无益的活动及生活方式可让患者病情雪上加霜，使疼痛肿胀加剧，生活质量更受影响。

有益的运动

游泳　游泳对全身关节基本没有压力，又可以增强心肺功能，使肌肉发达有力，非常适合广大骨关节炎患者。游泳可每天进行，每次游程不要过长，不要过度劳累。游泳对颈椎小关节骨关节炎不利，因此这类患者不适合游泳。

水中运动主要有以下优点：①水的浮力支撑着人体的重量，可大大减轻关节的负担，并将可能的疼痛降到最低。②水中锻炼可提高心肺功能、改善平衡能力和增加关节活动度。③温水池对于关节炎患者是一种很好的热疗方式，可有效缓解关节疼痛，通常 28 ～ 31℃的水温最舒适。④在温水中浸泡可使肌肉充分放松，从而使锻炼变得更容易进行，锻炼过程更加舒适愉悦。⑤人在水中所承受的阻力是空气中的 12 倍，所以水中运动对于肌肉力量的训练更加高效，运动燃烧的热量更多。⑥在水中运动时间取决于水温和个体对热的耐受性，慢慢开始并逐渐延长水疗的时间。对于大多数人来说，在水中的浸泡时间每次不应超过 15 分钟。

水中运动时建议遵守以下原则：①将要锻炼的身体部位完全没入水中，慢慢地开始，轻轻地移动身体部位。不要过度运动。②开始和结束时采用简单的锻炼方式。③尽可能充分锻炼但不要勉强，如果遇到任何突发或加剧的疼痛，应立即停止。④每个动作做 3 ～ 8 次重复。⑤运动后出现持续 2 个小时以上的疼痛，表明运动过度，下次运动时应调整强度和时间。⑥伴有严重关节损伤或已进行过关节置换的患者，在做上述任何练习前应先咨询医生。

散 步 对中老年人来说散步可随时随地进行。步行要达到健身的目的，需要有一定速度（每分钟 80 ～ 90 步为中速，100 步以上为快速），路程要有一定距离（每天 6000 步，体力强的可达 1 万步）；每天走路 1 小时左右，一次完成或上下午分次完成；做到自我感觉良好，没有心悸气促，全身温暖舒适或微微有汗。

腿部肌肉力量锻炼 腿部肌肉力量的锻炼，对膝关节炎和髋关节炎患者很有帮助，平时看电视时就可以进行。坐在椅子上，腿伸直，脚尖绷直保持 10 秒，然后脚尖翘起，也保持 10 秒，使小腿肌肉有紧张感，然后放下腿，放松。这样脚尖交替绷直、翘起、放松，就可以锻炼腿部肌肉。每天上下午各做 15 分钟，可改善关节的稳定性。

骑 车 骑车时身体重量的大部分压在坐垫上，膝关节受力相对较少，同时骑车可以保持关节的活动度，关节周围肌肉的力量得以增强。

无益的运动及生活方式

爬楼梯 爬楼梯时膝关节承受的压力是人体自重的 3 倍，膝关节长期承受这样的压力，很容易患膝关节炎。

登 山 登山和爬楼梯的原理是一样的，也会对膝关节造成损害。

穿高跟鞋 穿高跟鞋身体重心会前移，也会对膝关节造成较大压力。

久站久坐 久站久坐都会对身体的某一部位产生固定的压力。所以对于长时间坐在办公桌前工作的人来说，每隔一段时间就该站起来活动一下；久站不动的工作人员要时常走动走动，有机会就要坐一下休息。

10.骨关节炎的药物治疗

骨关节炎治疗侧重于减轻疼痛和改善功能活动，应根据骨关节炎患者病变的部位及程度，内外结合，进行个体化、阶梯化的药物治疗。

对乙酰氨基酚 国内外多数指南将对乙酰氨基酚作为缓解骨关节炎疼痛的初始治疗药物。2014 年欧洲骨质疏松和骨关节炎临床经济学会（ESCEO）指南建议，在患者经过教育、锻炼、减轻体重后疼痛仍未缓解的情况下，可常规使用对乙酰氨基酚，与骨关节炎症状改善慢作用药物作为骨关节炎药物治疗的背景用药。虽然对乙酰氨基酚被大多数的指南推荐作为治疗骨关节炎疼痛的初始治疗药物，但其缓解疼痛的作用非常弱，安全性方面的顾虑也越来越多，包括胃肠道和肝毒性。

非甾体类抗炎药物（NSAIDs） 非甾体类抗炎药物是骨关节炎患者缓解疼痛、改善关节功能最常用的药物，包括局部外用药物和全身应用药物。

局部外用药物：在使用口服药物前建议先选择局部外用药物，尤其是老年人，可使用各种非甾体类抗炎药物的凝胶贴膏、乳胶剂、膏剂、贴剂等，比如氟比洛芬凝胶贴膏。局部外用药物可迅速、有效缓解关节的轻、中度疼痛，其胃肠道不良反应轻微，但需注意局部皮肤不良反应的发生。对中、重度疼痛可联合使用局部外用药物与口服非甾体类抗炎药物。

全身应用药物：根据给药途径可分为口服药物、针剂以及栓剂，最为常用的是口服药物。用药原则：①用药前进行危险因素评估，关注潜在内科疾病风险。②根据患者个体情况，剂量个体化。③尽量使用最低有效剂量，避免过量用药及同类药物重复或叠加使用。④用药 3 个月后，根据病情选择相应的实验室检查。

常用于治疗骨关节炎的非甾体类抗炎镇痛药（NSAIDs）

分类	英文	半衰期(h)	每日总剂重(mg)	每次剂量(mg)	次/日
丙酸衍生物					
布洛芬	ibuprofen	2	1200～2400	400～600	3～4
萘普生	naproxen	14	500～1000	250～500	2
洛索洛芬	loxoprofen	1.2	180	60	3
苯酰酸衍生物					
双氯芬酸	diclofenac	2	75～150	25～50	2～3
吲哚酰酸类					
舒林酸	sulindac	18	400	200	2
阿西美辛	acemetacin	3	90～180	30～60	3
吡喃羧酸类					
依托度酸	etodolac	8.3	400～1000	400～1000	1
非酸性类					
萘丁美酮	nabumetone	24	1000～2000	1000	1～2
昔康类					
美洛昔康	meloxicam	20	7.5～15	7.5～15	1
磺酰苯胺类					
尼美舒利	nimesulide	2～5	400	100～200	2
昔布类					
塞来昔布	celecoxib	11	200	100～200	1～2
其他镇痛药物					
氨酚曲马多	paracetamol and	6～7	3～6片	1～2片	2～3
盐酸曲马多	tramadol hydrochloride	6～7	3～6片	1～2片	2～3

非甾体类抗炎药小剂量具有镇痛作用，大剂量具有抗炎作用。有学者认为，应把 NSAIDs 作为缓解骨关节炎关节疼痛的一线治疗药物，其治疗位置应提前，可替代对乙酰氨基酚在骨关节炎治疗中的角色。对于外周关节疼痛，应首先外用 NSAIDs 治疗，若疗效不充分时可给予小剂量口服 NSAIDs 治疗，并依据个体差异性调整药物及增加剂量。相比对乙酰氨基酚，我国医生在临床上更加倾向于应用 NSAIDs。

非甾体类抗炎镇痛药（NSAIDs）治疗危险因素评估

序号	上消化道不良反应高危患者	心脑肾不良反应高危患者
1	年龄＞65 岁	年龄＞65 岁
2	长期用药	脑血管病史（有过脑卒中病史或目前有一过性脑缺血发作）
3	口服糖皮质激素	心血管病史
4	上消化道溃疡、出血病史	肾脏病史
5	使用抗凝药	同时使用血管紧张素转换酶抑制剂及利尿剂
6	酗酒史	冠脉搭桥术围手术期（禁用 NSAIDs）

长期应用 NSAIDs 有增加消化道出血及心血管疾病的风险，且由于老年患者患有心血管疾病的概率增加，肾功能因年龄增加而下降，因此对于老年人应用 NSAIDs 应慎重考虑。外用 NSAIDs 可达到口服药物的效果，且不良反应与安慰剂相当，适合于表浅关节疼痛的治疗。

注意事项：口服非甾体类抗炎药物的疗效与不良反应对于不同患者并不完全相同，应参阅药物说明书并评估服用非甾体类抗炎药物的风险，包括上消化道、脑、肾、心血管疾病风险后选择性用药：如果患者上消化道不良反应的危险性较高，可使用选择性抑制环氧合酶 -2（COX-2）；如使用非选择性非甾体类抗炎药物，应同时加用 H_2 受体拮抗剂、质子泵抑制剂或米索前列醇等胃黏膜保护剂；如果患者心血管疾病危险性较高，应慎用非甾体类抗炎药物（包括非选择性和选择性 COX-2 抑制剂）；同时口服两种不同的非甾体类抗炎药物不但不会增加疗效，反而会增加不良反应的发生率。

增加 COX 抑制剂使用者急性胃肠道出血危险因素分层

类型	危险因素
低风险	年龄＜ 65 岁
	无其他危险因素
中度风险	年龄≥ 65 岁
1 个或 2 个中等风险因素	合并使用另一种抗血小板药物
	合并服用口服双膦酸盐
	合并服用 5- 羟色胺再摄取抑制剂
	合并使用全身糖皮质激素
高风险	急性上消化道出血史
3 个或更多的中等风险	消化性溃疡史
因素或任一情况	合并服用抗凝药物

注：虽然没有普遍适用的标准，但上表所示胃肠道（GI）危险因素能增加 COX 抑制剂使用者的胃肠道损伤。医师处方时应对所列胃肠道危险因素进行评估，记录患者所使用的胃黏膜保护药物（PPI，质子泵抑制剂）

中重度疼痛可口服非甾体类抗炎镇痛药物，如双氯芬酸、吲哚酰酸类、布洛芬等，消化道溃疡患者可选用选择性抑制环氧合酶 -2 的药物如塞来昔布等。NSAIDs 治疗无效且疼痛严重者，可使用少量曲马多片、阿片类镇痛剂，或对乙酰氨基酚与阿片类的复方制剂。内服药物要注意患者多为年龄较大，通常伴有其他疾病，口服多种药物需要注意药物相互配伍禁忌与不良反应。

镇痛药物 对非甾体类抗炎药物治疗无效或不耐受者，可使用非 NSAIDs 类药物、阿片类镇痛剂、对乙酰氨基酚与阿片类药物的复方制剂。需要强调的是，阿片类药物的不良反应和成瘾性发生率相对较高，建议谨慎采用。

关节腔注射药物 关节腔内注射皮质类固醇激素作为辅助性治疗并广泛应用于膝骨关节炎患者已有 50 多年历史，国内外各指南均建议在一定条件下可以用于骨关节炎的治疗，可有效缓解疼痛，改善关节功能。但该方法是侵入性治疗，可能会增加感染的风险，必须严格遵守无菌操作及规范操作。

糖皮质激素（肾上腺皮质类固醇）：起效迅速，短期缓解疼痛效果显著，对非甾体类抗炎药物治疗无效的患者或不能耐受非甾体类抗炎药物治疗、持续疼痛、炎症明显者，可行关节腔内注射糖皮质激素。但该类药物有破坏软骨细胞合成和减少糖蛋白等不良作用，若反复多次长期使用激素会对关节软骨产生不良影响，可加剧关节软骨损害，加重症状。建议每年应用最多不超过2～3次，注射间隔时间不应短于3～6个月。

透明质酸（HA）：目前在临床上应用越来越广泛。系统回顾显示，透明质酸在注射后5～13周疗效最明显，且14～26周甚至更长时间内观察到仍有疗效。HA具有黏弹性及关节软骨和软组织保护作用，理论上有助于恢复关节软骨的液体平衡，从而对骨关节炎的治疗有一定的疗效，可改善关节功能，缓解疼痛，安全性较高，可减少镇痛药物用量，对早、中期骨关节炎患者效果更为明显。但其在软骨保护和延缓疾病进程中的作用尚存争议，建议根据患者个体情况应用。常用的注射方法为每周1次，重复3～5次。

医用几丁糖：可以促进软骨细胞外基质的合成，降低炎症反应，调节软骨细胞代谢；具有黏弹性，缓吸收性，可作为关节液的补充成分，减缓关节炎进展，减轻关节疼痛，改善功能，适用于早、中期骨关节炎患者。每疗程注射2～3次，每年1～2个疗程。

生长因子和富血小板血浆：可改善局部炎症反应，参与关节内组织修复及再生，临床上对有症状的骨关节炎患者可选择性使用。对于其作用机制及长期疗效尚需进一步研究。

缓解骨关节炎症状的慢作用药物　也称为非处方药物（OTC）营养治疗，包括氨基葡萄糖、双醋瑞因、软骨素、胶原蛋白水解物及鳄梨-大豆不皂化物，其中氨基葡萄糖和软骨素是现有应用中研究最多的药物，这些药物具有直接软骨保护、缓解疼痛症状、改善关节功能、延缓病程进展的作用。2014年欧洲骨质疏松和骨关节炎临床经济学会推荐氨基葡萄糖及硫酸软骨素，特别是处方药结晶型硫酸氨基葡萄糖作为骨关节炎治疗的一线治疗，认为其具有中度的疼痛缓解作用，长期治疗可减缓软骨变性，对有症状的骨关节炎患者可选择性使用。

抗焦虑药物　可应用于长期持续疼痛的骨关节炎患者，尤其是对非甾体类抗炎药物不敏感的患者，可在短期内达到缓解疼痛、改善关节功能的目的。

应用时需注意药物不良反应，包括口干、胃肠道反应等。建议在专科医生指导下使用。尚需进一步的远期随访研究证明其在骨关节炎治疗中的作用。

中成药 包括含有人工虎骨粉、金铁锁等有效成分的口服中成药及外用膏药。有研究表明中药可通过多种途径减轻骨关节炎疼痛、延缓疾病进程、改善关节功能，但对于其作用机制和长期疗效尚需高级别的研究证据。

Tips
小贴士

关注骨关节炎患者用药安全问题

★美国风湿病学会（ACR）于2012年发布的最新骨关节炎治疗指南，建议对有症状的髋、膝关节骨关节炎患者，且无心血管疾病史、消化道疾病史及慢性肾脏疾病史者，可进行药物治疗。对于75岁以上的老人强烈建议应用NSAIDs外用制剂。

★由于美国食品药品管理局（FDA）警告同时应用小剂量阿司匹林（≤325毫克/天）和布洛芬时，由于药物相互作用，可导致阿司匹林药效降低，从而无法起到保护心肌、降低脑卒中风险的作用，因此对于骨关节炎患者同时需要服用小剂量阿司匹林以保护心肌者，如需口服NSAIDs，ACR强烈建议应用非选择性NSAIDs，而不要选用布洛芬+PPI的组合。

★对于Ⅳ期慢性肾病患者（肾小球率过滤<30毫升/分），应避免口服NSAIDs，对于Ⅲ期慢性肾病患者（肾小球率过滤为30~59毫升/分），应权衡利弊后再决定是否应用。

★对于髋、膝关节骨关节炎患者经非药物治疗及上述药物治疗均无明显效果，且不愿意或无法行关节置换术者，美国风湿病学会强烈建议应用阿片类止痛剂，或在一定条件下应用杜冷丁，并遵循美国疼痛协会对于慢性非癌性疼痛阿片类药物的应用指南。对于伴有抑郁及神经性疼痛症状（放射性、灼烧样疼痛，针刺样疼痛）的患者可以考虑应用选择性5-羟色胺和去甲肾上腺素重吸收抑制剂。度洛西汀是唯一经过高质量随机对照临床试验（RCT）检验有效的这类药物。

11. 骨关节炎的手术治疗

骨关节炎的外科手术治疗包括关节软骨修复术、关节镜下清理手术、截骨术、关节融合术及人工关节置换术，适用于非手术治疗无效、影响正常生活的患者。骨关节炎手术治疗的目的：①进一步协助诊断。②减轻或消除患者疼痛症状。③防止或矫正畸形。④防止关节破坏进一步加重。⑤改善关节功能。⑥综合治疗的一部分。

关节软骨修复术　采用组织工程及外科手段修复关节表面损伤的透明软骨，主要适用于年轻、活动量大、单处小面积负重区软骨缺损，对退行性关节炎的老年患者、多处损伤、激素引起坏死等效果较差，包括自体骨软骨移植、软骨细胞移植和微骨折等技术。

关节镜下清理术　关节镜兼具诊断和治疗的作用，对伴有机械症状的膝关节骨关节炎治疗效果较好，如存在游离体、半月板撕裂移位、髌骨轨迹不良、滑膜病变、软骨面不适合等，通过关节镜下摘除游离体、清理半月板碎片及增生的滑膜等，能减轻部分早、中期骨关节炎患者症状，但有研究认为其远期疗效与保守治疗相当。对伴有机械症状但关节间隙狭窄较明显的患者，关节镜手术的益处可能有限。

虽然早期的非对照性病例报道显示，关节镜清理术治疗可以缓解骨关节炎患者的膝关节疼痛症状，但随着一些大样本随机试验结果的公布，关节镜清理术在骨关节炎治疗中发挥的作用略显局限。由于骨关节炎本身渐进加重的自然病程特点，使得关节镜手术的疗效相对有限，为了获得较好的疗效，医师需要细致地选择适合的病例，同时还要向患者详细解释手术带来的好处与风险。

截骨术　截骨术是最早治疗骨关节炎的手术之一。截骨术多用于膝关节骨关节炎，能最大限度地保留关节，通过改变力线来改变关节的接触面。适合青中年运动量大、肌力好，还存在部分相对正常关节软骨，力线不佳的单间室病变、膝关节屈曲超过90°、无固定屈曲挛缩畸形、无关节不稳及半脱位、无下肢动静脉严重病变的患者。但术后有可能影响关节的活动度是其缺点，因此术前选择时受累关节必须有维持功能需要的活动度，同时关节畸形不应过重，否则难以矫正至解剖良好对线或影响关节的稳定性。对于年龄

＜ 60 岁，较年轻的骨关节炎患者行关节置换术时需要考虑的首要问题是：由于假体磨损导致翻修的概率增加，且翻修成功率明显低于初次置换。对于这类患者另一个可选的治疗方案是对于单间室骨关节炎患者行截骨矫形以恢复关节力线，减轻患侧间室的压力，从而缓解症状，延缓病变发展。

关节融合术 实施关节融合术后会造成关节功能障碍，现已不作为大关节骨关节炎的常规治疗手段。但对于严重的慢性踝关节、指或趾间关节骨关节炎且非手术治疗无效者，融合术成功率高。

人工关节置换术 即关节成形技术，是终末期骨关节炎成熟且有效的治疗方法，应用日益广泛。国际骨关节炎研究协会、美国矫形外科医师学会均建议对于严重的髋、膝关节骨关节炎患者（经过优化的保守治疗后仍有持续的中到重度疼痛，关节功能受限，生活质量下降，且影像学有相应改变者），行全髋关节置换术（THA）或全膝关节置换术（TKA），其疗效较保守治疗更有效，成本更小。而对于其他关节的骨关节炎，系统回顾显示，肩关节、肘关节置换可以在一定程度上缓解骨关节炎患者的疼痛，但其对关节功能的改善仍比较有限，而踝关节置换的疗效目前总体来说还不如关节融合术的效果。

随着人工关节技术的成熟，老年骨关节炎患者行关节成形技术的比例越来越高。目前，全世界每年约进行 100 万例关节置换手术，而且这一数字在今后的 20 年间有可能再翻一番。2012 年发表的基于人口统计研究显示，英国人终生行髋、膝关节置换的概率在女性分别为 11.6% 和 10.8%，在男性分别为 7.1% 和 8.1%。

New Vision
—— 新视野

骨关节炎或可用基因治疗

中国科学院生物物理研究所刘光慧研究组、北京大学汤富酬研究组和中国科学院动物研究所曲静研究组合作，首次鉴定出人间充质干细胞"年轻化"蛋白 CBX4。该蛋白具有稳定人干细胞核仁异染色质结构、维持细胞年轻化的作用。更为重要的是，在小鼠模型中，基于该蛋白过表达的基因治疗可显著缓解骨关节炎的病理表型。该研究首次从概念上证明了通过基因导入干细胞"年轻化"因子治疗骨关节炎的可行性，为衰老相关疾病的干预提供了全新的解决方案，在老年医学和再生医学中具有重要的应用前景。相关论文2019年3月26日发表在《细胞报告》杂志上。

据了解，骨关节炎是退行性骨关节病，与机体衰老密切相关。目前尚无安全有效的治疗方法。间充质干细胞的衰老和耗竭被认为是骨关节炎的主要诱因之一，揭示干细胞衰老的分子机制将为有效干预骨关节炎提供线索和靶标。

12. 认识"筋膜炎"

筋膜炎，是一种以疼痛为特征的综合概念，可以简单通俗地理解为皮肤下方包括肌肉、肌腱、韧带、筋膜在内的结缔组织因不明原因或者某些原因发生病变而引起的炎性疼痛。它可分为急性和慢性两种，常发生于腰部、髂骨后嵴及肩胛区域。

现代人生活紧张，加上工作繁重且普遍缺乏运动，所以患上各类筋肌劳损性疾病的情况十分普遍。肌肉筋骨劳损的主要原因是连续、频繁地重复某些动作，而且动作的力度和速度不适当，使得身体过劳引起磨损和发炎。人们在工作或干家务活时，往往疏于自我调节或者防护，以致在不知不觉中招致劳损、扭伤。凡是生活中剧烈的运动与拉伸，都很有可能造成损伤。引起肌腱疼痛的原因包括肌腱炎、腱鞘炎、内外上踝炎和肌腱损伤；韧带疼痛大多由损伤或扭伤所致；纤维肌痛可引起肌肉、肌腱和韧带等筋膜的疼痛。曾有学者对1000名普通市民的调查发现，约有七成人在工作时和工作后出现肩膀、颈和手腕肌肉疼痛、关节僵硬及麻木等劳损症状。劳损性疾病波及的病变范围很广泛，可波及头部、颈部、肩背部、上肢等，产生头痛、头晕、颈肩痛、局部酸胀麻木、局部活动障碍等症状，严重影响生活和工作。

筋膜炎患者大多表现为发病部位肌肉紧张、痉挛、酸痛无力，以及肌肉僵硬板滞、活动受限，而且脸部、胸部和腹部等处也会受到影响。当人体受到过度劳累、频繁运动、姿势不当，以及外伤或寒气入侵等因素刺激后，都可能诱发筋膜炎。筋膜炎发病并不一定是由单一的原因所致，可能是多种因素叠加作用所致的结果。例如，手部筋膜劳损，或者有可能是急性扭伤未得到及时有效的治疗，形成慢性创伤性瘢痕及粘连，以致反复出现持续或者间断的慢性肌肉疼痛、酸软无力等症状。

手筋膜炎 常见的手部劳损性疾病有手指或手腕腱鞘炎、肱二头肌肌腱炎、网球肘、腕管和肘管综合征等。这些名称看似复杂，其实都在于某一条手部筋腱过分劳损。不论是白领、蓝领，还是家庭主妇等，经常用双手工作，如长时间使用电脑打字的人、经常烧菜者，因重复而急速的动作或持久不变的姿势，易引起重复性肌肉筋骨劳损创伤，除了会感到手指疲倦外，可能手腕关节也会感到疼痛、乏力。

腱即筋，是连接肌肉与骨之间的软组织，富有伸缩性；鞘即包着筋的膜，用来保护及润滑筋腱。腱鞘长期过度摩擦，可发生肌腱和腱鞘劳损，引起肿胀、炎症，就是腱鞘炎。手指腱鞘炎，也称"扳机指"，是指手指在屈曲位置会被卡住且会产生弹响、疼痛。症状轻时，表现为关节活动不灵活、关节肿胀；严重时，关节不能伸直或屈曲。手腕腱鞘炎则表现为腕部掌侧随拇指活动而出现刺痛、麻木等。

由于长期反复用力进行肘部活动，可导致前臂肌腱发生慢性撕拉伤而产生炎性疼痛。患者会在用力抓握或提举物体，使用鼠标、键盘或扭毛巾时感到剧烈疼痛，甚至在睡眠时改变手部位置而引发剧痛，严重者连刷牙、写字、拿水杯都疼痛乏力，还会导致手臂肌肉无力和萎缩。

颈背肌筋膜炎 整天伏案干活，容易使肩背部肌肉、筋膜出现劳损而发生颈背肌筋膜炎，大多表现为颈后及肩背部疼痛且疼痛向一侧或双侧肩部放射，与颈椎病、肩周炎有点相似。不适症状会持续存在或反复发作，劳累后可加重，颈部活动时有牵扯和不适感，通常不会有明显的活动障碍。背部肌筋膜炎可放射至肩关节，斜方肌筋膜炎可放射至颈部。

腰肌劳损主要是腰部肌肉及其附着点筋膜或骨膜的无菌性炎症反应，也是一种肌筋膜炎。如果在急性期没有得到彻底治疗而转入慢性，会留下后遗症。或者由于腰部受到反复的劳损、长期固定姿势工作、风寒等不良刺激，可以出现持续或者间断的慢性腰部肌肉疼痛、酸软无力等症状。疼痛在劳累或受寒后加重，休息或保暖后可减轻。腰肌劳损一般不会出现手脚麻木、疼痛、无力、大小便困难、肛门周围麻木等情况。腰肌劳损与急性腰部扭伤产生的腰痛不一样：腰肌劳损的腰痛，按压疼痛部位或做个推拿按摩疼痛会明显减轻；急性腰部扭伤腰痛相反，按压疼痛部位症状加剧无法耐受，越按压越痛。

腰肌劳损治疗以保守治疗为主，极少需要手术治疗。疼痛的急性发作期主要是卧床休息以及物理治疗（按摩、热浴、理疗、牵引、针灸、拔火罐等），配合使用消炎镇痛、消肿解痉类药物以及外用膏药能迅速减轻症状，尤其对急性期患者疗效奇佳。如果有固定的腰部疼痛点，局部封闭治疗也能取得奇效，但要注意防止可能的并发症。对极少数临床上症状顽固，久治不愈的患者就需要介入或手术治疗。介入治疗属于微创治疗，其中超声引导下的小针刀或者射频等肌肉松解治疗效果不错。包括腰肌劳损在内的肌筋膜炎常为多发性病变，手术只能解决一处症状，故应严格掌握手术指征。

足底筋膜炎　足底筋膜炎的发病原因主要是筋膜反复受压和过度牵拉所致的撕裂损伤，长时间走路者易发。脚跟部的韧带和骨骼结合处反复运动，以及长时间进行徒步运动，或跑步、逛街、跳舞等，容易引发足底慢性损伤、跟骨骨刺和退行性病变，或者鞋跟太硬造成对足跟压迫，以及长期坐位、常穿高跟鞋等，都会加重足底损伤而诱发足底筋膜炎。

足底筋膜炎患者一般表现为足跟疼痛，也有些人还会有足弓或前足疼痛。晨起脚刚接触地面、准备站起来的瞬间疼痛剧烈，稍加活动可减轻，行走一段时间后又加重。这种疼痛症状的加重也常常发生于长时间站立或行走者，以及久坐而突然增加活动量或穿缺乏支撑的鞋时，因足底筋膜压力增加而使疼痛加剧。

肩峰下撞击综合征　如果生活中长期过度使用肩关节引起肩袖反复撞击，如拖地、擦窗等家务活，以及经常进行需要手臂用力上举的游泳、网球等运动者，常会使肩袖受到肩峰的压迫而使肩袖、滑囊反复受到损伤，造成组织水肿、出血乃至肌腱断裂，发生"肩峰下撞击综合征"。随着病情持续发展，疼痛开始向手臂蔓延，且夜间疼痛加剧，抬高手臂时疼痛尤其剧烈，并出现手掌不能放在背后的情况。随着肩袖的炎症和肩袖损伤持续加重，导致肩袖撕裂，肩膀不仅疼痛无力，活动限制变得更大。除了人为所致的撞击压迫外，退行性磨损也是诱发的原因之一。

　　如何防治各色各样的筋膜炎？主要是在工作和生活中多加注意姿势，并定时进行伸展运动，可大大减少各种劳损的机会。局部的慢性劳损所致的炎性疾病，越动越严重，休息制动才是关键。只有休息制动，才能减轻局部的炎症反应。不少腱鞘炎、网球肘患者，尤其是手指腱鞘炎患者，觉得手指不大灵活，往往会尽力锻炼手指的屈伸活动，以为只要多锻炼就好了。其实，这是极其错误的观念。症状轻微的腱鞘炎、网球肘和"肩峰下撞击综合征"患者，经过休息，或者进行热敷、按摩，可以使得症状得到缓解。此外，注射非甾体类抗炎药、肌肉松弛剂等，或者进行药物封闭治疗，也有较好效果，但不宜长期应用。病情较严重的患者也可尝试用热疗、光疗等理疗，或者针灸、刮痧、中药外敷等方法进行治疗。病情严重且久治不愈者，需要进行手术治疗。

13. 缓解足跟痛最简单的方法

　　脚跟一侧或两侧疼痛，不红不肿，行走不便，称脚跟痛，是中老年人的常见疾病之一。很多人以为，脚跟痛就是脚跟骨刺所致，其实，这种观点不完全正确。有专家曾做过一个试验，对脚跟痛的人，两脚底相贴拍两侧足跟侧位片。结果发现，很多人脚跟痛的一侧跟骨并没有骨质增生（骨刺），而脚跟不痛的一侧有骨质增生。当然也有正好相吻合的。这说明脚跟疼痛不一定是跟骨骨刺所致，有跟骨骨刺的人不一定有脚跟疼痛。

　　脚跟部的骨质、关节、滑囊、筋膜等病变都可以引起脚跟疼痛，而最为常见的是足底筋膜炎。这是一种无菌性炎症，晨起时疼痛明显，行走时疼痛加剧，持续时间较长。

　　足底筋膜是脚底软组织下的腱膜，呈三角形，后端狭细，附着于跟骨结节，前端呈扇形分开至各趾。其主要功能是维持脚底的足弓，使足部具有弹性，吸收走路脚板着地时来自地面的反作用力，当它过度使用或受到不正常的拉力时，皆可导致发炎。足底筋膜炎大多发生在久立或行走多的人，是一种长期的慢性轻度损伤，疼痛部位在脚底近足跟处。X线跟骨侧位片也可表现为跟骨下方偏内侧的筋膜附着处有骨刺形成，或足跟部的筋膜增厚，密度增高。但是，单纯的有无跟骨骨刺对足底筋膜炎的诊断没有帮助。

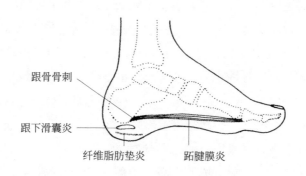

跟骨骨刺

跟下滑囊炎

纤维脂肪垫炎　　　跖腱膜炎

跟痛症的常见病因

　　有一个最简单的方法可以缓解足跟疼痛，就是在与足跟疼痛对应部位的鞋垫上开一个孔，使足跟着地时呈悬空状态不再受压，就可以减轻疼痛，避免继续受到摩擦与损伤。外贴伤湿止痛膏或用正红花油、伤科灵等外搽患处，对缓解疼痛有一定的作用。同时还可以在每天晚上睡前用艾绒煮水泡脚20分钟，促进血液循环。严重时应及时就医。平时还应该避免长时间行走或站立，防止足部过度疲劳；每天进行适当的锻炼，如散步，可增强足部韧带的坚韧和弹性。同时应尽量穿宽松、柔软的鞋袜，注意足部的保暖。

　　此外，跟腱炎也会引起足跟痛。跟腱炎曾经是运动员"专属疾病"，多表现为足跟后部不适和肿胀、小腿肌肉紧张、足背屈受限、足跟上皮肤发热。一般运动前没有做适当热身，运动中小腿肌肉拉伤，快速停止、快速变换方向，在身体没有适应训练强度时突然增加运动量等都会增加罹患跟腱炎的风险。另外，一些与运动无关的因素也可能会增加患病风险，如类风湿关节炎、感染、运动鞋过旧或不合适、长期穿高跟鞋、足跟后部长骨刺、年龄增大等。

　　跟腱炎急性期物理治疗通常建议遵循"RICE原则"，即休息（R，Rest）、冰敷（I，Ice）、加压（C，Compression）、抬高（E，Elevation）。跟腱炎慢性期物理治疗有以下几种方法：①肌内效贴可贴扎消肿，并缓解局部的牵伸压力。②踝关节灵活性差通常会让跟腱过度使用而引起肌腱炎，因此要提高踝关节的灵活性。③对小腿肌肉进行离心收缩力量训练，如靠墙踮脚单腿下踩。④进行跳跃和敏捷性训练。

14. 大脚骨病，不痛不用开刀

大脚骨病，也就是专业上所说的拇外翻，常见的主诉就是大脚趾疼痛。大脚骨病主要表现为大脚趾斜向外侧，指向其他脚趾，其关节突出变大，而第2趾常受挤压朝背侧突出。引起大脚骨病的病因多种多样，最主要的原因就是平时的穿鞋习惯，多为穿着狭窄、尖头高跟鞋所致，因此女性大脚骨病患者远多于男性。其他可能的因素包括遗传因素、外伤、痛风、类风湿等疾病也可能导致大脚骨病。

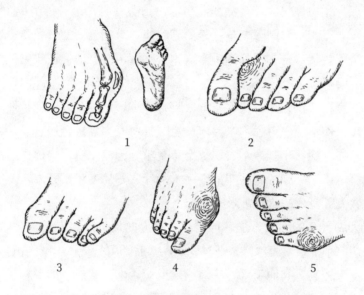

1.拇外翻 2.杵状趾 3.小趾重叠 4、5.拇（小）指滑囊炎

常见的引起足趾痛的疾病

穿高跟鞋为什么会导致拇外翻呢？经常穿过窄过小的尖头高跟鞋最伤脚，这是因为很多时髦的高跟鞋非常窄小，足趾在鞋内受到明显挤压，长此以往，造成大脚趾内侧韧带组织的松弛，关节半脱位，而且高跟鞋还会加重大脚趾的籽骨脱位，籽骨对于大脚趾的稳定性非常重要，所以要避免长时间穿过于窄小的尖头高跟鞋。

拇外翻最常见的症状是内侧骨突的疼痛、拇囊红肿，严重时无法穿鞋或发生皮肤破溃，前脚增宽，大脚趾内侧常因突出过度摩擦而致皮肤增厚，其活动僵硬不灵活。严重的大脚骨病患者在第2、3、4脚趾下方有老茧形成，前脚板也会变平。部分患者会因为趾背内侧神经在骨突部位受压导致大脚趾背内侧的麻木不适，病程较长的患者可能会出现关节退化导致行走困难。

拇外翻的治疗分为两个阶段：首先用鞋子适应脚，即保守治疗。通过更换宽松、舒适、支撑力好的鞋子减少对骨突的摩擦，支撑足弓，并辅助以拇趾外展肌肉的力量练习，如果合并有跖骨头下的胼胝及疼痛可以采用特殊的足弓垫将跖骨颈抬高，减少跖骨头的负重，从而减轻症状。平时大脚骨病患者可以做理疗和按摩，对于疼痛剧烈者，可口服芬必得之类的消炎止痛药；对于脚底有老茧者，可剔除老茧，避免脚底痛。有相当一部分患者可以通过保守治疗缓解症状。一些拇外翻矫形器和分趾器，没有研究证实它们具有矫正畸形的效果。

如果保守治疗仍无法解决疼痛，大脚骨病进展迅速，或者症状严重影响正常生活和工作，可以考虑手术治疗。足踝外科医生需综合患者年龄、身体一般情况、临床症状和影像学表现及个体要求等因素，制定个体化的手术方案。也就是说患了大脚骨病并非都要手术治疗。不痛就不用开刀，不必为了美观而去做大脚骨病的美容手术。

治疗大脚骨病的手术方法多种多样，轻度的拇外翻患者适合微创手术，微创手术切口小，手术简单，恢复时间短，术后即可行走，不影响正常生活，但术后复发率较高。其他手术方法包括软组织手术、截骨矫形术和关节融合术等，其中软组织手术包括拇囊切除及内侧软组织紧缩和外侧软组织松解，从而达到内部软组织的平衡，纠正畸形。而截骨矫形术是目前最常用的手术方法，且截骨方式也多种多样，其机制是通过截断跖骨、趾骨并纠正固定于正常解剖位置，以纠正畸形，如果有第2、3、4脚趾脚底痛的患者，需同时行第2、3、4脚趾截骨术。对于年龄大或严重畸形、关节退变的患者，则需要行融合受累关节的挽救性手术。

手术后就不要再穿尖头的高跟鞋了。因为手术后的脚恢复了正常形态，没有办法挤进狭小的尖头皮鞋，如果强行挤进去很可能导致畸形复发。

15. 骨关节炎患者健康教育处方

国家卫生健康委办公厅、国务院扶贫办综合司《关于印发贫困地区健康促进三年攻坚行动方案的通知》明确要求在贫困地区开展"健康教育进家庭行动"，覆盖全部贫困患者家庭，根据村民的疾病特点提供健康教育服务。其中针对贫困地区高发的脑血管病、冠心病、慢阻肺、类风湿关节炎、骨关节炎、重型老年慢性支气管炎 6 种主要慢性病患者发放健康教育处方。

骨关节炎患者的健康教育处方：

健康指导建议

★健康生活方式

□控制体重：超重或肥胖患者应通过健康饮食、合理的运动锻炼控制体重。

□身体活动：除了关节肿胀时需要限制活动外，骨关节炎患者应积极进行身体活动。要注意选择合适的运动方式，走平缓的路，少走陡坡。
尽量减少爬山、爬楼、蹲起、提重物、长距离行走。

□注意保暖，减少寒冷刺激。

★治疗与康复

□遵医嘱服药。

□外用膏药可根据具体情况使用，注意避免皮肤过敏。

□可以局部热敷（如用热水袋等），但关节肿胀积液期不建议使用。

□康复锻炼

　＊关节活动范围锻炼：膝关节伸直和弯曲的锻炼每天做 100 次，保持关节灵活运动。

　＊肌肉锻炼：将腿绷直抬高，坚持 5 ～ 10 秒钟放下。建议每天练习 100 下。

　＊步行：简单易行，是耐力锻炼的首选。

　＊骑车：膝关节负重少，能增强肌肉力量。

★急症处理

□因劳累或受凉等情况可能会出现关节肿胀、疼痛等症状急性加重，这时应休息，减少行走、提重物等活动，可以冰敷、外用消炎止痛软膏，必要时可口服消炎止痛药。如果病情加重及时就医。

16.膝关节炎的常见病因

膝关节是人体最复杂的关节，主要作用是承受身体的重量，并使小腿灵活地活动。膝关节由三部分构成：大腿下端、小腿上端和膝盖骨（髌骨）。关节内还有内外侧软骨板及前后交叉韧带，关节周围有内外侧副韧带，这些结构不仅使关节面相互适合，减少运动时的摩擦，而且还增加了关节稳定性。另外，构成关节的骨表面均覆盖着极光滑的关节软骨，加上有关节液的润滑，因此膝关节活动很灵活，且不会引起疼痛。如果关节面毛糙、破坏，关节变形，不仅降低了膝关节的活动能力，而且还会引起炎性反应，出现膝关节疼痛及活动障碍。

膝关节疼痛，是骨科门诊最常见的症状之一。轻则造成生活轻微不便，重则会引起关节活动障碍，甚至残疾。导致膝关节疼痛的病因较为复杂，常见病因包括运动损伤、膝关节骨关节炎、炎症、肿瘤等。

运动损伤 最常见的是滑膜炎、半月板损伤和膝关节韧带损伤，这些损伤都可导致不同程度的膝痛。

滑膜炎的常见原因是过度运动或膝关节扭伤等，滑膜组织充血水肿，继发无菌性炎症从而引起膝痛，常伴随关节积液。滑膜炎会导致行走不适或膝关节隐痛，治疗主要通过口服非甾体类抗炎药物、制动休息，以及局部热敷理疗等方法，炎症消退后膝痛会自行缓解。

半月板急性损伤也会导致膝痛，表现为受伤后膝关节剧痛伴肿胀，膝关节无法伸直弯曲。若延迟治疗或治疗不当，半月板损伤会转入慢性期，会突然出现关节无法伸直的"交锁"现象，建议及早通过关节镜进行半月板切除或修补。

膝关节的韧带较为复杂，韧带损伤可引起非常剧烈的膝痛，伴随肿胀、关节不敢活动和损伤处的压痛。韧带轻度拉伤和部分撕裂可尝试保守治疗，完全断裂就需要通过关节镜微创手术进行重建。

强骨行动

中老年常见骨关节疾病防治锦囊

膝关节骨关节炎 骨关节炎是中老年人常见病，以关节软骨退变和软骨下骨增生为特征，患者会出现膝关节疼痛、积液、肿胀、僵硬、畸形等症状并逐渐加重，行走和上、下楼梯困难，影响正常生活。此外，疼痛一侧的腿往往因疼痛不敢吃力，而将身体重量转移到对侧腿，会导致两个后果：患侧大腿肌肉废用性萎缩、大腿变细；对侧本来正常的腿因负重过度，同样加重关节磨损，以致疼痛在两条腿之间交替出现。

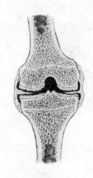 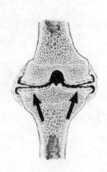 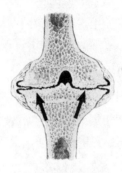

| 关节面软骨的早期退行性改变 | 关节软骨进一步侵蚀、凹陷和小腔隙形成。关节缘骨增生性改变 | 软骨几乎完全破坏，关节腔变窄。软骨下的骨质不规则和硬化，边缘骨刺形成，关节囊纤维化 |

膝关节炎病理变化过程

炎症 常见的有类风湿关节炎、痛风性关节炎以及感染性关节炎。类风湿关节炎造成滑膜炎症和关节的继发破坏，膝痛往往与关节畸形和活动障碍并存。病情严重、内科治疗难以控制的患者，采用包括关节镜下滑膜切除术、人工关节置换术等进行治疗。

痛风性关节炎急性发作时也会出现膝痛剧烈、关节红肿热痛，可伴随发热等全身表现。患者可服用非甾体类抗炎药、促尿酸代谢药和糖皮质激素等，对于关节破坏严重、关节畸形明显、关节功能明显受限者，需要手术治疗，目的是控制疾病进展、矫正畸形、改善关节功能。

感染性关节炎导致的膝痛较为严重，伴随关节红肿热痛，严重者可伴有寒战、高热等全身症状。治疗上应使用针对性强的抗菌药物控制感染；对关节破坏严重者，待感染彻底消除后需行关节置换手术，以恢复关节功能。

17. 膝骨关节炎应慎用抗炎镇痛药

骨关节炎是一种无菌性炎性反应，所以，服用非甾体类抗炎镇痛药物有助于控制疼痛、减缓症状，一定程度上还有助于控制疾病的进展速度。为了规避非甾体类抗炎镇痛药的不良反应，下列人群需谨慎使用：

胃肠道疾病患者　经常有胃部不适或者胃镜证实有糜烂性胃炎的患者，服用非甾体类抗炎药物会增加胃肠道症状。如果必须服用非甾体类抗炎药物，通常建议加用胃黏膜保护剂，如各种硫酸铝制剂。对于明确有胃溃疡或者曾经有过胃溃疡出血病史的患者禁止使用非甾体类抗炎镇痛药。

肾功能损害患者　非甾体类抗炎镇痛药是通过抑制前列腺素的合成与分泌来抑制局部的炎症反应，减轻各种炎症反应引起的疼痛而起到镇痛作用。因此，在使用非甾体类抗炎镇痛药时会抑制肾脏前列腺素而给肾脏带来损害，尤其是长期大量使用非甾体类抗炎镇痛药可能会出现肾乳头坏死或间质肾炎，最终造成肾功能衰竭，医学上称之为止痛药性肾病。由于非甾体类抗炎镇痛药物都是经过肾脏排泄，药物到达肾脏的浓度很高，在浓度过高时药物可能析出结晶，还可能引起肾小管的阻塞。因此，肾功能不全者要慎用非甾体类抗炎镇痛药，尤其是丙酸类药物（如布洛芬、萘普生、芬必得、酮洛芬等），否则会进一步损伤肾脏。

心血管疾病患者　有研究发现，非甾体类抗炎镇痛药能明显干扰血压，使平均动脉压上升，因此严重高血压患者不能使用。非甾体类抗炎镇痛药有增加患心血管疾病的可能。

肝功能不全和血细胞明显减少患者　由于非甾体类抗炎镇痛药需要在肝脏代谢，少数患者可能出现肝功能异常（转氨酶升高），有严重肝功能损害者应慎用。部分非甾体类抗炎镇痛药还可引起粒细胞减少、再生障碍性贫血、凝血障碍等，因此血细胞明显减少者也应慎用。

特殊人群　如妊娠期和哺乳期妇女、16 岁以下的儿童和青少年以及高龄老年人，在这些人群中没有进行过相关研究，存在未知风险，不建议使用。

非甾体类抗炎镇痛药还有其他少见的不良反应，如皮肤瘙痒、药物性皮疹、荨麻疹，轻微头痛、头晕，耳鸣，嗜睡等。

18. 氨基葡萄糖与膝关节疼痛

氨基葡萄糖是一种天然的氨基单糖，由蟹和其他带壳海洋生物中提取，是糖胺聚糖和透明质酸重要的结构成分，因此可作为内源性关节软骨营养物质的替代物。它可以刺激软骨细胞产生具有正常多聚体结构的蛋白多糖，提高软骨细胞的修复能力，抑制溶酶体酶、胶原酶和磷脂酶 A_2 等水解酶的释放，减少对关节软骨基质的水解破坏，并能防止损伤细胞的超氧化自由基的产生，促使软骨基质的修复和重建，延缓骨关节炎的病理过程和疾病进程。

作为一种关节软骨的营养补充，氨基葡萄糖用于预防和治疗骨关节炎已有很长的历史。早在 20 世纪 60 年代，氨基葡萄糖就开始在欧洲用于关节炎的治疗，90 年代中叶起在美国风靡一时，目前仍是美国最受欢迎的关节软骨营养药物，以膳食补充剂（保健品）形式供应市场，而欧洲则因该类产品所显示的一定的临床疗效将该产品作为处方药品进行管理。正是由于氨基葡萄糖有可能修饰关节软骨的结构、调节关节软骨的代谢，甚至可能通过修复受损的关节软骨而具有延缓关节炎病程的作用，因此，这类产品有可能成为潜在的改善骨关节炎病情的药物。

目前，氨基葡萄糖是欧洲和中国药监部门批准的一个治疗骨关节炎的药物。在中华医学会风湿病学分会的骨关节炎诊断及治疗指南（2010）中，把氨基葡萄糖作为软骨保护剂，推荐用于治疗骨关节炎。氨基葡萄糖是治疗骨关节炎慢作用药，起效较慢，需治疗数周乃至数月才见效。适用于全身各种关节的骨关节炎，包括膝、肩、髋、手腕、颈、脊椎和踝关节等，可缓解和消除骨关节炎的疼痛、肿胀等症状，改善关节活动功能。大部分专家认为，临床上采用氨基葡萄糖治疗骨关节炎最合适的患者应是关节软骨轻度或中度磨损，其形态和结构基本存在的患者，而非关节软骨大部甚至完全磨损的患者，属于早期骨关节炎使用药物。所以，氨基葡萄糖可作为早、中期骨关节炎的治疗选择，对关节软骨严重磨损的终末期骨关节炎患者则疗效不佳。

氨基葡萄糖主要有三种类型：硫酸氨基葡萄糖、盐酸氨基葡萄糖和 N-乙酰氨基葡萄糖，目前市场上以前两个品种为主。需要指出的是，氨基葡萄糖是一种可吸收的小分子糖胺，但其生物可利用度却不足 20%。同时，任何种类的氨基葡萄糖由于所结合的酸根载体不同，其氨基葡萄糖的结合率各不相同，盐酸氨基葡萄糖中含氨基葡萄糖 83%，硫酸氨基葡萄糖中含 65%，N-乙酰氨基葡萄糖含 75%。大部分临床证据证明，处方药结晶型硫酸氨基葡萄糖制剂在化学、剂型、药代动力学及临床疗效方面与普通的膳食补充剂存在很大的差异。如盐酸氨基葡萄糖代谢很快；普通硫酸氨基葡萄糖硫酸盐部分极易水解，很快水解成盐酸氨基葡萄糖被代谢；处方药结晶型硫酸氨基葡萄糖稳定性较好，生物利用度较高，可达到较高的血浆浓度（接近 10 微摩 / 毫升）和较长的半衰期 15 小时，故可进入关节滑液并发挥其药理学作用。有学者随访了 2 项随机双盲临床试验入组骨关节炎患者 8 年后行膝关节置换术的情况，发现服用处方药结晶型硫酸氨基葡萄糖组患者行膝关节置换术的相对危险度为 0.43，较安慰剂组下降了 57%。另外发现处方药结晶型硫酸氨基葡萄糖组和安慰剂组患者在随访前 1 年其骨关节炎治疗费用分别为 292 欧元 / 年和 605 欧元 / 年。应该说，处方药结晶型硫酸氨基葡萄糖的成本 – 效益比较好，更重要的是其降低膝关节置换手术率的效果不容忽视。有专家指出，基于迄今为止的大样本长疗程的随机双盲临床研究，氨基葡萄糖具有缓解临床症状和一定程度改善病情作用。还有专家认为，现有研究证实氨基葡萄糖的安全性很好，只要患者能够感到获益且身体不受伤害，应考虑继续应用。

大多数研究结果提示，持续应用 1500 毫克氨基葡萄糖 8 周以上才能显示一定的疗效，而以使用 1 年以上疗效更为稳定。可与非甾体类抗炎药或硫酸软骨素联合使用，协同治疗。

19. 玻璃酸钠治疗骨关节炎注意事项

1934 年，迈耶（Meyer）等发现玻璃酸钠（HA）广泛分布于人和动物各组织的细胞外基质（如玻璃体、关节滑液、滑膜、软骨等），是一种高分子量多糖，相对分子量在 20 万～ 720 万道尔顿（Da）。玻璃酸钠有内源性（即人体自身分泌的）和外源性（即外来补充的）两种，当内源性玻璃酸钠的产生和代谢发生异常，导致组织、器官的生物学功能障碍产生临床症状时，可通过补充外源性玻璃酸钠达到治疗效果。

玻璃酸钠生物相容性良好，能在体内完全代谢，无毒、无菌、无趋化作用，不引起异物反应及不与细胞和蛋白质相互作用，因而安全性良好。玻璃酸钠主要作用机制有：①保护软骨细胞。②促进蛋白聚糖和糖胺聚糖合成。③抗炎。④机械润滑。⑤保护软骨下骨。⑥镇痛。⑦促进内源性玻璃酸钠分泌。⑧保护半月板。

玻璃酸钠可缓解疼痛、维护并改善关节功能，减少口服止痛药物用量，对于老年、既往有消化道溃疡史、出血史、心脑血管疾病史的患者，降低其他药物带来的胃肠通不良反应及心血管不良事件发生。临床研究表明，玻璃酸钠对于关节疼痛有长期疗效，注射后 5～13 周，患者疼痛改善 11%～54%。

适应证：常用于膝、踝、髋、肩、肘、腕等关节，尤其是轻、中度骨关节炎更为适用；骨关节炎关节镜下关节清理术后的患者。

禁忌证：①关节内感染，关节穿刺局部皮肤破溃感染。②凝血功能异常。③过敏体质患者慎用。④不能排除其他疾病引起的关节明显肿胀、积液的患者。

用法用量：关节腔内注射，不能注入软组织内。正确的关节穿刺技术，保证药物注射入关节腔尤为重要。避免反复穿刺损伤软组织及关节软骨。注射前有关节积液时应先抽除关节积液。

每个关节每次注射剂量为 1 支单位，每周注射 1 次，3～5 周为 1 个疗程，注射满 5 周为 1 个疗程的效果更好。患者接受玻璃酸钠治疗应根据病情进展而定，如病情需要仍适合玻璃酸钠治疗，一般可 6～12 个月后重复治疗。骨关节炎关节清理术后应在创伤反应肿胀消除后使用。

常见的不良反用主要为注射局部关节出现轻或中度疼痛和肿胀，偶尔伴有头痛、发热及药疹，患者一般能耐受，无需特殊处理，2～3 天后症状消失。

关节内注射富血小板血浆治疗膝骨关节炎

富血小板血浆（PRP）是通过离心法从自体周围全血经离心后得到，含有大量生长因子和炎症调节因子，可促进组织修复并调节炎症，其中的纤维蛋白原可被激活形成纤维蛋白填充组织缺损。对维持关节软骨的代谢平衡有积极作用。

目前关于富血小板血浆在关节软骨修复方面的临床研究已有 10 余年，主要是利用富血小板血浆填充、修复软骨或骨软骨的局灶性缺损，以及关节内注射富血小板血浆缓解骨关节炎临床症状。基于大量的基础研究和动物实验结果，关节内注射自体富血小板血浆已开始应用于临床治疗膝骨关节炎。

上海市六院骨科研究团队通过文献检索，对纳入的 10 项Ⅰ级临床证据进行定性和定量分析发现：①关节内注射富血小板血浆在治疗后 1 年内，可显著改善膝骨关节炎患者的膝关节功能评分，疗效优于安慰剂。②富血小板血浆组在治疗后 6 个月的功能评分显著优于透明质酸组。③富血小板血浆治疗膝骨关节炎均未引起严重不良反应。

20. 胶原蛋白多肽治疗中老年女性膝骨关节炎

胶原蛋白广泛分布于人体的骨骼、皮肤、软骨等组织器官内，与细胞的生长发育密切相关，是关节软骨的一种重要组成成分。胶原蛋白多肽主要从动物骨骼和皮肤中提取，特别是 Peptan 易溶于水，是一种水解胶原蛋白多肽，易于消化吸收，富含有多种必需氨基酸。近年来的国外体外实验、动物试验和临床研究显示，胶原蛋白多肽具有明显改善骨骼和关节功能的健康效应。

胶原蛋白肽 Peptan 是从猪、牛、鱼的骨皮经过萃取、酶水解、纯化、杀菌、干燥等工艺制造而成，其分子量为 2000 ～ 5000 道尔顿（Da）。

Oesser 等的临床前研究证明，胶原蛋白多肽以完整的肽形式（不再经酶裂解为氨基酸）直接通过小肠黏膜吸收，积聚在关节软骨，刺激产生Ⅱ型胶原蛋白（关节软骨的主要蛋白质）和蛋白多糖（软骨细胞外基质）。国外临床研究表明，服用胶原蛋白多肽有益于关节健康，减少骨关节炎患者疼痛，降低镇痛药物依赖和改善腿部力量。

上海市六院骨科团队通过 3 个月的研究发现，相对于服用麦芽糊精来说，女性骨关节炎患者服用胶原蛋白多肽 3 个月后证实，口服胶原蛋白多肽能有效地改善膝骨关节功能，缓解关节疼痛，提高生活质量。但还需要更长时间观察来进一步明确该研究的治疗效果。

21. 膝关节骨关节炎的手术治疗

关节清理术 膝关节骨关节炎进展至一定程度多伴有关节软骨及半月板损伤、骨赘形成及关节滑膜病变，当轻中度骨关节炎保守治疗无效时，可采用关节镜下关节清理术，将软骨、半月板碎片取出，冲洗关节腔，冲走炎性介质，减轻滑膜炎症，取出游离体，对骨赘、退变严重的半月板和关节软骨面、滑膜予以磨削，并反复冲洗。去除引起关节机械功能障碍的软骨或半月板碎片后，可改善关节功能，减轻症状。对一些关节间隙和活动功能基本正常，无力线改变，病变较轻的患者有益，尤其是对于伴随有关节内游离体、半月板损伤等机械性损伤的患者，可取得较满意的疗效。

相比于切开关节清理术，关节镜下手术创伤小，术后疼痛轻，康复较快。在骨关节炎关节内具有较多退变关节软骨和滑膜释放的炎性细胞因子，关节镜冲洗和清理可以清除这些炎性介质。关节镜下关节软骨磨削成形术也被众多学者所提倡，同样可以刺激关节软骨的再生，但生成的软骨组织同样为纤维软骨，疗效有限。

关节软骨修复手术 手术的目的是试图保留或修复受损的关节软骨面，缓解症状。目前手术方法包括软骨下骨钻孔及各种移植物修复手术。软骨下骨钻孔主要针对早期局限性软骨缺损的病例，穿透软骨下骨后局部形成了纤维血凝块，来自骨髓的间充质干细胞可分化为成软骨细胞和软骨细胞。软骨下骨钻孔的方法有：切除软骨下骨的硬化区，单纯软骨下钻孔，关节面磨削，用锐利器械在关节面做一些小的缺损等。

截骨术　在膝关节骨关节炎患者中膝内、外翻畸形比较多见，导致关节应力分布不均，引起一侧关节间室的退变加剧，如内翻畸形则使内侧退变加剧。在临床实践中发现内翻畸形多见，外翻畸形发病率较低，而且多发生在女性患者，其具体原因尚未完全清楚。近年来由于关节置换术的发展，截骨术治疗膝骨关节炎有所减少，但对于某些患者仍是一种较有效的治疗手段，其基本理论依据是通过截骨矫正对线不良，可以使膝关节应力得到重新分布，使关节负荷转移到相对正常的一侧。

膝关节截骨术包括：①胫骨近端截骨术，多用于合并股胫关节内翻较轻，胫骨平台塌陷＜ 0.5 厘米，髌股关节基本正常的患者，截骨后易愈合，患者术后主观和客观临床结果评分均明显改善。②股骨远端截骨术，主要用于矫正膝外翻畸形合并膝关节外侧间室骨关节炎的患者。适用于股胫外翻较轻，关节线倾斜不重，胫骨外侧平台塌陷＜ 0.5 厘米。③腓骨近端截骨术：近年来新兴起的技术，术后近期能缓解膝关节疼痛，适用于内翻角＜ 100°的内侧间室退行性骨关节炎患者。选择开放截骨与闭合截骨要根据肢体长度、韧带肌腱止点是否受干扰、骨折是否愈合等因素进行个体化选择。

关节融合术　治疗膝关节骨关节炎时关节融合术主要适应证为严重的膝关节功能障碍、不适于行关节置换术的患者。对于活动量大、严重膝关节功能障碍的年轻患者，考虑到人工关节假体使用寿命的限制，膝关节融合术仍然是可以选择的治疗方案。在一些患者由于无法重建骨与软组织、伴有韧带松弛的膝内翻或外翻畸形，或伸膝装置功能丧失而不宜行关节置换术时，关节融合术可以比关节置换术提供更好的疗效。当双膝关节受累时，偶尔用于病变更严重的一侧，双膝关节融合是禁忌。同时，膝关节融合术可以作为关节置换术后感染而失败的补救手术。一系列的报道表明，膝关节融合成功率可以达到80%～98%，适当地选择病例有助于提高融合成功率。

人工关节置换术　包括单髁膝关节置换术及全膝关节置换术。单髁膝关节置换术的临床疗效和全膝关节置换术相当，好于截骨术。对比截骨术和全膝关节置换术，单髁膝关节置换术是骨块和软骨保留的手术，在必要的时候可以轻松地将其翻修，用全膝关节置换术替代。

采用自体肋软骨移植修复膝关节损伤

目前比较常用的治疗关节损伤的办法是在病变部位打几个洞让骨髓渗出,骨髓中的血和再生能力很强的干细胞混杂在一起覆盖在缺损的软骨表面,形成纤维软骨。但是纤维软骨抗磨损系数、力学强度以及使用寿命等都不理想,对于60岁以下的患者,特别是年轻患者来说未来接受二次手术的可能性较高。

经过不断探索实践,上海市六院骨科团队开创性地提出采用自体肋软骨移植技术修复膝关节病变软骨面。肋软骨的组织结构与关节软骨相同,这使得在充分清除骨组织坏死病变的同时重建变性剥脱的软骨面,患者膝关节功能在术后得到良好改善。

在手术过程中取一段肋软骨,根据患者膝关节缺损大小及形状,对肋软骨进行适应性修整,随后植入膝关节缺损部位。肋软骨在移植入软骨缺损后,可以和骨床之间重新形成可靠的生物性结合界面。肋软骨甚至可以满足多次软骨重建及翻修手术的需要,这对于年轻患者有着极为重要价值。随着3D打印技术的临床应用,未来可以实现个性化重建损伤的软骨表面。

22. 正确对待"跑步膝"

跑步,看似简单的动作,牵动着一只脚的26块骨骼、33处关节、107条韧带和19组肌肉的联合运动。跑步的时候,膝关节的确会承受较大压力。如果说站立或行走时膝关节受到的负重倍数介于1～2倍,那么跑步时膝关节受到的负重倍数大概在4倍。虽然膝关节在跑步时承担着"重任",但这并不意味着跑步一定会导致膝关节损伤。跑步伤膝与否,很大程度上取决于跑步者自身的年龄、体重、跑姿、跑速、跑量、下肢肌肉力量以及膝关节自身情况等因素,而不科学的跑步就可能引起骨关节的损伤。

跑步受伤相关危险因素：

* 既往受伤史，运动中再受伤的概率会增加。

* 跑步里程较长，研究表明每周 65 千米或更长距离的训练量会增加损伤风险。

* 年龄大于 45 岁是跑步损伤的危险因素。

* 肥胖是跑步者的危险因素。

* 女性运动员三联征（膳食紊乱、闭经、骨质疏松）会加重跑步受伤的风险。

* 生理解剖因素，包括足型异常、下肢不对称、膝内外翻等。

* 跑步训练方式不科学和不合适的跑步装备，都可能会增加跑步损伤的风险。

* 一味追求跑速和跑量而超出了自身运动能力的人群。跑速和跑量的增加是一个循序渐进的过程，如果平常缺少锻炼，却急着一次性跑上十几二十千米，势必会给膝关节带来额外负担。

"跑步膝"并不是一种科学的说法，而是人们对跑步所引起的膝关节损伤的一种通俗说法。就膝关节而言，在跑步过程中关节周围肌肉韧带组织会反复地牵拉和收缩，关节软骨也会反复承受比较大的应力，尤其是在跑步者体重过重、锻炼时间过长或锻炼强度过大时，就容易引起膝关节部位损伤，常见的有髂胫束综合征、滑膜炎等。这类损伤大多为反复性，少部分为一次性创伤，通常会影响腿部的骨骼、肌肉、肌腱和关节。

髂胫束综合征 髂胫束位于大腿外侧，它像一根橡皮筋一样连接着大腿和小腿，跑步强度过大是造成髂胫束综合征的最常见原因。当进行较长时间的跑步时，会普遍出现一种大腿向内侧收，即膝关节的内扣姿势，这个姿势会加重髂胫束摩擦膝关节外侧最突出处，诱发疼痛。典型症状是活动时膝关节外侧最突出的局部位置疼痛，主要为刺痛，膝关节在屈曲 20°～ 30°或者伸直时疼痛最明显。大多数患者常常会在走路时痛，上下楼梯时反倒还好。可在康复治疗师的指导下进行科学的训练与治疗：在急性期也可使用髂胫束保护带进行暂时的支持和保护。首先可以采用涂抹非甾体类抗炎镇痛药（如扶他林等），或使用超声波、冲击波、超短波、离子导入等理疗方法来消炎镇痛，还可以配合科学的康复运动训练疗法（每组动作重复 3 ～ 5 次）。

拉伸训练：①伤腿拉伸至臀部后侧，将另一条未受伤的腿交叉置于伤腿之上，并向下挤压，坚持30秒。②两腿交叉，将伤腿置于非伤腿后。如果是左膝外侧疼痛，则向右拉伸，反之则向左。③保持坐立姿势，拉伸伤腿尽量使其紧贴胸部。

单腿支撑：随着平衡能力与腿部力量的增长，可以用球类轻微负重，并试着将其向各个方向移动。在刚开始的时候，以1分钟1组的频率为宜。

弹力绷带练习：将弹力绷带的一侧固定在门上，另一侧绕在伤侧腿的膝盖上。单腿支撑的情况下，用缠着绷带的腿向后拉伸，坚持3～5分钟。

滑膜炎　创伤性滑膜炎是由膝关节外伤或扭伤、关节内损伤引起的，严重时会导致关节液无法正常生成和吸收，膝关节内出现积液。如长期"暴走"导致的膝关节创伤性滑膜炎。此外，有些中老年人原本就存在关节退变等情况，在跑步中哪怕发生较轻微的外伤也可以导致关节积液，致使关节疼痛、肿胀。对于轻中度滑膜炎可口服消炎药物，同时采用卧床下肢抬高于心脏平面，达到消肿的效果。如果积液比较多，可以通过抽关节积液缓解症状。在膝关节积液治疗期间，患者可做股四头肌舒缩活动锻炼，可缓解疼痛、减轻肿胀、促使积液吸收。预防膝关节受伤的正确方法就是拉伸训练和加强膝关节周围的肌肉力量。良好的柔韧性和强壮的肌肉能给膝关节提供更多的支撑和保护，减少落地时对膝盖的冲击，从而避免受伤。

跑步引起的其他膝关节、踝关节及足部损伤还包括：

＊髌骨疼痛综合征，一般是膝关节前侧或者膝盖骨周围疼痛。

＊胫骨内侧应力综合征，表现在小腿前侧或者小腿后内侧中下段的较深层疼痛，运动中疼痛明显，休息时减轻或消失，按压痛，也有表现为胫骨周围疼痛。

＊跟腱病变，包括跟腱炎和跟腱病，甚至跟腱撕裂。

＊足底筋膜炎，跑步后出现足跟疼痛。

＊跖骨和胫骨的应力性骨折，就是这两个部位肌肉过度疲劳罢工了，压力都承受在骨头上，长期受力过多就会导致骨折。

为了避免跑步带来的各种损伤，应尽量选择较为柔软的地面及合适的装备。利用塑胶跑道或平坦柏油路，以避免地面对膝关节的冲击过大。如果在跑步机上运动，根据体力适当调整速度和坡度，并且跑步时间不要过长。选择适当的跑步鞋。研究显示，新的跑鞋减震效果在使用 400～800 千米后减半，所以建议 400～800 千米时更换跑鞋（半年到一年换一次跑鞋）。

跑步者应足量补水，如果易大量出汗则应增加盐的摄入。在剧烈运动后尽快（30 分钟内）摄入碳水化合物和蛋白质（如牛奶、鸡蛋，含糖量较高的水果等），可以加速恢复。

23. 膝前疼痛与"髌骨软化症"

髌骨，就是俗称的膝盖骨。膝关节在半屈时髌骨面上受的力可以达到体重的 7 倍。生活中频繁地步行、上下楼梯和下蹲时，膝关节的过度负荷会引起髌骨软化症。调查显示，膝关节疼痛的人群中有 1/3 是由髌骨软化症引起的，而 30～40 岁的女性发病率高达 50%。髌骨软化的症状主要出现在半蹲位时疼痛，其中骑行时疼痛更厉害。有时膝关节前方疼痛（髌骨周围）但定位不明确，刚刚活动时疼痛明显，活动一段时间后减轻，但活动后半程又加重；上下楼梯疼痛加剧，下楼梯尤为明显；长时间膝关节弯曲如久坐、开车时膝前酸痛。

随着病情发展，软骨出现纤维化及滑膜发生炎症时会因髌骨面的不平整使膝关节突然不能屈伸（即"交锁"症状）。如出现关节积液等炎性反应，会使膝关节肿胀疼痛。病程后期，将形成骨性关节炎。如果出现髌骨软化症，患者也不要太担心，平时生活中应注意：

休息 避免过度使用，减少诱发因素。休息至症状消失 1 周以上。首先应减轻髌股关节及周围软组织的负荷以减轻疼痛。日常应尽量减少步行、上下楼梯的活动，停止下蹲和跳跃类的运动，喜欢跑步的应将运动量减少至跑步时和跑步后不产生疼痛的强度，或者选择其他运动项目如游泳来替代。

运动治疗 包括肌肉拉伸和力量训练。调整髌骨周围及相关软组织的张力，增强股四头肌尤其是股内斜肌及相关肌肉的力量。

其他治疗 应用非甾体类抗炎镇痛药物以及支具、肌内效贴等。

疼痛严重或伴有肿胀时，除了注意休息和少骑自行车外，可在医生的指导下服用抗炎镇痛和保护软骨的药物，或者针灸康复治疗，逐渐消除疼痛，达到康复的目的。如自我治疗锻炼 4 周膝前疼痛仍未改善，建议前往医院骨科或康复科寻求诊治。

24. 孕妇与关节痛

为什么孕晚期会出现关节疼痛，该如何应对呢？

若孕妇在孕前没有骨关节问题，也没有关节外伤导致的关节损伤等问题，孕期的关节疼痛通常见于以下两种情况：①孕晚期胎儿的逐渐长大和孕妇自身体重的增加，给孕妇的骨关节带来较大的负担。这样的压力可直接作用于骨关节处给孕妇带来疼痛不适的感觉，尤其腰部、腿部的承重，会加重关节疼痛。②缺钙有可能导致关节疼痛。孕中晚期，由于胎儿生长发育的需要，孕妇对钙质需求量增大。当摄入不足时，孕妇有可能牺牲自己骨骼中的钙质，以保证胎儿的生长。钙质大量流失的骨关节，有时也会出现疼痛的症状。

以上两种情况属于孕期生理性关节疼痛，通常不会给孕妇及胎儿带来过大的影响。但是，有时候孕妇的关节疼痛却是由病理性情况所引起，如关节炎。但关节疼痛并不是关节炎的唯一症状。一般情况下，关节炎还会使相关组织肿胀甚至变形，使得孕妇关节不灵活，行动力也大幅下降。值得注意的是，关节炎并不是关节疼痛越厉害，肿胀也越厉害，两者之间没有必然联系。

很多时候，孕晚期的孕妇会有晨起四肢小关节肿胀的感觉，但通常不伴疼痛，且每日晨起最重，活动后减轻，不伴视觉可见的关节肿胀或变形。此种情况是妊娠期生理性水钠潴留所致。关节疼痛的情况应与此种情况甄别。如果孕妇出现持续性关节疼痛，活动后不消失，甚至伴有关节肿胀及变形，活动受限等，要警惕关节疾病的可能，应尽早去医院就诊。

对于已经排除了其他病因，只是属于生理性关节疼痛的孕妇，平时注意以下几点，可以在一定程度上预防或缓解孕期关节疼痛的问题。

合理膳食，控制体重 孕期并不是营养越多越好，应均衡饮食，在保障胎儿正常生长发育的情况下，适当控制孕妇的体重增长。肥胖的妇女如果能在孕前将体重控制在相对理想的范围后再怀孕，也可以减少并发症的发生及孕期不适症状。从孕 4 ～ 5 个月开始，胎儿生长速度增快，孕妇应及时补充维生素 D 和钙等营养素，以满足胎儿的需求。

关节保暖，避免贪凉　孕妇尤其要注意保暖，最好提前关注天气情况安排出行，避免淋雨着凉。可以佩戴护膝保护关节。夏天即使天气炎热也不建议长时间待在冷气过足的房间里，还应避免直吹空调，少喝或不喝冰镇饮料。

适当运动，劳逸结合　适当运动有利于加强韧带力量，对孕妇的关节也会有锻炼和保护作用。孕妇可以根据个人身体素质及孕周的不同阶段，在专业人士指导下选择适合自己的活动，避免剧烈运动，避免过度劳累。走路、游泳、骑自行车、做孕妇操、瑜伽等都是强身健体、改善不适的不错选择。

25. 得了骨关节炎不宜"静养"

得了骨关节炎为什么不宜"静养"，而需要合理地进行运动锻炼呢？这是因为：①运动可以促进关节软骨吸收营养。关节软骨没有血管和神经支配，它就像"海绵"，需要靠承重时的收缩和舒张来从关节液中吸收营养。如果"静养"不活动，反而会导致软骨得不到营养，加速软骨的退化。②增强肌肉力量。肌肉是关节的动力系统，需要通过运动锻炼来增强肌肉力量，"静养"容易导致肌肉萎缩。

功能锻炼在膝关节炎的治疗中有着积极的作用，通过锻炼大腿肌肉的力量能够对膝关节提供相应的保护，尤其是股四头肌和阔筋膜张肌，可明显减少膝关节疼痛、缓解症状。患者该怎样合理地进行运动锻炼呢？

疼痛期　关节活动范围锻炼：膝关节伸直和弯曲的锻炼。肌肉锻炼包括：

强化股四头肌锻炼：练习大腿肌肉有很多种方式，比如直腿抬腿、靠墙静蹲、箭步蹲、深蹲等锻炼方式。

勾脚直腿抬腿锻炼：勾脚尖，蹬脚后跟，尽量将腿绷直，抬腿，坚持5～10秒钟，放下。10个一组，建议一天10组左右。

靠墙静蹲锻炼：背靠墙，双足分开，与肩同宽，逐渐向前伸，和身体重心之间形成一定距离，40～50厘米。此时身体已经呈现出下蹲的姿势，使小腿长轴与地面垂直。大腿和小腿之间的夹角不要小于90°，足尖正向前。

每次蹲到力竭为止。每天 3 ~ 5 次，每次间隔 1 ~ 2 分钟。

臀中肌锻炼：也叫侧抬腿锻炼。侧躺，将腿绷直，向侧方将腿抬起，坚持 5 ~ 10 秒钟，放下。10 个一组，建议一天 10 组左右。

拉伸腘绳肌锻炼：仰卧，将手环抱于大腿后侧，轻轻将其拉向胸口处，同时保持另一条腿紧贴地面。每条腿保持 30 ~ 60 秒，每侧各进行 3 组，每组间隔 1 ~ 2 分钟。

拉伸小腿三头肌锻炼：双臂自然下垂伸展，身体收紧平直，重心略向前；向上提踵至最大程度，使脚前掌支撑身体重量；针对左右小腿肌肉不均匀可单腿站立练习；保持每次训练至小腿力竭。每组间隔 1 ~ 2 分钟。

疼痛缓解后　可以选择游泳、骑车、散步等关节负重较轻的运动。耐力锻炼，选择一种适合自己的运动方式，循序渐进，持之以恒。刚开始锻炼的时候量不要太大，逐渐加量，最终达到目标量：每天 30 分钟（如果关节不能完成单次 30 分钟，可以分成 2 ~ 3 次进行），每周 3 ~ 5 天。①步行。简单易行，是耐力锻炼的首选。关节疼痛、肿胀的时候应该尽量减少步行等负重锻炼。②骑车或健身车（静态自行车），非负重锻炼。③游泳。膝关节不好的患者建议自由泳，不建议蛙泳。

26. 膝骨关节炎的中医分型诊疗

膝骨关节炎属中医"痹证"范畴，也是中医骨伤科治疗的优势病种。参照《中医骨伤科常见病诊疗指南》的辨证分型，膝骨关节炎可分为：

气滞血瘀证　主症关节疼痛如刺，休息后痛反甚。次症面色黧黑。舌质紫暗，或有瘀斑。脉沉涩。

【治则】采用活血化瘀、通络止痛法，选用血府逐瘀汤（《医林改错》）等加减治疗。

寒湿痹阻证　主症关节疼痛重着，遇冷加剧，得温则减。次症腰身重痛。舌质淡，苔白腻。脉沉。

【治则】采用温经散寒、养血通脉法，选用蠲痹汤（《医宗金鉴》）等加减治疗。

肝肾亏虚证 主症关节隐隐作痛。次症腰膝酸软无力，酸困疼痛，遇劳更甚。舌质红，少苔。脉沉细无力。

【治则】采用滋补肝肾法，选用左归丸（《景岳全书》）等加减治疗。

气血虚弱证 主症关节酸痛不适。次症少寐多梦，自汗盗汗，头晕目眩，心悸气短，面上少华。舌淡，苔薄白。脉细弱。

【治则】采用补气养血法，选用八珍汤（《丹溪心法》）等加减治疗。

中草药外用主要包括薰洗、薰蒸、敷贴、热熨和离子导入等，中成药外用主要包括各种贴膏、膏药及药膏等。

针灸：包括毫针针刺法、刺络拔罐法、温针、灸等。一般采用局部取穴和循经取穴相结合的方法，常用穴位包括血海、膝眼、委中、阳陵泉、阴陵泉、梁丘、足三里等，配穴可选用阿是穴及痛处所属经脉络穴。

手法：推拿治疗膝关节骨关节炎，尤其是缓解肌肉骨骼疼痛，有助于放松、缓解压力，降低焦虑、抑郁水平，提高生活质量。手法包括点按、揉按、拿捏、屈伸、弹拨、拔伸等理筋、整骨多种手法。

针刀：可在髌上囊、髌下脂肪垫、内膝眼、外膝眼、胫侧副韧带、髂胫束、鹅足囊等膝关节周围部位实施针刀疗法。

理疗：常用方法包括热疗、冷疗、电疗、磁疗、红外线照射、水疗、蜡疗、超声波及离子导入法等。

27. 疼痛，不仅仅是一种症状也是一种疾病

颈腰关节疼痛十分常见，严重影响患者的工作和生活。据统计，健康人群中有 60% ～ 90% 曾经或正在遭受下腰痛的困扰。美国已将疼痛列为五大生命体征之一，即呼吸、脉搏、体温、血压及疼痛，说明对疼痛关注的程度。

颈腰关节疼痛的发病年龄与好发疾病往往还有相应关联，例如儿童期以脊柱关节结核、原发性椎体骨软骨炎、嗜曙红细胞肉芽肿等多见；青年期以外伤、青年性驼背、类风湿关节炎、强直性脊柱炎多见；成年期以退行性脊柱炎、腰部劳损、腰椎间盘突出症、颈椎病多见；老年期以多发性腰椎间盘突出、混合型颈椎病、椎管狭窄、骨质疏松、癌症及骨关节炎多见。

从病程方面来说，疼痛分急性、短暂性和慢性。在任何疼痛、急性疼痛疾病的治疗中，不仅治疗本病，还必须重视同时治疗疼痛，使患者避免从心理、生理上受到难以弥补的创伤，否则会使急性疼痛转化为顽固而难治的慢性疼痛，甚至导致复杂的局部疼痛综合征或中枢性疼痛。

对疼痛要积极干预，尤其对一些复杂性疼痛不能轻易放过。例如：①剧烈、进行性绞痛。②伴有发热的疼痛（感染、过敏反应、某些肿瘤等）。③马尾综合征。④疼痛伴有体重下降（感染、肿瘤）。⑤老年人或儿童突然出现的慢性腰痛。⑥休息痛、晚间痛。⑦长期激素治疗出现的疼痛（骨坏死、骨质疏松）。⑧疲劳性或应力性骨损伤。

颈腰关节疼痛的防治方法是多方面的，必须根据患者的实际情况和具体条件，选择适合个体病情的组合性防治措施，才能充分发挥作用取得疗效。例如，腰椎间盘突出症患者，可能同时发生腰椎管狭窄、神经根管狭窄、骨质疏松、糖尿病及高血压等心脑血管疾病，需要分析病情，分清主次，组合治疗方法和日程，确定分治或同治，还应配合营养、心理、功能和康复治疗，这样既能缩短疗程，又能在治疗中相辅相成获得最佳疗效。

28. 腰腿痛病因鉴别要领

有统计表明，我国腰椎病患者超过 2 亿人。腰腿疼痛是骨科门诊最常见的就诊疾病，而大约 70% 的腰腿痛源于腰椎间盘突出，但并不意味着所有的腰腿疼痛都是因为患了腰椎间盘突出症，还有一些临床上比较常见的原因也能导致腰腿痛，在诊疗过程中需要加以甄别。引起腰痛的原因有很多，如肌肉劳损、椎间盘突出或脱出、椎间盘变性、肌肉痉挛、椎管狭窄、背部肌肉韧带撕裂、骨质疏松症引起的椎体骨折和其他系统性疾病。因此，初次腰痛发作时应去医院接受完整的检查，以查找引起腰痛的具体原因和潜在问题。

腰痛发生的时间，与各种不同原因的腰痛有密切关系，这对诊断腰痛疾病有所帮助：①疼痛以早上为主（清晨痛）。多见于腰椎退行性病变，经轻度活动后疼痛好转，过多活动后疼痛加重，休息后仍不见好转。此情况还可见于类风湿关节炎、强直性脊柱炎、纤维肌痛综合征等。②疼痛以晚上为主。这与一天活动后疲劳有关，见于腰椎间盘突出症，该病疼痛程度与活动轻重有关，越动越痛，休息后好转。③疼痛以半夜痛为主。多见于肿瘤性疾病，往往不能安眠，甚至要起床走动后才感到缓解。④发作性疼痛。无时间规律，不分早晚而随时发生，多由器质性疾病影响所致，例如消化性溃疡、肾脏病等，大多与生活习惯密切联系。⑤安静痛。多见于肢体闭塞性脉管炎、动脉硬化血栓或缺血等。详细查体可细辨病因。

腰椎间盘突出症主要是指下腰椎，尤其是腰$_4$—腰$_5$、腰$_5$—骶$_1$、腰$_3$—腰$_4$的纤维环破裂和髓核组织突出压迫或刺激相应水平的一侧和双侧腰骶神经根所引起的一系列症状体征，是引起腰痛的主要原因。其中，腰$_4$—腰$_5$、腰$_5$—骶$_1$突出占 90% 以上，年龄以 20～50 岁多发；随年龄增大，腰$_3$—腰$_4$、腰$_2$—腰$_3$发生突出的危险性逐渐增加。患者多有弯腰劳动或者久坐史，首次发病常在半弯腰持重或突然扭腰动作过程中发生。腰椎间盘突出症的典型临床症状是腰腿疼痛，且以腿痛为主，患者可以没有腰痛但必须有腿痛。腰椎间盘突出症所致的腿痛即人们常说的坐骨神经痛，是沿着坐骨神经走行路线的疼痛，如腰$_3$—腰$_4$椎间盘突出表现为大腿的前外侧疼痛，痛不过膝；腰$_4$—腰$_5$椎间盘突出表现为患侧下肢的外侧疼痛；腰$_5$—骶$_1$椎间盘突出表现为患侧下肢的后侧疼痛。

腰椎间盘突出症最常见的症状是腿痛，但症状相似的疾病有数十种，因此鉴别诊断的疾病范围相当多，包括先天性疾病：脊柱裂、腰骶部移行椎、椎弓峡部崩裂及腰椎滑脱、腰椎管狭窄等；损伤性疾病：包括急性腰扭伤、慢性腰肌劳损、棘上韧带损伤、腰椎间小关节滑膜嵌顿、梨状肌综合征、骶髂关节功能紊乱等；退行性疾病：包括退行性小关节炎、骨质疏松症、腰椎间盘吸收综合征等；炎症性疾病：包括肌筋膜疼痛综合征和纤维肌痛综合征；肿瘤性疾病：比如腰骶部的转移性肿瘤、椎管内肿瘤。不同的疾病有不同的治疗方法，因此，出现腰腿痛等症状，一定及时到正规医院明确诊断，正确治疗。

特别需要说明的是，即便腰腿疼痛并非腰椎间盘突出所致，也不排除在腰部影像检查时可见椎间盘突出，所以需要详细查体，找出病因。鉴别诊断要抓"重点"。在详细了解腰椎间盘突出症的主要症状、体征和诊断要点后，还需要与以下几个主要临床疾病相鉴别。

腰肌劳损 据临床统计，只有 4% 的人群是属于真正的腰椎间盘突出引起的疼痛，而 96% 的腰痛是由其他原因造成的，其中就有腰肌劳损。以慢性腰痛为主，反复发作，休息时减轻，劳作后加重，疼痛波及面积较大，可累及腰椎两侧肌肉，病处有压痛，指下可触及条索状物，没有下肢放射痛，影像学检查无特异性表现。

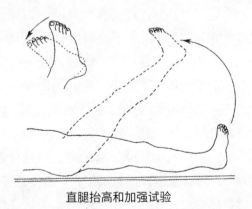

直腿抬高和加强试验

急性腰扭伤 有明确的腰部扭伤史，多为腰部较剧烈疼痛，腰部活动受限，可将患者固定在一个体位上，疼痛部位多在腰椎的一侧肌肉，病患处按之僵硬，没有下肢放射痛，影像学检查没有特异性表现。

腰椎滑脱　主要症状为腰腿疼痛，休息后减轻，活动后加重。临床表现和体征与腰椎间盘突出症没有明显区别，但有椎旁压痛，有下肢放射痛，直腿抬高试验（+），影像学检查可明确诊断。

单纯性腰椎失稳症　腰痛的特点为"位置性疼痛"，即在一种体位状态下突然变换体位时出现腰部疼痛及活动受限，如从卧位到坐位，或从坐位到站立位等，而腰部稍加活动后症状即得到明显缓解，直腿抬高试验（-）。

终板炎　终板就是位于椎体骨头和椎间盘间的一层细胞膜。椎体终板包括骨性终板和软骨终板，上下软骨终板与髓核及纤维环连接共同构成椎间盘。终板炎同许多骨科疾病一样是一种无菌性炎症，大多是由腰椎间盘变性引起，是腰椎退化的表现。另外，年龄、陈旧性外伤、长期服用激素等也是其病因。由于椎体终板神经分布密集，其损伤和退变导致的炎症往往会引起腰痛、活动受限，与其他腰痛症状相似，若不仔细检查易造成漏诊或误诊。磁共振检查（MRI）可以诊断终板炎，根据表现可分为三种类型：Ⅰ型，退变腰椎间盘引起临近松质骨水肿；Ⅱ型，临近椎体脂肪浸润；Ⅲ型，临近椎体的纤维化及钙化。从Ⅰ—Ⅲ型的表型转变意味着病情不断变化、进展，其本质是椎间盘老化退变后终板的保护作用逐渐减退、丧失，引起临近椎体松质骨的变化过程。许多患者在初诊时，病情通常处于Ⅰ型阶段，此时建议卧床休息、针灸、理疗或药物治疗，包括非甾体类抗炎药、阿片类药物、肌松剂、抗抑郁药、补钙药物或激素、肿瘤坏死因子抑制剂等。而Ⅲ型患者的终板已接近松质骨，彻底纤维化、钙化，该类型的患者往往为老年人。

腰椎管狭窄症　这是老年人腰腿痛的常见原因，其导致的症状与腰椎间盘突出症很像，常常容易被误诊。腰椎管狭窄症最典型的症状是间歇性跛行，一般在静卧或休息时没有症状，而行走一段距离后就会出现下肢疼痛、麻木、无力等症状，需要蹲下或坐下休息一段时间后才能继续行走。随着病情加重，行走的距离越来越短，需休息的时间越来越长。腰椎管狭窄症有两个重要特征，一是典型的"间歇性跛行"，另一个是"主诉多体征少"，即患者自己表述症状很重，但医生在做检查时阳性体征反倒不十分明显。

臀上皮神经炎　主要临床症状也是腰腿痛，准确说是臀腿痛，疼痛部位是臀部外上限区域有压痛并伴下肢放射痛，下肢放射痛的部位在大腿的前外侧，止于膝关节外上方，不影响小腿，直腿抬高试验（−），影像学检查无特异性表现。

骶髂关节病 是一组疾病，包括骶髂关节半脱位、骶髂关节紊乱、骶髂关节炎症，临床表现为腰腿痛，腰部疼痛部位在骶骨旁开处，伴下肢放射痛，鉴别要点是：直腿抬高试验（−），"4"字试验（+）。

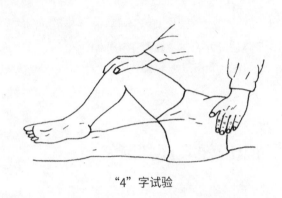

"4"字试验

强直性脊柱炎 早期腰痛的特点是"晨僵"，即晨起疼痛最重，伴有严重的僵硬，活动后疼痛及僵硬可减轻，下肢疼痛部位多为大腿内侧至膝关节内侧，直腿抬高试验（−），"4"试验（+），HLA-B27（+），影像学检查可见骶髂关节模糊、间隙变窄或消失，后期可见椎体呈竹节样改变。

腰骶部肿瘤 坐骨神经是人体内最粗大的神经，起自腰骶部脊髓，途经骨盆，并从坐骨大孔穿出抵达臀部，然后沿大腿后面下行到足，管理下肢的感觉和运动。凡是坐骨神经局部及周围组织的病变刺激和压迫了坐骨神经，都可以引起坐骨神经痛的症状，临床上最常见的原因是腰椎间盘突出，腰骶部肿瘤、臀上皮神经炎和臀部梨状肌综合征等也可引起坐骨神经痛的临床症状。

临床上如何鉴别腰腿疼痛是腰椎间盘突出症引起还是其他疾病导致的呢？①问诊很重要。首先要仔细询问患者发病的时间和过程，疼痛的部位、性质和特点。②先查体后看片。查体就是要检查患者腰腿疼痛的位置、性质和特点，然后再做一些特殊的检查，如直腿抬高试验、屈颈试验、闭气挺腹试验及"4"字试验等。③腰椎间盘突出症引发腰腿疼痛的特点是腿痛为主，腰痛为辅。疼痛的特点是长时间行走与坐位时疼痛加重，平卧时疼痛减轻，所以晨起时应该最轻。④在患侧腰椎相应节段旁 2～3 厘米处，会有明显压痛，并向患侧下肢放射，放射部位与病变节段相对应。⑤患侧下肢或有肌力减退、感觉减退和腱反射减弱。⑥直腿抬高试验及加强试验阳性，屈颈试验阳性，"4"字试验阴性。⑦在基本可以判定患者主要症状源于腰椎管内，但仍然无法确定病因一定是腰椎间盘突出时，需要详细阅读 CT 或 MRI 片，便于找出疼痛的元凶，或是突出的腰椎间盘，或椎管内可能压迫腰部神经根的其他疾病，如椎体后缘增生、后纵韧带肥厚钙化等，因为这些疾病可产生与腰椎间盘突出极为相似的症状与体征。

29."腰突"勿以影像表现判断轻重

人的脊柱有 25 节（骶尾椎算 1 节），每节之间有一个软垫连接，这就是椎间盘。腰椎一般以首字母"L"简称，所以医生常说"L_4—L_5 椎间盘突出"的意思就是腰椎第 4 节和第 5 节之间的腰椎间盘出问题了。其实，腰椎间盘的退变与老化是一个自然的过程，随着年龄的增长腰椎间盘内髓核的含水量会逐渐减少。目前，比较公认的腰椎间盘突出的危险因素包括：解剖变异、遗传与种族因素、长期弯腰工作、久坐与颠簸状态、腰部外伤与吸烟等。

腰椎间盘突出症简称"腰突症"。是指由于椎间盘突出压迫神经从而产生腰部疼痛，一侧或双下肢麻木、疼痛等一系列症状的临床综合征。大部分腰突症患者的腿痛大于腰痛，主要局限于坐骨神经支配区（即从下腰部向臀部、大腿后方、小腿外侧直到足部的放射痛），在打喷嚏和咳嗽等使腹压增高的情况下疼痛会加剧。疼痛多为一侧性、持续性，一般呈刺痛或电击样剧痛，常伴有麻木。非常少的患者可能出现会阴及肛周感觉异常，并伴有大小便功能障碍，提示正后方椎间盘突出压迫马尾神经，需及时就诊。

腰椎间盘突出是一种影像学上的病理改变。有长期的随访研究发现，存在椎间盘突出的志愿者与后续是否出现腰痛以及腰痛的持续时间并没有相关性。多项研究证据表明，19.6%～36.3% 的腰椎间盘突出者是无症状的。

所以单纯影像学中显示的椎间盘突出，在不伴有症状的时候并不需要十分关注，更不用紧张。

腰椎间盘突出病因复杂多样，其中57%～70%与外伤有关。除此之外较常见的因素有：腰部过度负荷，长期从事重体力劳动，比如煤矿工人；腹内压力突然增加；在日常的学习、工作和生活中长期姿势不当；过度肥胖，使腰椎长期处于高负荷状态等。

对腰椎间盘突出症严重程度的准确评估对于治疗而言非常重要。目前临床常采用的办法有疼痛的评估、日常生活活动能力的评估（ADL）、行走距离的评估、平衡能力的评估、关节活动度的评估等，这些都是业内的共识。

值得一提的是，用CT图像中突出物的大小来评估椎间盘突出的严重程度不足取。勿以影像学的表现作为判定腰椎间盘突出严重程度的重要依据，也就是不要看到影像学的表现很严重就建议患者去做手术。经常能见到这样的情况，CT显示患者椎间盘突出物很小可临床症状却很严重，而CT显示突出物很大临床症状未必严重。还有一些通过治疗后，腰椎间盘突出症的神经根压迫症状已基本消除的患者，复查腰部CT，突出物非但未明显缩小，甚至个别患者还有所加大。而尚有部分病例经过医治后症状没有缓解，但复查CT时突出物反而有所减小。

30. 八成"腰突"患者不必手术

有腰痛、腿痛，做磁共振诊断明确的腰椎间盘突出症的患者，经保守治疗缓解率高于80%。通过休息、改变生活习惯、急性期口服抗炎镇痛药就能康复。提醒大家注意的是，有的患者痛着痛着就不痛了，只是腿有点麻木，大脚趾头翘不起来，觉得对生活影响不大，这不是症状缓解了，而是加重了，需要接受手术治疗。

腰椎的退变是一个逐渐发展的过程，也就决定了在退变的不同阶段需要采取相应的治疗措施，这叫序贯治疗。特别要强调，得了腰椎间盘突出症要警惕避免不必要的手术！也就是能休息不吃药，能打针不手术，能微创不开刀。一句话，能不手术尽量不手术！

腰椎间盘突出症在一定程度上有自限性的特点：对于症状轻微的患者，保守治疗可以获得较好的功能改善，避免手术风险。80%以上的腰椎间盘突出症患者都可以通过非手术治疗得到治愈或者使症状长期缓解。20年多前，中美两国专家曾开展过研究，即随机选取200个腰椎间盘突出患者分成两组，一组是手术组，二组是非手术组。5年后，手术组再手术率和非手术组最终手术率无明显差异。手术组和非手术组重返工作岗位的比率也没有显著不同，均在88%左右。这个结论提示，从长远来看，一部分患者需要手术，而大多数人是不需手术的。

非手术治疗主要包括卧床休息、药物治疗、物理疗法等。急性期症状重的患者需要卧床休息、佩戴腰围，而且要求睡较硬的床垫。常用药物包括：布洛芬、扶他林、塞来昔布。这些药物不仅可以缓解症状，而且可以放松肌肉，减轻局部炎症，建议在医生指导下服用。此外，三点支撑法、五点支撑法及小燕飞等腰背肌锻炼运动可以有效增强脊柱的稳定性，防止复发。

如果需要手术，一定要严格把握手术指征：①采用正规保守治疗3个月后症状仍不缓解，或稍微减轻后又复发。②疼痛剧烈，严重影响工作和生活。③出现肌肉力量下降、肌肉萎缩等问题。④保守治疗稍微减轻后反复复发，且疼痛较重者。⑤特殊类型的突出（椎间孔区、椎间孔外型突出）。⑥出现中枢神经或马尾神经受压现象、大小便不能控制的情况。

腰椎间盘突出症选择微创手术可靠吗？目前脊柱微创内镜手术经过20多年的发展，已经充分证明了其优良的临床疗效。脊柱微创手术的目的是去除突出的部分腰椎间盘，不动主体，一般突出部分大概只占主体椎间盘的1/10。医生虽然可以去除掉质变部分，但是不能逆转量变过程。有学者曾经统计过国内3家大型脊柱内镜中心近5年来1万多个病例术后情况，复发率在4%～7%，低于传统开放椎间盘摘除手术的复发率。

31. 物理疗法治疗腰椎间盘突出

目前临床上治疗腰椎间盘突出的方法很多，包括牵引疗法、针灸针刀、推拿按摩、拔罐刮痧、各种理疗法、中西药物等，各种治疗方法各有优势，医生可根据患者的症状、体征、病程及既往疾病情况等选择不同的疗法，以达到最好的治疗效果。

腰椎牵引疗法　是治疗腰椎间盘突出症常用的有效方法。根据牵引力大小和作用时间的长短，将牵引分为慢速牵引和快速牵引。慢速牵引的重量为患者体重的 30% ～ 120%，每次牵引时间 20 ～ 40 分钟，需多次牵引。快速牵引重量大，为患者体重的 1.5 ～ 2 倍。作用时间短，为 0.5 ～ 2 秒。多在牵引的同时加中医的正骨手法。

针刀疗法　针刀疗法是融合中医针灸"针"和西医手术"刀"的一种中西医结合新疗法。中医针灸是我国传统医学的瑰宝，在数千年的临床实践中积累了丰富的临床诊疗经验。针刀疗法源于传统的针灸疗法，但又不同于传统的针灸疗法，它既继承了传统针灸疗法微创、痛苦小、经济方便等优点，又吸收了现代医学的最新研究进展，将现代医学的手术刀巧妙地嫁接到针灸针之上，使"手术刀"借助"针灸针"的帮助，通过体表不到 1 毫米的针孔，深入体内较深层次进行定点的靶向松解治疗，提高了治疗的精确性和针对性，取得了良好的临床治疗效果。对于症状较重的颈肩腰腿痛针刀治疗效果满意，且疗效持久、不易复发。

直流电药物离子导入疗法　利用直流电将药物离子通过完整的皮肤、黏膜或伤口导入机体以治疗疾病的方法叫直流电药物离子导入疗法。药物离子经直流电导入后在皮肤内形成离子堆，保持原来的药物性能，且在局部浓度较高，可存留数小时至数天，作用于局部组织。另一部分离子进入组织间隙，经淋巴或血液循环进入远隔部位产生治疗作用，或通过刺激神经末梢或穴位经络产生治疗作用。故直流电药物离子导入疗法兼有直流电和导入药物的共同作用。临床对腰腿痛的导入治疗药物，常用的有中药提取物乌头碱和普鲁卡因。

低、中频电疗法　指应用 0 ～ 1 千赫和 1 ～ 100 千赫的脉冲电流预防和治疗疾病的方法。临床常用于治疗腰椎间盘突出症的低、中频电疗法主要包括间动电疗法、经皮神经电刺激疗法、干扰电疗法、调制中频电疗法等。具有松解粘连、促进血液循环、镇痛及兴奋神经肌肉等作用。

高频电疗法　指应用频率为 100 千赫以上的正弦交流电流治疗疾病的方法。临床常用于治疗腰椎间盘突出症的高频电疗法主要包括超短波电疗法、短波电疗法、微波电疗法等。具有改善血液淋巴循环、降低感觉神经的兴奋性，抑制疼痛信号传导和促进炎症的吸收、消散等作用。

磁疗法　使用磁场作用于人体以治疗疾病的一种物理方法。其治疗作用包括镇痛、消肿、消炎、促进创面及骨折愈合、软化瘢痕等。腰椎间盘突出症患者可以采用磁片法、脉冲磁疗法和温热磁疗法等。

蜡疗法　利用加热融化的石蜡作为温热介质接触体表，将热能传至机体治疗疾病的方法称为石蜡疗法。医用石蜡在常温下呈半透明的固体，无臭无味，熔点为 50 ～ 60℃。石蜡的热容量大，导热系数小，散热时间长，是传导热疗中最好的一种介质。蜡疗具有温热、机械压迫、促进创面愈合及润滑的作用。常用蜡饼法和蜡袋法。

美式整脊治疗　2004 年 12 月，世界卫生组织定义脊骨神经医学（美式整脊）是关于神经 - 肌肉 - 骨骼系统的病症及其对整体健康影响的诊断、治疗和预防的医疗。脊骨神经医学治疗脊柱疾病不同于骨科和中医推拿，是以脊椎解剖学、生物力学、X 线学为基础，有一套规范、科学的矫正方法。据介绍，在美国 90% 以上的颈椎、腰椎疼痛患者会去看整脊师，脊骨神经医学治疗也早已进入美国医保体系。脊骨神经医学兴起于美国，因为不打针、不吃药、不手术、无伤害的"绿色"治疗特色，近年来从欧美传到亚洲，很快在日本、新加坡、韩国、中国香港和中国台湾等地流行起来。

32. 腰椎间盘突出症容易复发

　　有学者曾经做过临床研究，腰椎间盘突出症患者经过休息和各种治疗后可使病情缓解或痊愈，随访 1 年，复发率为 13.4%。腰突为什么容易复发呢？

　　主要原因有三个：①经过休息和治疗后，腰椎间盘突出症受压的神经根局部的水肿和无菌性炎症有所缓解，受压的程度减轻，症状消失，但突出的髓核并未完全还纳回去。②病情虽已稳定或减轻，但在一定时间内患者腰椎的稳定性仍然很差，腰椎仍然脆弱，且由于椎间盘局部无血供，受损的椎间盘纤维环仍不能很快修复，仍是一个承受压力的薄弱点，一旦腰椎受到外力、过度劳累负重或扭伤等外界因素的影响，可使髓核再次突出，导致本病复发，甚至加重。③接受手术的腰椎间盘突出症患者并不意味着一劳永逸，术后的患者虽然病变节段突出的髓核组织已摘除，但腰椎间盘突出症手术不可避免地会进一步损伤腰部，导致局部腰椎稳定性下降，腰段脊柱生物力学发生改变，故术后容易在手术节段的上下两节段发生新的椎间盘突出。

预防腰椎间盘突出症，主要是预防各种可控危险因素，以减少相关症状的发生。预防"腰突"复发有五个要点：①避免受凉、受累。②保持正确的姿势与体位（卧姿、坐姿、站姿等）。转移、搬运物品时要注意减轻腰椎的受力，防止腰椎间盘突出的发生或加重。有效维持腰椎的稳定性，是日常生活中防治腰椎间盘突出发生的重要内容。行走时身体重心的移动要平衡，不要左右摆动过大；劳动时尽量少搬重物，必须搬运重物时要将重物和上肢的负荷落到两脚之间，以使脊柱处于伸直位，身体达到平衡状态。与该病有关的职业人群要定时站起来活动腰部，避免久坐和长时间工作与驾驶。③注意环境因素的影响。养成健康的生活方式，保持情绪的舒畅与平稳，规律作息，劳逸结合，合理膳食，戒烟，限酒，适量运动，保持适当的体重，积极防治各种基础疾病。同时加强腰部保护，包括防寒、保暖和防潮等。④坚持正确的锻炼方法。通过锻炼腰背肌和腹肌肌力，可改变和纠正腰椎的异常力线，增强腰椎稳定性，活动椎间关节，恢复腰椎活动度，改善不良姿势，提高身体的协调平衡能力。⑤经常练习功法强壮身体。如太极拳、易筋经、八段锦、五禽戏等。

生活中常常会看到各种治疗腰椎间盘突出症的虚假夸大广告，有的说"1秒治愈"，这是不可能的。腰椎间盘突出症从发病到治愈有其固有的生理、病理过程，纤维环破裂，髓核突出，神经根受压、水肿等病理变化别说要在1秒，就是一两天内治愈也是不可能的，即使是最有效的治疗，要达到临床症状消失，也需要经过突出物复位或变位、神经根炎症或水肿消失、神经功能恢复、腰部肌肉韧带炎症消退等过程，这个过程最短也需要 5～10 天的时间。

有的医疗机构采用"瞬间牵引"的方法治疗腰椎间盘突出症，这种方法的关键在于利用瞬间大剂量牵引促使突出物复位或变位，缓解突出物对神经根的压迫，这个治疗过程可能会在几秒钟内完成，如果这种治疗方法被某些医疗机构宣传为"1秒治愈"的话，往往会对患者造成误导，忽视了牵引后的恢复和锻炼过程。

33. 烟酒也伤腰

烟酒是如何伤腰的呢？腰椎间盘营养由其周围血管提供。吸烟可导致血管痉挛，使营养物质不能进入椎间盘，代谢物质不能排出。长此以往将导致椎间盘营养不足，细胞功能不良，细胞内酶的降解促进椎间盘退变。烟中的尼古丁还可影响吸烟者的免疫系统，吸烟者多有白细胞、T淋巴细胞等升高，髓核中的蛋白多糖本身是抗原，可刺激自体免疫反应导致早期椎间盘退变。

吸烟还会引起咳嗽，咳嗽时腹压迅速增加，导致腰椎管内压力增高，椎间盘退变，促使或加大椎间盘的突出，压迫神经出现一系列临床症状。有的人原来可能就有腰椎间盘突出但没有症状，经常咳嗽，便诱发了腰腿痛，进而确诊为腰椎间盘突出症。还有的患者是在腰腿痛急性发病期，吸烟后导致咳嗽，从而加重症状。所以吸烟是腰椎间盘突出症的一个起始和加重因素，为了身体健康，尽量不要吸烟。

除了咳嗽还有打喷嚏，它同样可以诱发腰椎间盘突出，机制相同。腰不好的人，在打喷嚏时应尽量采取保护措施，也就是仰头打喷嚏时同时双膝屈曲，或双手迅速抱腹，让迅速增加腹压的力传向下肢或双手，以减少对腰椎管内压力，从而减少或减轻腰椎间盘突出。

酒有活血之功效，但量大时，酒的代谢产物乳酸会影响神经根水肿的代谢，不利于水肿消除；如果量小，则起不到活血作用。而且酒本身会损伤周围神经，长期饮酒可出现肢体麻木无力，导致椎间盘突出患者坐骨神经损伤加重，所以在腰椎间盘突出症发病时不要饮酒。

34. 腰椎间盘突出症患者的生活调养

腰椎疾病近年来出现低龄化趋势。其中，导致腰椎间盘退行性改变的主要原因是长期慢性积累性劳损，除去职业原因、疾病或外力伤害所引起，由于自身保健意识不强，平时生活中发生习惯性用错腰的情况很常见。

避免久坐不动　因为坐着时腰椎的负荷比站立时大，此时骨盆后倾，腰椎前凸消失，身体重心移向脊柱前方，椎间盘受压增大。有研究表明，人体在前倾 20°坐着时，腰椎间盘内的压力最大，而这正是伏案工作时经常保持的姿势。

正确的坐姿应该是挺直腰背，收腹，在腰后垫一厚度适宜的靠垫，给予腰后部凹陷处一个支撑，此时腰椎前凸接近直立位置，负荷也相对较小；应避免久坐，最好每隔 40 分钟左右活动一下，如扩胸运动、向后仰腰、向上牵拉等，放松腰部。

避免久站 对于工作中经常久站的人，应尽量避免穿高跟鞋，以免身体重心前移。同时挺胸收腹，保持身体直立。若需长时间保持弯腰或腰部前倾，可用双上肢支撑上身重量，减轻腰部负荷。如已经被腰酸背痛所折磨，还应检查讲台或柜台高度是否合适，一般应结合自己的身高，以站立时高度与髋部持平为宜。不久坐也不久站，站或坐都要胸部挺起，腰部平直，即所谓"站如松，坐如钟"。

正确用腰 在弯腰提物或搬运重物时要精神集中，各肌肉、关节运动协调配合。蹲下取重物，应该先蹲下拿到重物，然后慢慢起身，尽量做到不弯腰；拾物时也要以下蹲代替弯腰；避免大幅度地屈伸腰部；避免在腰部侧弯、扭转姿势下用力；尽量减少长时间抱孩子。

心理情绪调养 得了腰椎间盘突出症别悲观，别把它当作身上的定时炸弹一样觉得一辈子就完了。该保守治疗的就保守治疗，该手术的时候也不要抗拒手术。另外，改变以往的不良生活习惯，注意饮食，肥胖者要减轻体重（这个很重要），注意保暖，不要用腰过度，适度锻炼，这些对恢复、防止复发都非常关键。现在的手术水平都很高了，因手术致瘫的概率非常小，术后更应保持健康的康复方式和生活方式。一句话，如果没有生活方式的改变，还像以前一样，不管是保守治疗还是手术治疗都容易复发。

饮食运动调养 中老年人饮食应该多样化，可适当增加牛奶、海产品等富含钙质的食品，补充体内钙质的丢失，减缓机体衰老过程。同时，还应适当参加一些体育活动，有针对性地进行一些有助于腰背部锻炼的体操。适合老年人的运动包括打太极拳、散步、游泳等，如果平时喜欢运动量较大的球类运动，在身体状况允许的情况下也可适当参加。适度的运动量对增强腰背肌肌力，改善腰椎小关节的运动功能以及缓解腰椎小关节、椎间盘退行性改变均有良好的作用。

注意生活细节　睡硬板床。使脊柱能保持自然生理曲度，腰部肌肉处在休息状态，腰椎也轻松无负担。注意保暖，腰腿不受凉。养成良好的饮食起居习惯，呵护腰腿不受凉，爱惜自己不过劳。同一姿势不应保持太久，适当进行原地活动或腰背部活动，解除肌肉疲劳。老年人虽然很少参加重体力劳动，但诸如做饭、看孩子等一些家务活仍是不可避免的。例如抱孩子时，如果孩子较胖、较重，老年人稍不注意就会发生腰扭伤，所以应特别注意生活姿势、睡眠姿势和劳动姿势。干了一定时间的家务活后应略微休息，并相应活动一下腰部。家务劳动看起来简单却很繁琐，应根据自己的实际情况合理安排，如有困难，感到力不从心，千万不要勉强，即使是力所能及的工作，也不能着急。

35.“腰突”还是“腰损”必须分辨清楚

　　腰椎间盘突出症和腰肌劳损是最常见的两个腰痛病，但因为都有腰痛症状，导致两者之间常难以区别，尤其是对于没有医学常识的普通人。

　　疼痛的程度　腰椎间盘突出症的疼痛是因为腰椎结构上有了明显的变化，故其疼痛的程度较为严重，患者不仅在活动、弯腰时疼痛加重，就连静止站立或坐立都十分疼痛，更有部分患者在卧位时腰痛依然不能缓解，只有在保持某个特定的姿势或体位下，疼痛才能稍稍减轻，这在临床上被称为强迫体位。

　　腰肌劳损是指腰后部肌肉、筋膜层面的劳损性炎症，多见于弯腰劳动或是长期坐位工作的人群。因为其并没有在腰椎支撑性结构上出现异常，故对腰椎活动影响不大，疼痛程度也相对较低，患者多可坚持工作，只是腰痛迁延不愈，反复发作。

　　疼痛的部位　腰椎间盘突出的患者不仅腰痛，而且因突出的髓核组织会对神经根产生直接的压迫导致坐骨神经痛，也就是由腰部，经臀部、大腿后外侧、腘窝、小腿后外，一直放射到足部，形成明显的腿痛症状。由于椎间盘突出的节段和部位不同，还会产生大腿前内、大腿前外、小腿前内和小腿前外等部位的腿痛。腰肌劳损是局部软组织的炎症，不会刺激神经，故不会

强骨行动

中老年常见骨关节疾病防治锦囊

有明显的腿痛症状。

腰痛与睡觉的关系 腰椎间盘突出症的腰痛，在休息一晚后多会缓解一些，因为脊柱处于水平位，椎间盘的压力较小，减轻了对神经根的刺激。

腰肌劳损在晨起时多会加重，原因是劳损的腰肌多有椎间不稳定，休息睡觉时腰肌放松，椎间不稳定会更加严重，故晨起时腰痛反而加重。起床活动后，随着腰肌的紧张性恢复，腰椎不稳定也会相应缓解一些，腰痛反而减轻。

36.腰背肌群损伤也会引起腰背痛

腰背痛的原因很复杂，如何根据疼痛的具体情况判断疼痛的原发位置，是对骨科医生的一个考验。在面临患者有久治不愈的腰背痛时，骨科医生应关注以下几组肌肉群，它们常常决定疼痛的方向和来源，避免遗漏。

胸腰椎旁肌 胸腰椎旁肌一般附着于脊柱上，由其产生的疼痛牵涉范围较广。其中，位于胸椎的浅层肌肉产生的疼痛向上可传导至肩部，向外可传导至胸部，如向外传导的疼痛出现在左侧，经常被误认为是心绞痛。

胸腰椎旁肌深部肌群损伤位置的疼痛则为深入骨髓的剧烈酸痛，且持续存在，严重影响患者的生活质量。其产生的疼痛还可传导至腹部，容易被误认为是对应部位的内脏病变。

胸腰椎旁肌所致的疼痛变换姿势也不能缓解，还常被误认为脊椎骨疼痛。这种疼痛产生的原因一般是久坐。超负荷的长期固定姿势是肌肉损伤的主要症结，患者多做以下活动：仰卧，身下压一个网球，在网球下垫一块薄的大木板，身体向不同方向运动，直到网球直接压迫到胸腰椎旁肌的敏感部位。通过对身体重量的控制逐渐增加压力，持续 1 ～ 2 分钟，直到该点的深层痛消失。

腹肌 根据"肌筋膜牵一发动全身"的理论，腰背痛的背后也少不了腹肌作乱的身影。临床上，腹肌损伤不仅会导致腰痛，还会带来假性内脏痛、肠绞痛、腹泻等。有的时候，女性的痛经也和腹肌有关系。

腹肌中的腹直肌是腰背痛的最大推手。腹直肌是脊柱屈曲的主要动力肌，其走形向下沿耻骨嵴附着，向上附着于第 5、第 6、第 7 肋软骨，与胸大肌纤维重叠。腹直肌分成 3 个部分，即上腹直肌、脐周腹直肌、下腹直肌。上腹直肌在任意位置的损伤都能在双侧中背部发生传导痛，其疼痛的特点是在胸腰高度上横穿后背。脐周腹直肌的劳损很可能引起腹部痉挛或腹绞痛，而腹绞痛又会有嗳气现象，这种痛多引发弥散性疼痛，身体前侧比背部强烈，并因运动而加剧。下腹直肌疼痛还会造成"假性阑尾炎"。对女性来讲，治疗下腹直肌疼痛还可缓解痛经。引起腹肌疼痛的最主要因素包括压力和创伤。其中，压力是指运动过量、全身性疲劳、长时间不良坐姿等。医生在诊断后可嘱咐患者掌握一些放松腹肌的方法。如采取俯卧位，用上肢将身体撑起，使后背呈弓形，注意保持骨盆紧贴支撑面，运用腹式呼吸深吸一口气，使腹部前突，从而拉长并放松紧张的腹肌。

髂腰肌 髂腰肌是一组难以触及的肌肉，藏匿于组织深处，由腰大肌和髂肌组成，前者位于股骨后中部，后者则向上附着于髂窝上 2/3 的内侧面，向下汇入腰大肌肌腱。正因为髂腰肌的解剖结构深藏不露，所以容易被医生忽略。

因髂腰肌的走向是从腰椎到股骨小转子，所以其最主要的功能是屈髋，在正常站立时髂腰肌能够协调伸展腰椎。临床上，患者通常会主诉腰背痛，直立时疼痛加剧，斜靠时会有持续轻微的背部疼痛。疼痛时很难从较软的椅子上站起，严重时甚至不能直立行走，只能依靠手和膝盖爬行。髂腰肌损伤的"元凶"主要是持续或突然的肌肉收缩。长途车司机长期保持坐姿使髂腰肌处于收缩状态，最易患腰背痛。同样，偏瘫患者和长期屈髋弯腰步行的人也是高发人群。

腰方肌 腰方肌位于腰背部深处。长期久坐加上不正确的姿势或长时间的劳损，腰大肌、竖脊肌、臀中肌、腰方肌或被动延展，或挛缩无力，如腰部的稳定性急剧破坏，姿势性腰痛随之而来，比如高低肩、长短腿、夸张翘臀、走路摇摆、急性腰扭伤或急性坐骨神经痛。

肌肉的长期高负荷高压力状态造成的慢性劳损，可以使用牵伸治疗的方式恢复其功能，肌肉牵伸可以很好地改善血液循环和新陈代谢，重塑肌肉纤维的排列。

37. 不良生活习惯容易损伤肌肉

日常生活中的一些不科学、不合理且不为人所注意的行为方式，使得肌肉超负荷产生疼痛，而幕后最大的推手之一是"机械性紧张"，这类紧张又分为姿势性紧张、结构性缺陷和肌肉紧束。

不良姿势性紧张 姿势性紧张的形式是多种多样的，与生活息息相关的椅子，有时就是引起疼痛的罪魁祸首。如果家中的座椅设计不当，加上长时间保持坐姿，会使人体肌肉陷入紧张和疲劳中。椅子常见的设计缺陷有：对腰部或上背部无支持；扶手过高或过低；上部过于弯曲；椅背过于垂直或过矮，座椅的前缘过高，影响小腿的血液循环；椅子中央太过柔软等。理想的坐姿应当是以座椅来维持，不是靠腰部肌肉来支撑。

不良的姿势也会酿成不可名状的疼痛，包括不良的坐姿、站姿、运动姿势，都会对肌肉造成慢性劳损。以站姿为例，人们在站立的同时，如果弯腰驼背，肩和头前伸，身体的重心就会自然向后偏移到足跟后部，这种不良站姿的维持需要身体肌肉的持续发力，长久超负荷状态则会使肌张力增高，身体的腰背部疼痛便接踵而来。改善的方法很简单，注意把重心移至前脚掌，头会自动后移，重心移到足踝前方，脊柱恢复正常生理弧度。

同样，肌肉的过度使用和持续性做功，反复、过快过急的动作，以及违背人体力学原理的行为都是对肌肉的过度耗损，使疼痛如影相随。例如穿裤子或裙子时习惯单脚站立，很可能拉伤臀部和腰部肌肉，应该在坐姿或将身体依在可靠的支持物上为前提完成这些动作；办公室的白领久坐后突然直立，会使臀部、腹部肌群骤然超负荷而致疼痛；长期穿高跟鞋也会使小腿肌肉持续收缩超负荷，导致足底、小腿、腰背部疼痛。

结构性缺陷 如下肢不等长、脊柱侧凸、单侧骨盆狭小、"莫顿足"等，刺激某些肌肉持续努力工作，也会带来疲劳。

下肢不等长对腰部肌肉的压力大，对腰部、臀部伤害亦较大。单侧骨盆狭小也是相对常见的病因，如果一侧骨盆较小，坐位时会向骨盆较小的一侧倾斜，养成代偿性坐姿，如经常把一侧膝盖跷到另一侧上以支撑身体较低一侧，这种不良的坐姿，不仅腰部肌肉甚至头颈部的多块肌肉均会被"牵连"，进而发生腰背及头颈部不明原因疼痛。

"莫顿足"，即第一个脚趾短，第二脚趾长。这种结构会使腰部、大腿、膝关节、小腿、足背部的肌肉持续紧张。具有这种结构的人，会经常伴有踝关节无力、经常扭伤的病史，而且还经常表现为颈部、肩部、躯干部位的疼痛。对"莫顿足"的人来说，在穿鞋时应该多注意以下几点：鞋头需完全覆盖足趾与跖骨头；跖骨头处的鞋底应柔软；鞋跟宜牢固且平坦，给足跟充分的活动空间与稳定性。

肌肉长时间紧束 如果人体肌肉长时间被紧束，疼痛便会悄然而至。如经常单肩斜挎皮带包，会对肩周肌肉形成压迫；女性胸罩带过紧，易在斜方肌上勒出印痕；弹力丝袜过紧，会使小腿肚肌肉损伤；衣领或领带过紧，会压迫颈部肌肉（胸锁乳突肌）；皮带扎得过紧，会使腹直肌、腹斜肌、椎旁肌肉等多组肌肉不能舒展；而座椅前沿过高，脚背无法触及地面，会给大腿背侧肌肉带来持续性压痛。当身体因肌肉紧绷而不适时，可以使用按摩器，也可以泡个热水澡或进行局部热敷，促进血液流通和肌肉放松，若结合理疗或推拿按摩效果会更好。

38. 电脑一族与保护颈腰椎

很多电脑一族操作电脑非常认真、投入，注意力高度集中，为了看清屏幕上的数据、文字等内容，会不自觉地将上身前倾。时间一长，颈腰椎的生理弧度难以保持，导致正常的前凸曲线变直甚至反曲。这样一来，容易得颈椎病，或导致腰椎间盘退变，进而刺激神经根，导致坐骨神经痛或一侧或双侧下肢胀痛。

相比台式电脑，笔记本电脑拿起来更方便，但是经常使用笔记本电脑要比台式电脑带给人的危害更大。因为，笔记本电脑的显示器一般处于较低的位置，比起台式电脑更容易让人处于脸朝下的状态，如果保持这种姿势工作或上网数小时，会给颈部造成很大的负担，而且笔记本电脑屏幕和键盘都很小，使用起来很不方便，人长时间在收拢和紧张的状态下工作，很容易引发健康问题。

使用电脑的正确姿势：①在使用电脑时，可选择靠背高度合适（从臀部至枕骨）有扶手的椅子，最好使整个臀部都坐满座椅，使背部靠到椅背上，维持背部挺直。②工作1小时左右离开座位伸展一下四肢。③电脑屏幕放在视线前方，最好能垫高一些与眼睛平视最佳，也可仰视，这样可以避免颈部歪斜造成酸痛。④坐的时候不要跷脚，双脚可以前后交错放，以长时间维持坐姿。

注意颈部保暖　平时在有空调的办公室里工作时，一定要穿好外衣，也可佩戴质地柔软的丝巾。空调应设定在26℃左右为宜，既节能又不会对身体造成太大伤害。如果身体出汗，最好不要吹空调，尤其避免直吹；经常使用空调的要定时开窗通风，以防感冒。夏天不管多热，最好不要用凉水冲澡。

选择合适的座具　较为合理的座具要求高低适中，坐下的姿势以及桌椅的高度以舒适为宜，尽量保持屈髋屈膝90°左右，并有一定后倾角的靠背，两侧如有扶手则更佳。靠背椅在腰部应当有一个向前的平缓突出，或者在靠背椅的腰部有3～5厘米厚的座垫，使之能够稍稍顶住腰部，这样可保持腰部的平直，使腰肌充分放松。另外，还应注意座具与办公桌的距离及高度是否协调，尽量将腰背部贴紧椅背。工作时应将椅子尽量拉向桌子，缩短桌椅间的距离。长时间开会做报告时最好不要坐沙发。办公桌尽可能选用前后高低的倾斜式桌面（类似绘图台面），这样可减少工作时腰前屈的程度。

选择读书阅读架　平时读书时使用有一定倾斜角度的读书阅读架（与桌面呈30°～70°角），将书本放在上面阅读，或者将书报拿起来，与桌面呈适当的倾斜角度来阅读，这样也可尽量保持腰部的平直，还可以将腰靠在沙发或椅子背上，手拿书报进行阅读，如此可以减少腰部肌肉的负担。

加强自身保护和锻炼　经常耸耸肩，颈椎保平安。做的时候头要保持正直，挺胸拔颈，两臂垂直于体侧，然后两肩同时尽量向上耸起（注意，是耸肩而不是缩颈），让肩有酸胀感。两肩耸起后，停1秒左右，再将两肩用力下沉。一耸一沉为1次，16次为1组。每天上班的时候坚持做3～5组。每天累计总数应力求达到100～120次。这个小动作不受场所、时间的限制，无论是在办公室，还是在家里都能做。

对办公族来说坐的时间相对长而运动少，腰背肌较弱，因此加强自身保护和锻炼十分重要。平时应采取正确的办公坐姿，在工作一段时间后调整自己的体位，不宜让腰椎长期处于某一被迫体位。另外还应注意加强腰背肌的锻炼，即不时地离开办公桌，做后伸、左右旋转等腰部活动或每天定时进行腰背肌的锻炼如"拱桥式""燕飞式"等，也可选择一些适合自己的保健操、太极拳、瑜伽、八段锦等锻炼项目。

39. 颈椎病发病率上升呈低龄化趋势

颈椎病是困扰人们最常见的骨科疾病之一。近年来，其患病率呈逐年上升趋势，患者群平均年龄逐渐年轻化。经中国医学研究院不完全统计，门诊体检人群的颈椎病检出率高达64.52%，青少年颈椎病患者比例也由1996年的8.7%上升到目前的12%。女性患病率高于男性，长期低头或伏案的脑力劳动者发病率较高。颈椎病患者可能出现手麻无力、颈肩部酸痛不适、肢体活动受限、头痛头晕等症状，对生活造成影响。颈椎病的高发人群主要有：

因职业关系长期伏案者　如办公室文案人员、打字员、编辑、作家、教师、会计、刺绣女工、手术室医护人员、司机等。这些人因长期保持固定的姿势工作，易造成颈后肌群、韧带等组织劳损，或头颈常偏于一侧引起局部劳损，因此这些人颈椎病的发病率较高。

有不良生活习惯者　如长时间玩麻将、打牌、看电视，这些不良习惯易使颈椎长时间处于屈曲状态，导致颈后肌肉和韧带组织超负荷引起劳损。

睡眠姿势不当者　当枕头过高、过低或枕的部位不当时，易造成椎旁肌肉、韧带、关节平衡失调，张力大的一侧易疲劳而产生劳损。因此，习惯卧高枕者及有反复落枕病史者易患颈椎病。此外，躺着看书、看电视时，头部长久保持单一姿势，也易发生颈椎病。

有外伤及颈椎先天性畸形者　由于交通事故、运动性损伤导致的颈椎损伤，往往会诱发颈椎病。另外，颈椎先天性畸形如先天性椎管狭窄、先天性椎体融合者也易患颈椎病。

40. 掀开颈椎病的"假面具"

颈椎病可以引起或轻或重的诸多症状。颈椎病伪装很多，诊断并不像想象的那么简单，医生在询问病史、检查的基础上，还需经过慎重分析、鉴别之后才能得出结论。有时候还要排除眼源性及耳源性眩晕、脑出血、脑梗死、消化系统疾病后才能做出诊断。

颈椎病是因颈椎间盘突出或椎间盘变性及局部的骨质增生，压迫局部的脊髓、血管、神经而引起的一系列症状。临床上主要分为5种：颈型颈椎病、神经根型颈椎病、脊髓型颈椎病、椎动脉型颈椎病和混合型颈椎病。除了头颅旋转时会引起眩晕、头晕和呕吐等症状外，高血压、视力障碍、胃病等看似风马牛不相及的症状也可以是颈椎病的伪装。

如果身体出现以下10种情况，要警惕有可能是颈椎病在作怪：①久治不愈的头痛或偏头痛。②久治不愈的头晕。③非耳部原因的持续耳鸣或听力下降。④不明原因的心律不齐、类似心绞痛的症状。⑤久治不愈的低血压。⑥莫名其妙的高血压。⑦久治不愈又"找不到原因"的内脏功能紊乱，如呼吸系统、消化系统、内分泌系统功能紊乱等。⑧发油较多、多发性头部脂溢性皮炎、脱发。⑨总是将头歪向一侧。⑩不明原因的反复落枕。

颈肩部不适　这是颈椎病的最早期症状，是颈肩部肌肉、韧带长期一个姿势劳损所致，主要自觉症状为颈后部肌肉僵、酸、沉、凉、痛的不适感，在临床上被称为功能性颈椎病或颈型颈椎病，这一阶段的颈椎病通过保守治疗可以完全治愈。如果在颈椎病初期没有重视，不纠正不良的生活习惯，长此以往，就会导致颈椎曲度变直、椎体退变；椎动脉屈曲、叠压、扭转；椎间盘突出，神经根或脊髓受压，从而形成器质性颈椎病。器质性颈椎病根据不同的临床特征，可以有轻重各异的表现。

神经根受压症状　主要表现为在颈型症状的基础上，出现一侧或双侧上肢的麻木或疼痛，并有针刺或过电样放射感，也有些患者仅表现为腋下或肩臂部疼痛。若久病不愈，可出现上肢肌肉萎缩，握力下降，摸物易碰倒，持物易坠落等表现。

椎－基底动脉供血不足的症状　具体表现为在颈型症状基础之上，出现头重昏蒙似未睡醒，嗜睡，严重时出现头痛、眩晕、视物糊模、耳鸣耳聋、失眠、多梦、记忆力减退、注意力不集中等，或出现短暂性失语、偏盲或偏瘫，甚至突然晕倒等一过性脑缺血症状。

自主神经系统功能紊乱症状　在颈型症状基础上，出现胸闷气短、心悸心慌、恶心呕吐，并多伴有烦躁易怒、盗汗、月经不调和性功能障碍等。

脊髓受压症状 在颈椎病症状基础之上，出现胸腹部有束带状感，下肢僵硬、发凉、乏力、走路不稳，脚落地时有踏棉花感，不能走直线等。严重时可出现排尿困难，尿不尽感，以及阳痿、瘫痪等。

食管会咽受压症状 主要表现为在颈型症状基础之上，出现咽干、咽痒，说话声音嘶哑（会厌型），或出现吞咽"别扭"或困难（食管压迫型）。临床较少见，多需手术治疗。

视力障碍 有些颈椎病比较严重，可能会出现弱视、短暂性失明、复视等症状。这种视力障碍与颈椎病造成的植物神经功能障碍有关。

吞咽困难 有些患者会出现咽部发痒、异物感，感觉吞咽困难，间断发作，时轻时重。据统计，有 2% 的颈椎病患者会出现吞咽困难的症状。

高血压 颈椎病可能会使人体血压忽高忽低，这与颈椎增生的骨质刺激椎管内交感神经有关。如果当成普通的高血压来医治，往往效果不佳。

胃病 有部分颈椎病会使交感神经受到刺激或损伤，进而引起胃肠交感神经功能的兴奋，导致患者出现口干舌燥、厌食、腹胀不适、打嗝嗳气、上腹隐痛等症状。

618 例颈椎病部位与症状统计

病变部位（椎间盘）	例数	症状部位			
		痛	麻木（感觉）	无 力	反射障碍
颈 $_{4,5}$（颈 $_5$ 神经根）	26	颈，肩胛骨，肩，前胸，上臂外侧	上臂外侧，三角肌区	冈上肌，冈下肌，三角肌，二头肌	二头肌，肱桡肌
颈 $_{5,6}$（颈 $_6$）	171	颈，肩胛骨，肩，上臂外侧，前臂背侧	拇指，示指	二头肌，桡侧伸腕肌	二头肌
颈 $_{6,7}$（颈 $_7$）	393	同上	示指，中指	三头肌	三头肌
颈 $_7$ – 胸 $_1$（颈 $_8$）	50	颈，肩胛骨，前胸，上臂前臂背侧	小指，环指偶有中指	伸指，尺侧伸腕，屈指，尺侧屈腕，内在肌	三头肌
胸 $_{1,2}$（胸 $_1$）	4	颈，肩胛骨，前胸，上臂和前臂内侧	前臂尺侧	手内在肌	无或有 Horner 征

41. 颈椎病以非手术治疗为主

治疗颈椎病的方法有很多，可根据病情选择药物治疗、运动疗法、牵引治疗、推拿按摩疗法、理疗、温热敷及手术治疗。90% 的颈椎病可以通过保守治疗达到临床治愈。康复治疗可以恢复颈椎的平衡，达到减缓颈椎病症状的目的，是目前最重要的治疗手段之一。各型颈椎病症状基本缓解或呈慢性状态时，才可做医疗保健操。症状急性发作期不应增加运动刺激，有较明显或进行性脊髓受压症状时禁止运动，特别是颈部后仰运动。

颈椎牵引　颈椎牵引有助于解除颈部肌肉痉挛，使肌肉放松，缓解疼痛；松解软组织粘连，牵伸挛缩的关节囊和韧带；改善或恢复颈椎的正常生理弯曲；使椎间孔增大，解除神经根的刺激和压迫；拉大椎间隙，减轻椎间盘内压力。常用枕颌布带牵引法，可以采用连续牵引，也可用间歇牵引或两者相结合。牵引时间以连续牵引 20 分钟，间歇牵引则 20 ～ 30 分钟为宜，每天 1 次，10 ～ 15 天为一个疗程。需要注意的是，应充分考虑个体差异：年老体弱者牵引重量宜轻些、牵引时间短些，年轻力壮者可牵重些、长些，如有不适或症状加重者应立即停止牵引。

"牵引"是过去治疗颈椎病的首选方法之一，通过牵引力和反牵引力之间的相互平衡，使头颈部相对固定于生理曲线状态，从而使颈椎曲线不正的现象逐渐改变，但其疗效有限，仅适于轻症颈椎病患者。在急性期禁止做牵引，防止局部炎症、水肿加重。脊髓型颈椎病一般禁止重力按摩和复位，否则极易加重症状，甚至可导致截瘫。

近年来发现，许多颈椎病患者在使用"牵引"之后，特别是那种长时间使用"牵引"的患者，颈椎病不但没有减轻反而加重。这是因为反复牵引，其实不但不能促进颈椎生理曲度的恢复，相反牵引拉直了颈椎，弱化颈椎生理曲度，所以颈椎病应慎用牵引疗法。因为颈椎病很痛苦，所以有人会想出各种招数来对付它，其中就有自行"吊"脖子的，认为对缓解颈椎痛有好处，其实这是一种误区。脖子被"吊"起来后，牵引角度及力量难以控制和把握，一晃动或摆动后可以使椎间隙迅速膨胀，加快血液流动和循环，从而使肌肉、神经、肌腱和韧带等充氧，反而会加重疼痛的症状。

佩戴颈围领　可按需选用颈围领或颈托，起制动和保护作用。有助于组织修复和缓解症状，配合其他治疗方法同时进行，可巩固疗效防止复发。但长期应用颈托可引起颈背部肌肉萎缩，关节僵硬，不利于颈椎病的康复，故一般仅在颈椎病急性发作时使用。颈围领和颈托对症状的减轻有一定帮助，但颈围领的高度必须合适，以保持颈椎处于中立位为宜。若由于颈部损伤所致则可应用前面宽、后面窄的颈托，使颈部处于轻度后伸位，以利于颈部损伤组织的修复。

选择适合的枕头　原则上是以睡醒觉后不觉得颈部僵硬、酸痛为宜，如果经常出现醒后颈部疼痛、疲劳或落枕频繁，就说明枕头材质不合适。常用的枕头材质包括荞麦皮、记忆棉、乳胶、充气棉等，软硬度各不相同，针对不同人颈椎生理曲度的不同，以及睡眠习惯的不同会有优劣，很难一概而论。

推拿按摩疗法　推拿按摩可以缓解颈肩肌群的紧张及痉挛，有利于改善局部血供、减轻疼痛，松解神经根及软组织粘连来缓解症状，恢复颈椎正常活动。每次推拿 20 ～ 30 分钟，1 天 1 次，10 天为一个疗程。但是许多颈椎病患者伴有颈椎间盘突出、椎管狭窄，不当的推拿手法有时可能加重椎间盘突出、颈神经根压迫症状。脊髓型颈椎病一般禁止重力按摩和复位，否则极易加重症状，甚至可导致截瘫。特别强调的是，推拿必须由专业医务人员进行，手法治疗宜柔和，切忌暴力。最好到正规的专业医院或诊所进行治疗，以免加重病情。切不可未经检查而盲目找非专业人员直接进行推拿按摩，或实施正骨手法治疗。

理疗　在颈椎病的治疗中，理疗可起到多种作用。一般认为，急性期可行离子透入、超声波、紫外线或间动电流等；疼痛减轻后用超声波、碘离子透入，感应电或其他热疗。温热敷可改善血液循环，缓解肌肉痉挛，消除肿胀以减轻疼痛症状。还可用热毛巾和热水袋局部外敷，急性期患者疼痛症状较重时不宜做温热敷治疗。

运动锻炼　有很多运动项目都可以锻炼颈椎，尤其是涉及抬头低头等动作，例如打羽毛球、打篮球、游泳、户外登山远眺及放风筝等。办公学习之余，选择适当的体育项目运动，是保证健康的最好办法。

药物治疗　颈椎病初期可保守治疗，如休息、保护颈部（如使用颈托）。可在医生的指导下选择性应用止痛剂、镇静剂、维生素 B_1、维生素 B_{12}，对症状缓解有一定的作用。

42. 颈椎病的手术治疗

颈椎病的非手术治疗无效，反复发作或颈椎病症状进行性加重，影响日常生活及工作，可慎重选择手术治疗。

颈椎间盘射频消融术　是一种经皮的微创手术方式，特别适用于颈性眩晕的患者。这种手术优点是创伤小，基本没有切口，手术时间短，以热能消融椎间盘髓核，达到解除压迫的目的。

颈椎前路椎体间融合固定　对于脊髓型颈椎病，采用前路颈椎椎体间融合术，是以小切口的方式切除病患、切除椎间盘，并予以植骨融合固定。这种手术的优点在于减压彻底，对于神经功能恢复好，手术后 3 ～ 5 天即可下地行走。

颈椎间盘镜髓核摘除术　目前该手术仅在某些大医院开展，适用于神经根型颈椎病，优点在于能彻底进行神经根管的减压，而且创伤小，不影响椎间关节的活动性。

颈椎人工间盘置换　是使用人工颈椎间盘替换原有退变、破裂的椎间盘。这种手术的优点在于微创、仿生程度高，最大程度地保留原有节段的活动度，而且对于上下颈椎关节不存在应力增加的影响。

43."落枕"的自我处理

典型的落枕就是颈部肌肉痉挛，俗称抽筋。入睡前好好的早上起来感觉颈肩部疼痛，颈部活动受限，往某个方向活动会加重疼痛，也有可能突然一个动作后就感觉颈椎像卡住一样一动就痛。这是因为每到夜间人体阳气渐衰、阴气渐盛，如果夜间睡眠时不注意保暖，或睡眠姿势不当、颈部肌肉牵拉过久，便容易受邪气侵袭，导致脉络受阻进而导致落枕现象。落枕是一种自限性的问题，过几天就会自愈的。落枕急性期可进行如下处理：

保护　注意保护患处，多平躺休息，减少活动。落枕本不复杂，但也有少数人存在局部组织的严重损伤。如果有颈托，也可以佩戴颈托下床活动。

目的是让颈部肌肉放松、休息，痉挛的肌肉就会慢慢好起来。急性期切勿用力扭头，抵抗僵硬的颈椎，自己或他人用力扭转颈椎可能会导致颈椎的严重损伤。

热敷 疼痛急性期（48 个小时内）宜冷敷：可用冷水打湿毛巾（也可用塑料袋装冰块，外面包裹毛巾），敷患处，每次 10 分钟，每天 2～4 次，严重者可每小时敷 1 次。2 天之后可以热敷：热毛巾或热水袋敷于患处 10～15 分钟（若一次无法完全缓解，一天内可重复热敷 2～3 次），温度不宜过热，小心烫伤。也可以将一条毛巾微微打湿，用家用塑料保鲜袋包裹后置于微波炉中稍微加热 2 分钟，取出后隔一层衣物热敷患处 10～15 分钟。温热可以缓解局部肌肉的痉挛，改善组织血液循环。

静力收缩 该方法简单易行，患者可独自完成且安全有效。如发生落枕后发现自己无法向右侧转头，可以缓缓将头部转向右侧，开始出现疼痛便停下维持在该位置。然后，抬起右侧的手并张开，用右掌贴住右侧的脸颊并维持，之后用两到三成的力量向右侧继续转头对抗手掌的力量维持 6～10 秒，然后头颅恢复正常位，放松 6～10 秒。接下来，继续向右侧转头抵抗右掌用力 6～10 秒，然后再放松。反复 3～4 次后，向右侧转头的幅度明显增大了。该方法遵循的是肌肉收缩后放松的原理，轻松有效。因此，落枕后完全不能动的观点也是不对的。

推拿按摩 最好去正规医院康复科行手法治疗、针灸、推拿按摩等，加快恢复。避免到不正规场所做力量较大的推拿、按摩，以防止加重颈椎的损伤。

正确选用药物 疼痛难忍，可在医生指导下选用药物。肌肉松弛药：盐酸乙哌立松片，饭后半小时服用，通常成人一次 1 片，一天 3 次。抗炎镇痛药：塞来昔布，早晚各 1 次，每次 1～2 粒，饭后半小时服用。依托考昔，1 天 1 粒，晚饭后半小时服用。后者效果更强。或者乐松（胃肠道敏感者建议选择前两种），每天 2～3 次，每次 1～2 片，饭后半小时服用。

一般来讲，如果偶尔出现一两次落枕情况没有必要太过担心，只需改变长时间伏案的工作方式，适当增加运动量即可。如果一个月内出现落枕达到 3 次以上，甚至频繁发作，就要密切关注，及时去正规医院诊治。

44. 识别脊柱小关节骨关节炎

脊柱小关节骨关节炎是一种在40岁以上人群高发的疾病，它是在多种因素作用下以脊柱小关节的滑膜、关节软骨、软骨下骨、关节间隙和附属组织等发生的一系列退行性病理改变和临床特征为主的疾病。一些生理或病理因素均可导致脊柱小关节骨关节炎。

脊柱小关节骨关节炎患者往往会有疼痛、活动障碍等不同程度的临床表现，显著影响患者的身心健康。脊柱小关节骨关节炎早期表现为受累区域的隐痛、酸胀不适、颈部或腰部僵硬，卧床或弯腰缓解，伸展或旋转加重。后期可出现持续性酸胀或剧痛，活动受限，影响工作和睡眠质量。该疼痛主要局限在颈部及腰部，同时可累及至上肢或下肢，即牵涉性疼痛。中下颈段的小关节骨关节炎常引起肩胛区疼痛并累及肩胛带区，而上颈段则引起枕后部疼痛，并可向上牵涉致头痛；腰椎小关节骨关节炎疼痛常牵涉臀部及大腿，很少至膝关节及以下位置。当然，牵涉性疼痛需与真正的根性疼痛相鉴别，根性疼痛常放射至肢体更远端，且常伴有运动或感觉异常，反射减弱等神经损伤表现。此外，由于脊柱小关节骨关节炎引起的骨赘形成、关节增生肥大或小关节囊肿形成，可能导致中央椎管、侧隐窝或椎间孔的狭窄，进而压迫相应位置的脊髓或脊神经根；若小关节退变引起椎体不稳导致退变性椎体滑脱可进一步增加狭窄的程度。以上因素都可能引起脊髓损伤、严重的神经根性疼痛或神经源性跛行的发生。目前的临床研究发现，脊柱小关节骨关节炎在成年人中很常见。脊柱小关节骨关节炎最常发生在腰椎。

影像学研究发现，脊柱小关节骨关节炎主要发生于腰椎及颈椎。其中腰椎小关节骨关节炎好发，节段多位于下腰段腰$_4$—腰$_5$、腰$_5$—骶$_1$，其次为腰$_3$—腰$_4$；而颈椎小关节骨关节炎主要发生中段颈$_3$—颈$_5$。胸椎小关节骨关节炎的报道较少，好发节段为胸椎中段胸$_5$—胸$_6$。症状性、影像学和尸检发现的脊柱小关节骨关节炎的发生率在统计中有很大的差别。例如，一项以人群为基础的临床研究发现症状性腰椎小关节骨关节炎患病率为7.4%，而另一项针对腰椎的尸体研究发现腰椎小关节骨关节炎的发生率为50%。

美国弗明瀚研究基于社区人群的CT扫描结果显示，<40岁、40～49

强骨行动

中老年常见骨关节疾病防治锦囊

岁、50～59岁、60～69岁、＞70岁人群的腰椎小关节骨关节炎患病率分别为24.0%、44.7%、74.2%、89.2%和69.2%。中国研究显示，40岁以上人群X线诊断脊柱小关节骨关节炎患病率：腰椎为46.0%，颈椎为48.5%；通过症状和X线诊断的脊柱小关节骨关节炎患病率：腰椎为29.4%，颈椎为23.6%。女性脊柱小关节骨关节炎的发病率高于男性。

临床上除了脊柱小关节骨关节炎外，可能引起疼痛的疾病还包括椎间盘源性疼痛、椎管狭窄症、椎间盘突出症、慢性肌肉劳损、骨质疏松症等，还有少数是由椎体骨折、脊柱感染、肿瘤、类风湿关节炎、脊柱关节病引起。临床工作中结合患者的病史、症状、体征、影像学及实验室检查等有助于鉴别诊断。

尽管脊柱小关节骨关节炎有如此高的患病率，并且在全球范围内每年导致数十亿美元的医疗及误工等花费，但是以往骨关节炎的流行病学、基础和临床研究更多集中在四肢关节病变，脊柱疾病方面往往更关注的是椎间盘退变及相关神经病变和后遗症，对脊柱小关节骨关节炎缺乏足够的认识和关注。

45. 脊柱小关节骨关节炎的多种疗法

脊柱小关节骨关节炎的治疗目的在于控制疼痛、减少功能障碍、延缓疾病进展、提高生活质量。治疗原则是基础治疗、药物治疗、介入治疗以及必要时手术治疗的阶梯化治疗方案，早期干预，提前预防，多种治疗方法相结合。

基础治疗：

健康宣教　健康宣教是所有治疗的基础，医生应该建议患者改变不良的工作和生活习惯，避免长时间的站和坐，改正不正确的站姿和坐姿，同时减轻体重。

运动治疗　脊柱小关节骨关节炎的运动治疗主要为腰背肌锻炼，增强腰背肌的力量可以改善关节的稳定性，从而减轻症状。运动治疗适用于早期预防或症状较轻的患者以及其他治疗的辅助治疗，运动治疗应循序渐进，由慢到快，由少到多。常用方法：深蹲、平躺拉伸和四点支撑等。

物理治疗 物理治疗主要包括低剂量激光治疗、经皮神经电刺激、牵引治疗、热疗与冷疗、体外冲击波治疗、按摩及针灸等。各类治疗都不是脊柱小关节骨关节炎的特效治疗，这就要求医师根据患者的特点选择合适的治疗手段，并且为了弥补单一治疗手段的不足之处，应尝试各种治疗方法的联合应用。物理治疗因其不良反应较小，适用于早期较局限的疼痛以及高龄或合并症较多的患者，也可以联合药物治疗应用。

药物治疗：

考虑到外用药物对控制脊柱小关节骨关节炎症状效果不够理想，药物干预以口服药物为主，与四肢骨关节炎常用口服药物一致。在病因治疗手段有限的现状下，在疾病发展至需手术治疗前，以缓解症状为主的对症治疗对于提高脊柱小关节骨关节炎患者的生活质量尤为重要。

非甾体类抗炎药（NSAIDs） NSAIDs 能有效缓解疼痛，是治疗脊柱小关节骨关节炎的常用药物。其作用机制主要为抑制体内环氧化酶活性，减少局部组织的前列腺素的生物合成，使局部痛觉感受器对缓激肽等痛觉物质引起的痛觉敏感性降低。非选择性 NSAIDs 具有与其阻断环氧化酶 -2（COX-2）相关的抗炎和镇痛特性，同时也阻断环氧化酶 -1（COX-1），有较强的抗炎镇痛效果，也有较明显的胃肠道不良反应。选择性的 COX-2 抑制剂（如依托考昔等）能显著减少胃肠道不良反应的发生。

肌松剂 即骨骼肌松弛剂，一般用于治疗痉挛或肌肉骨骼相关疾病。包括苯二氮䓬类药物和非苯二氮䓬类药物。肌松剂适用于单独使用 NSAIDs 类药物效果不理想或合并肌肉痉挛的患者，临床以非苯二氮䓬类较常用。由于不良反应发生率高，因此不推荐其作为一线用药。

阿片类药物 包括弱阿片类药物（如曲马多、可待因等）和强阿片类药物（如吗啡、羟考酮、氢化吗啡酮、芬太尼等），通常在其他治疗方法无效时推荐使用阿片类药物治疗。为降低药物蓄积风险，优先选择缓慢释放的弱阿片类药物。虽然阿片类药物被认为是最有效的一类镇痛药，但可能会引起呼吸抑制以及与其滥用和成瘾可能有关的危害，因此使用阿片类药物治疗仍存在争议。

抗抑郁药物 某些抗抑郁药也被认为具有疼痛调节特性，特别是三环类抗抑郁药。慢性腰背痛患者的焦虑和抑郁较常见，因此在这种情况下可以联合使用抗抑郁药物。

缓解症状的慢作用药物　该类药物包括氨基葡萄糖、双醋瑞因等。有研究认为这些药物能够缓解脊柱小关节的疼痛，改善生活质量，延缓病程进展。但也有些研究发现这些药物并不能缓解患者疼痛，所以该类药物在脊柱小关节骨关节炎的应用还存在争议。

中药　一些含有人工虎骨粉、金铁锁等有效成分的中药对骨关节炎的疼痛有一定疗效。现有的一些研究表明，中药可以缓解骨关节炎引起的疼痛，对于延缓炎症的进展也有一定疗效，但作用机制还需要更进一步的研究。

介入治疗：

脊柱小关节骨关节炎的介入治疗适用于口服药物无效或不能耐受口服药的患者，包括封闭治疗和去神经疗法。

封闭治疗　脊柱小关节骨关节炎封闭治疗的方法包括关节突关节封闭、脊神经后内侧支封闭等。关节突关节封闭和脊神经后内侧支封闭是将局麻药与类固醇激素注入关节囊内和神经支周围。

去神经疗法　射频消融去神经化是使用最广泛的去神经疗法，通过对脊神经后内侧支的破坏，阻断了小关节源性痛觉的传导，以达到长期缓解疼痛的目的。该方法可以缓解患者疼痛，减少药物使用和改善腰椎功能。

手术治疗：

脊柱小关节骨关节炎的手术治疗通常是经过适当保守治疗无效后的选择，单纯的脊柱小关节骨关节炎的手术应慎重。手术方式有多种，分为融合技术和非融合技术。脊柱融合术根据手术入路的不同分为很多种，如经椎间孔椎体间融合术、后路椎体间融合术、前路腰椎椎间融合术、斜外侧腰椎椎间融合术等。经椎间孔椎体间融合术对小关节直接进行切除，能从根源上有效缓解脊柱小关节骨关节炎所产生的疼痛。而其他非去除小关节的融合术，能对脊柱小关节间接进行固定，减轻小关节的负荷，从而间接缓解小关节源性疼痛。需要注意的是，对于单纯的脊柱小关节骨关节炎患者，脊柱融合术应慎重。对于合并有椎管狭窄、脊柱不稳等情况的患者，可以考虑行脊柱融合术。脊柱小关节非融合技术包括腰椎小关节置换及腰椎棘突间动态稳定术等。目前的脊柱小关节非融合技术应用较少，疗效尚有争议。

46. 脊柱健康存在的误区

人的脊柱结构非常复杂，一旦出现异常，其导致的不仅仅是颈椎病和腰椎病，还可以出现诸多看上去与脊柱毫不相关的内脏疾病，这些疾病涉及内科、外科、神经科、内分泌科、妇科、儿科、耳鼻喉科、口腔科、皮肤科及眼科等上百种疾病。现代人在看待脊柱健康的问题上也存在诸多误区。

腰痛就是腰椎间盘突出 腰痛不等于椎间盘突出。因为椎间盘里没有敏感的神经，突出本身并不痛，80% 的突出是没有症状的，只有压迫到神经时才会沿着神经的走向放射痛。临床发现，一半以上的腰痛患者被误诊。其实，判断是否为腰痛的办法很简单，一般根据疼痛的部位即可区分：如果疼痛的部位在系腰带部位之上，基本上可以判断为腰痛；如果疼痛的部位在系腰带部位之下，多数就是骨盆痛，如骨盆骶髂关节错位，只要将错位的髂骨或者骶骨发力复位，疼痛立减。即便真的是腰痛，也要从骨盆治起，因为骨盆是基座，腰是随着骨盆走的。

头晕和头痛是血管病 很多人特别是中老年人头晕和头痛，常常被认为是颈动脉狭窄、颈动脉斑块所致。事实上，不管是儿童的晕车，还是中老年人的头晕目眩，常常被当作耳石症、高血压、美尼尔综合征、肾虚等。其实，绝大多数的头晕是寰椎（第 1 颈椎）不正所致，而大多数头痛则是枢椎（第 2 颈椎）不正所致。寰枢椎不正不仅容易引起头晕头痛，而且还会引起一系列的脊柱病。

心脏病跟脊柱没有关系 临床上许多有明显心脏病症状的人，但一切相关体检指标都是阴性，被称为"X 综合征"。很多患者经过矫正颈胸椎，相关症状便一一消除。原因很简单：胸 1 椎到胸 6 椎的交感神经是让心跳加快的，受到轻微压迫都会刺激交感神经，有可能引起心动过速，多发生在年轻人，常常被称之为青春期心动过速；年龄较大后，这种压迫加重，神经传导减弱，就会心动过缓，严重时会发生猝死。

腰突必须睡硬板床 硬板床理论原本是基于早期的沙发床，患者睡卧时会使腰椎呈后凸下沉，腰部肌肉受牵拉，而睡硬板床时可使腰部肌肉得到充分休息。现在人们常用的席梦思床垫已克服了原来沙发床的缺点，睡在席梦思床垫上已没有了肌肉牵拉之忧，所以完全没必要在席梦思上再加一块硬板，或者睡在地板上。

腰突必须 24 小时戴护腰带 借助护腰带是腰痛者常用的一种保护措施，很多医生也会建议腰椎间盘突出的患者使用。但有一点需要特别说明，用护腰带切不可时间过长，否则会使患者腰腹肌肉力量下降，致使腰椎稳定性"滑坡"，增加腰痛风险。

常练"小燕飞"可以防治腰突 几乎所有的人都知道患了腰椎间盘突出症要做"小燕飞"动作，目的是训练腰背肌力量，但单纯训练腰背肌的力量是不够的。根据最新理论，引起腰部疼痛的主要原因是腰椎的稳定性差，而腰椎的稳定性是靠多重力量决定的，即背部的腰背肌、前方的腹肌、上方的膈肌、下方的盆底肌，四方力量促使腰部形成一个"桶"状结构，哪一方的力量过弱或过强都会影响和波及"桶"的稳定性。所以，腰椎间盘突出症的康复要点不仅是训练腰背肌，而是要同时训练腹肌、膈肌、盆底肌，以及附着于腰椎椎体的深部肌肉，即所说的"核心肌群"。

47. 易被误诊的髋关节病

　　髋关节是一个相对简单的关节，其作用是承受体重和活动。髋关节主要由两部分组成：一个球和一个窝，所以称为球－窝关节。球位于大腿骨（股骨）的头部，称之为股骨头。这个股骨头装配在骨盆上称之为髋臼的圆形窝状结构内。球和窝的骨表面均覆盖着极光滑的关节软骨，有几毫米厚。由于关节软骨非常光滑，加上有关节液的润滑，所以髋关节活动很灵活，且不会引起疼痛。如果关节面毛糙，甚至髋臼、股骨头有破坏，导致关节变形，不仅会降低髋关节的活动性能，还会引起炎性反应，出现髋关节的疼痛及活动受限。髋关节周围由丰厚的肌肉群、关节囊及韧带包裹，使得髋关节很稳定。

　　髋关节疾病有时很具迷惑性，可引起其他部位的疼痛，误诊误治的现象并不鲜见。有的患者早期会有患侧臀部周围出现疼痛，下肢有畏寒、酸胀、无力、麻木感。不过，这些症状不一定会同时出现，有些患者会有1～2个典型的症状表现，可持续存在，也可在短期内消失。多数病例发病时，先以大腿疼痛为主，夜间尤甚，继而发生腰痛甚至向膝部放射。另外，有部分病例首发为腰痛、臀部痛，或小肚子两边出现疼痛。由于部分支配髋关节和膝关节的神经相同，因此许多髋关节病变患者早期常述膝关节疼痛。

　　股骨头缺血性坏死早期可以没有临床症状，也没有典型的"胯骨疼痛"症状，而是在拍摄 X 线片时发现，最先出现的症状为髋关节或膝关节疼痛，尤其是膝关节内侧疼痛。若患者的膝关节检查有骨性关节炎表现，一些经验不足的医生会忽视髋关节炎、股骨头坏死等引发疼痛的真正原因，进而误诊为膝关节骨关节炎。

　　在髋部又以内收肌痛出现较早，疼痛可呈持续性或间歇性。如果是双侧病变可呈交替性疼痛。疼痛性质在早期多不严重但逐渐加剧，也可在受到轻微外伤后骤然疼痛。经过非手术治疗症状可以暂时缓解，但过一段时间疼痛会再度发作。可有跛行，行走困难，甚至扶拐行走。早期髋关节活动可无明显受限。随着疾病发展，体格检查可有内收肌压痛，髋关节活动受限，其中以内旋及外展活动受限最为明显。

原发疾患距临床出现症状的时间相差很大，在诊断中应予注意。例如减压病常在异常减压后几分钟至几小时出现关节疼痛，但 X 线片上表现可出现于数月乃至数年之后。长期服用激素常于服药后 3 ～ 18 个月之间发病。酒精中毒的时限难以确定，一般有数年至数十年饮酒史。股骨颈高位骨折并脱位诊断股骨头缺血性坏死者，伤后第 1 年发病率 25%、第 2 年 38%、第 3 ～ 7 年为 56%。

48. 股骨头坏死又称"不死的癌症"

股骨头坏死，也称股骨头缺血性坏死或股骨头无菌性坏死，被人们称为"不死的癌症"，是骨科常见疑难病之一。有统计显示，我国每年新增 5 万～ 10 万名患者，且多发于青壮年人群，造成了社会劳动力的严重损失。从股骨头病变到变形、塌陷，这个过程将持续 1 ～ 3 年。股骨头坏死疾病本身的致残性、治疗的不确定性以及经济、环境等因素的综合作用，对患者个体的精神心理健康可能会造成较为明显的不利影响。患者如果能得到及时治疗，即可恢复功能，远离伤残。

股骨头坏死主要分为创伤性股骨头坏死和非创伤性股骨头坏死两大类，病因和发病机制复杂。股骨颈或股骨头骨折、髋关节脱位时损伤股骨颈支持带动脉、股骨头滋养动脉或圆韧带动脉的血供，引起股骨头血供中断，继而引发股骨头坏死；非创伤性股骨头坏死的主要原因包括长期使用糖皮质激素、酗酒、系统性红斑狼疮、减压病、血液系统疾病、放射线接触、妊娠和艾滋病等。上述危险因素通过不同途径影响股骨头血供，使得骨基质缺血，继而发生变性和坏死；骨坏死继续发展，骨小梁断裂，导致股骨头发生囊性变和塌陷；晚期出现关节软骨退行性变、骨赘形成，最终导致骨关节炎，髋关节功能随之丧失。

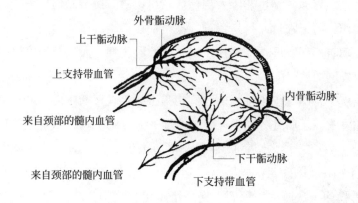

外骨骺动脉

上干骺动脉

上支持带血管

来自颈部的髓内血管

来自颈部的髓内血管

内骨骺动脉

下干骺动脉

下支持带血管

股骨头血液供给

与股骨头缺血性坏死有关的疾患

股骨颈骨折	胰腺炎
创伤性髋关节脱位	高脂血症
无骨折或脱位的髋关节创伤	烧伤
	痛风
Legg-Calvc-Perthes 病	高雪病
过度饮酒	放射病
慢性肝病	动脉硬化和其他血管堵塞疾患
长期服用激素	股骨头骨骺滑脱
肾移植	髋关节重建外科手术（包括金属杯成形、股骨颈楔形截骨、滑膜切除术）
红斑狼疮和其他胶原血管疾病	髋关节整复（包括先天性髋关节脱位的治疗，应用牵引纠正骨骺滑移）
潜水病或减压病	特发性缺血性坏死
镰状细胞贫血	
各种血红蛋白病及凝血疾患	

外伤、激素和大量饮酒是导致股骨头坏死的三大原因，在应用激素和酗酒的人中有 1/3 的人会发生骨坏死。除了上述三个外因外，随着年龄的增长，老年人髋关节和膝关节自然会出现退行性病变，时间长了股骨头或多或少也

会有磨损的状况，并且可能会越来越严重。在此基础之上，老年人一旦摔倒就容易造成髋关节骨折，骨折愈合不好的话，就可能导致股骨头坏死。60%以上的患者双侧股骨头受累，该病发生后将严重影响患者的生活和行动能力。

49. 警惕，酒精性股骨头坏死

酒精长期过量摄入是非创伤性股骨头坏死的常见原因之一。酒精性股骨头坏死的自然病程显示，大部分未经合理治疗的病例会进展至终末期，影像学上表现为股骨头塌陷和髋关节骨关节炎，临床上则表现为髋关节疼痛及活动受限等功能障碍，终末期患者一般需进行人工髋关节置换。

我国是酒精消耗大国。酒精性股骨头坏死的流行病学研究以中国、韩国和日本报道为多，欧美国家较少。中日韩的流行病学研究显示，长期习惯性饮酒是股骨头坏死的重要诱因之一。中日友好医院对 2000 年至 2008 年收治的 602 例患者 1036 侧坏死髋关节的分析显示，酒精性股骨头坏死约占33.4%，其发病年龄平均为 41.6 岁，饮酒史平均 183.7 个月。Wang 等对643 例股骨头坏死病例进行回顾性分析发现，酒精性股骨头坏死的平均发病年龄为 48.1 岁，习惯性饮酒的中位时间为 240 个月。另一项多中心研究共调查了 6395 例股骨头坏死患者，结果表明酒精摄入是最常见的诱发因素，酒精性股骨头坏死占 30.7%，其次为激素性股骨头坏死占 24.1%。

日本的流行病学研究显示，有 740 万人口的爱知县 3 年新发股骨头坏死病例 285 例，确诊时平均年龄 50.4 岁，男女比例为 2.1∶1，其中酒精性股骨头坏死约 30.5 %，仅次于激素性股骨头坏死（47.4 %），同时具备酒精和激素危险因素者约为 4.9%。

酒精性股骨头坏死在韩国也有较大的影响。Kang 等的流行病学研究发现，股骨头坏死发病率由 2002 年的 20.53/10 万人上升至 2006 年的 37.96/10 万人，5 年平均发病率为 28.91/10 万人，股骨头坏死患者中32.4% 有嗜酒史，14.6% 与使用激素有关。

饮酒与骨代谢的关系十分复杂，对骨健康的影响也一直存在争议。酒精除了直接影响骨稳态，还可通过影响脂质代谢、肝功能、皮质醇、凝血-纤溶系统和神经系统等间接影响骨稳态。股骨头坏死发生率与饮酒量明显相关。

酒精长期过量摄入为什么会导致非创伤性股骨头坏死？近年的研究显示，酒精性股骨头坏死常合并脂质代谢异常和炎性因子的异常表达。酒精性股骨头坏死与高脂血症、脂肪栓塞密切相关。酒精性股骨头坏死模型动物体内的三酰甘油（也称甘油三脂）、过氧化物酶增殖物活化受体 γ（PPARγ）基因表达均增加，而与成骨相关的碱性磷酸酶、骨钙素表达下降。体内试验显示，股骨头组织切片可见骨髓坏死、脂肪细胞肥大和增殖、骨小梁细薄稀疏及细胞空泡增加等。此外，酒精性股骨头坏死与炎症反应失衡密切相关。

50. 诊断股骨头缺血性坏死应做的检查

X 线检查　近年来虽然影像学有了长足的进步，但是对于股骨头缺血性坏死的诊断仍以普通的 X 线片作为主要的手段，有时甚至不需要其他的影像学手段即可做出明确的诊断。股骨头血液供应中断后 12 小时骨细胞即发生坏死，但在 X 线片上看到股骨头密度改变至少需 2 个月或更长时间。骨密度增高是骨坏死后新骨形成的表现，而不是骨坏死的本身：①股骨头外形完整，关节间隙正常，但在股骨头负重区软骨下骨质密度增高，周围可见点状、斑片状密度减低区阴影及囊性改变。病变周围常见一密度增高的硬化带包绕着上述病变区。②X 线片表现为股骨头外形完整，但在股骨头负重区的关节软骨下骨骨质中可见 1～2 厘米宽的弧形透明带，构成"新月征"。这一征象在诊断股骨头缺血坏死中有重要价值。③股骨头负重区的软骨下骨质呈不同程度的变平、碎裂、塌陷，股骨头失去了圆而光滑的外形，软骨下骨质密度增高。很重要的一点是关节间隙仍保持正常的宽度。Shenton 线基本上是连续的。④股骨头负重区（内上方）严重塌陷，股骨头变扁平，而股骨头内下方骨质一般均无塌陷。股骨头外上方，即未被髋臼所遮盖处，因未承受压力而成为一较高的残存突起。股骨头向外上方移位，Shenton 线不连续。关节间隙可以变窄，髋臼外上缘常有骨刺形成。⑤应用普通 X 线片诊断股骨头缺血性坏死时，采用下肢牵引拍摄 X 线片，可对诊断有所帮助。⑥股骨头的 X 线断层检查对发现早期病变，特别是对"新月征"的检查有重要价值，因此对疑有早期股骨头缺血坏死者可做 X 线断层检查。

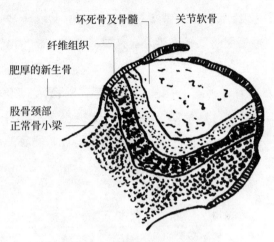

坏死骨及骨髓　关节软骨

纤维组织

肥厚的新生骨

股骨颈部
正常骨小梁

股骨头缺血性坏死的病理改变

CT　CT 在股骨头缺血性坏死诊断方面的应用可达到两个目的，即早期发现微小的病灶和鉴别是否有骨的塌陷存在及其延伸的范围，从而为选择手术或治疗方案提供信息。诊断股骨头缺血性坏死，CT 较普通 X 线片可较准确地发现一些微小的变化，但是早期股骨头缺血性坏死的诊断，核素扫描和磁共振（MRI）比 CT 更为敏感。

磁共振（MRI）　磁共振是一种有效的非创伤性早期诊断方法。磁共振检查也可发现关节内的病变，如股骨头缺血性坏死的患者中关节的滑液较正常人增加。如果股骨头缺血性坏死已造成髋关节结构改变且其他检查方法已能够判断，就不必再做重复的检查。

血流动力学检查　骨血流动力学检查仅适用于早期诊断，即对股骨头缺血坏死Ⅰ、Ⅱ期及 X 线片尚无表现的病例。对于Ⅲ、Ⅳ期患者，由于关节软骨常已碎裂、骨与关节间隙相通，骨内压力常下降，故不准确。

动脉造影　目前股骨头缺血性坏死的病因，多数学者认为是供应股骨头的血液循环受到损害所致。股骨上端的动脉走行位置及分布均较规则，行径较直，可有曲度自然的弧形弯曲，连续性好。动脉造影中所发现动脉的异常改变，可为早期股骨头缺血性坏死诊断提供依据。

放射性核素扫描及 γ 闪烁照像　这是一种安全、简便、灵敏度高、无痛、无创的检查方法，患者易于接受，对于股骨头缺血性坏死的早期诊断具有很大价值。特别是当 X 线检查尚无异常所见，而临床又高度怀疑有骨坏死之可能者作用更大。放射性核素扫描及 γ 闪烁照像与 X 线摄片检查相比，常可提前 3～6 个月预报股骨头缺血性坏死，其准确率可达 91%～95%。

关节镜检查　近年来，对股骨头缺血性坏死，特别是在早期可通过关节镜直接观察股骨头表面并对其病变做出评估。Sekiya（1997）根据关节镜下关节表面的情况将股骨头缺血性坏死分期，并据关节软骨表面情况决定进一步的治疗方案。如果关节面完整，可做关节清理、髓芯减压、带血管腓骨移植等保留股骨头手术，如果关节表面已经分层或者关节表面情况确实不允许保存股骨头者，则可行关节置换术。

股骨头缺血性坏死关节镜分期标准

分期	镜下所见
Ⅰ期	关节面正常
Ⅱ期	关节表面裂隙，但没有可压缩碎块
Ⅲ期	有可压缩碎块，但股骨头形态正常
Ⅳ期	有可压缩碎块，股骨头塌陷
Ⅴ期	关节表面分层，骨松质外露
Ⅵ期	髋臼关节面出现退变

51. 预测股骨头缺血性坏死后塌陷

如何预测股骨头坏死后塌陷是临床中的重要问题。蔡汝宾、聂强德根据 103 例股骨颈骨折后股骨头坏死塌陷的长期随诊，提出了早期预测股骨头塌陷的指征。

塌陷发生的时间　发生在骨折后 1～5 年者占 93.2%。平均发生在骨折后 34 个月，最短 12 个月。认识这个时间因素是早期发现股骨头塌陷的前提，在骨折愈合后至少需每半年 X 线片复查 1 次，直至 5 年，以便及早发现股骨头塌陷。

"钉痕"出现　内固定钉早期移位常为骨折不愈合的征象，但当骨折愈合后再发现钉移动则可视为塌陷的早期征象。紧贴钉缘的骨松质常形成一条硬化线，当钉移动时此硬化线离开钉缘，在 X 线片上清晰可见，称为"钉痕"，这一特征较临床诊断塌陷平均提前 17 个月。

疼痛　骨折愈合后再次出现疼痛者，应及时 X 线片检查。约 86.4% 的患者塌陷前有疼痛记载，平均提前 13 个月。

股骨头高度递减　股骨头塌陷是一个细微塌陷的积累过程，因此股骨头高度的动态变化能更准确地显示这一过程，有可能在 X 线显示肉眼形态改变前做出预测。

硬化透明带　股骨头塌陷前呈现对比明显的硬化透明带。硬化透明带的出现说明由活骨区向死骨区扩展的修复过程缓慢或停止，致使新生骨在边缘堆积，形成一个明显的硬化透明带，预示股骨头即将塌陷。硬化透明带的出现距临床诊断塌陷平均提前 10.7 个月。

52. 股骨头缺血性坏死的非手术治疗

股骨头缺血性坏死是世界性难题，治疗方法包括非手术治疗和手术治疗。非手术治疗旨在积极治疗原发病，还有限制负重、药物治疗、体外冲击波治疗、高压氧治疗等。非手术治疗主要对早期病变有效，股骨头塌陷是治疗过程中的重要分界线。非手术治疗在股骨头塌陷前往往有效，但股骨头一旦发生塌陷非手术治疗效果就较差，需要进行各种手术干预。非手术治疗的目的主要在于减轻症状，恢复功能，预防股骨头塌陷，延缓病程进展，延长髋关节生存时间。

限制负重　早期股骨头坏死患者首要治疗措施为限制负重。一般建议，单侧髋关节病变，病变侧应严格避免负重，可扶拐、戴坐骨支架、用助行器行走；双侧髋关节同时受累，应卧床或坐轮椅；如髋部疼痛严重，卧床同时行下肢牵引常可缓解症状。

许多学者研究认为，这一方法利于在股骨头重塑过程中保护股骨头外形。但大多数患者并未从中获得明显疗效。Mont 等研究发现，限制负重后股骨头坏死 Ⅰ 期患者中 35%，Ⅱ 期患者中 31%，Ⅲ 期患者中 13% 股骨头未出现塌陷，但超过 85% 患者 2 年内发生了不同程度的股骨头塌陷。有学者研究认为，限制患者负重可能仅对位于股骨头内侧非负重区的小型病灶有效，股骨头坏死各期患者均有较高的股骨头塌陷率及手术率。因此无论患者分期如何均不推荐将限制负重作为唯一治疗，限制负重仅可作为其他治疗方法的辅助手段。

药物治疗 股骨头坏死药物治疗是近年临床颇为关注的问题之一。治疗股骨头坏死的有效药物主要包括他汀类药物、低分子肝素、前列环素和双膦酸盐等。

他汀类药物 他汀类药物是一类降脂药。股骨头坏死患者常伴随脂代谢异常，纠正股骨头坏死患者的脂代谢异常，可达到治疗目的。大量动物模型研究证实，他汀类药物降低骨髓内脂肪细胞体积，减轻股骨头内压。他汀类药物促进成骨细胞功能并降低脂肪生成，这一效应可治疗糖皮质激素相关性股骨头坏死。诸多动物实验及临床研究结果均表明，他汀类药物可通过调节脂代谢异常，降低激素相关性股骨头坏死发病率，因此推荐大剂量使用激素患者将他汀类药物用作股骨头坏死预防用药。

低分子肝素 低分子肝素是一类抗凝药。静脉血栓导致血流速降低，造成细胞缺氧，低分子肝素通过溶解静脉血栓治疗骨坏死。有学者研究认为，低分子肝素在预防伴有血栓形成倾向或低纤溶的股骨头坏死早期患者病情进展方面可能有一定疗效。然而，这方面的研究较少，仍缺乏充分的高质量临床研究支持。

前列环素 前列环素是一类血小板凝集抑制剂，并具有强烈的舒张血管作用，用于治疗血管栓塞、血管炎和肺动脉高压。前列环素对骨髓水肿疗效显著，对股骨头塌陷前患者疗效较好。推荐前列环素应用于股骨头塌陷前患者。

双膦酸盐 双膦酸盐是近 20 多年来发展的治疗代谢性骨病的新药，能抑制破骨细胞功能和骨吸收，增加破骨细胞凋亡，减少成骨细胞和骨细胞凋亡；减轻骨髓水肿，减缓股骨头内骨重塑；增加骨密度，预防股骨头坏死后骨质吸收和股骨头塌陷。诸多临床研究表明，双膦酸盐的主要作用是预防或推迟股骨头塌陷，延缓疾病进展，延长髋关节生存，并能一定程度上缓解症状，因此适用于股骨头塌陷前（Ⅰ、Ⅱ期）患者，但使用时需要注意下颌骨坏死等不良反应。

体外冲击波治疗（ESWT） 体外冲击波疗法最初用于治疗肾脏、输尿管结石。动物实验发现，适宜能量的体外冲击波疗法可以刺激成骨活动。体外冲击波疗法对早期股骨头坏死患者的疗效和功能改善似乎优于手术治疗（髓芯减压结合非吻合血管腓骨移植术、全髋关节置换术），但仍缺乏高质量的多中心临床证据支持。

高压氧治疗 有文献报道，吸入高压氧可以提高组织氧浓度，使成纤维细胞增生、胶原纤维连接以及促进成血管作用。高压氧治疗也能减轻组织水肿，降低股骨头内压并促进微循环。目前高压氧治疗主要用于早期股骨头坏死患者（Ⅰ、Ⅱ期），对改善患者症状有一定疗效，建议可用作其他治疗方法的辅助手段。

"鸡尾酒"疗法 即联合体外冲击波疗法、高压氧和口服双膦酸盐治疗的"鸡尾酒"疗法，认为这种"鸡尾酒"疗法具有协同作用。

然而，到目前为止，仍没有一种方法能完全逆转股骨头缺血性坏死的病变过程，药物、辅助疗法及多种保髋手术治疗较有价值。因此，对年轻患者在未出现塌陷前尽可能采取综合治疗方法，以延缓或避免股骨头过早塌陷。

53. 股骨头缺血性坏死的手术治疗

目前治疗股骨头缺血性坏死的方法较多，但普遍存在治疗周期较长且疗效不确定的现象，仅有腓骨移植等少数几种手术方法能达到缓解症状、避免或延缓股骨头塌陷的效果。临床治疗上，根据股骨头坏死的分期可制订个体化治疗方案：即对预测塌陷者应积极治疗，密切观察；对不易塌陷者则可对症治疗，能够保留股骨头的尽量保留股骨头，而并不是每个股骨头坏死的患者都需要置换人工关节。对初期的患者可用非手术方法进行治疗，同时定期复查，很多患者可以获得临床治愈。股骨头坏死一旦发展到晚期，关节面已塌陷，股骨头已变形，关节功能损害且疼痛较重者，人工关节置换术就是最好的选择。

患者是否要进行关节置换，也要权衡利弊、综合考虑。如果确定需要手术，尤其对于已经出现股骨头塌陷且感到疼痛的患者，犹豫不决拖着不手术，只会让关节周围的肌肉发生萎缩，接着腰椎、膝盖也出现疼痛。有些老年人在髋部或者腿部骨折后由于对手术的恐惧，非常害怕人工关节置换术。其实，近年来，随着人工关节设计的不断改进和材料的不断更新，微创技术的应用、手术技术的提高，人工关节置换术的疗效明显提高，人工关节使用时间明显延长，绝大部分患者都可以恢复正常的生活和劳动。

股骨头缺血性坏死的手术治疗方法有髓芯减压术（或联合植骨）、截骨矫形术、人工关节置换术等。

髓芯减压术　最早由 Ficat 和 Arlet 用于骨功能探查，术后患者常可立刻缓解疼痛，因此成为早期股骨头缺血性坏死患者的治疗方法，有效率达80%。其理论依据是骨坏死患者股骨头内血流减少，骨内压增高，髓芯减压能降低髓腔内压力，改善静脉回流，刺激血管新生，促进血供重建和坏死骨组织修复。但也有学者认为髓芯减压术可使原本已脆弱的软骨下骨的支撑力进一步减弱，从而加速了股骨头的塌陷。尽管如此，仍有学者赞成年轻患者中在股骨头塌陷前行髓芯减压术，以延缓全髋置换的时间。

骨移植术　骨移植术治疗股骨头缺血性坏死的理论依据包括：对坏死的股骨头进行减压，清除坏死骨，植入具有骨传导和骨诱导的移植物，对软骨下骨提供机械支撑。植骨的途径有三种：①经股骨颈和头的髓芯减压隧道。②经皱缩、鞍裂、翘起的股骨头关节软骨面。③在股骨头颈交界处开窗植骨。

骨移植术有带血管、不带血管的骨移植。带血管的骨移植包括肌蒂骨瓣移植，肌蒂骨瓣移植种类很多，如股方肌骨瓣、阔筋膜张肌骨瓣、臀中肌骨瓣等。

带血管蒂骨移植的种类也很多，临床上有较多的应用和报道，多数学者认为疗效较为确切。吻合血管的游离骨移植有腓骨、肋骨及肩胛骨移植等，其中应用腓骨者报道较多。该术式是将腓骨游离移植于股骨头颈部前外侧，将腓动静脉与旋股外侧动静脉吻合。此术式不仅可以改善股骨头血供，还因为腓骨坚硬，可对股骨头起到良好的支撑作用。腓骨植入后，完全缺血的股骨头血运得以重建，成骨细胞代谢旺盛，促进了对坏死股骨头的爬行替代过程。

带血运骨膜移植。1978 年 Finley 首先报道带血管蒂的骨膜移植治疗骨缺损，此后大量实验及临床研究证实了带血管骨膜的优越性。单纯带血管蒂骨膜移植术的不足之处是不能起到对软骨下骨及关节面的支撑作用。

截骨术　截骨术的目的是改变股骨头主要负重区，将正常骨代替坏死骨成为主要负重区，缺点是增加了髋关节置换手术的难度。包括经转子旋转截骨、转子间内翻或外翻截骨，主要适用于 Ficat Ⅱ、Ⅲ期且病变范围较小的患者。

股骨头表面置换术　股骨头表面置换术是髋关节置换初期的一种设计，

通过特殊假体，置换股骨头颈近端一少部分，仅去除坏死的软骨，保留大部分股骨头和股骨颈骨质。适用于年龄轻、病史短、髋臼软骨尚好的患者。手术操作简单，股骨头骨质切除少、不需要截骨、软组织损伤小和术后可早期活动，即使手术失败也不会影响以后的全髋关节置换术。

人工关节置换术　股骨头缺血性坏死晚期患者因髋关节疼痛、活动受限、股骨头严重塌陷、脱位或继发性骨关节炎，而又不适合于做保留股骨头手术者，可考虑行人工关节置换。

半髋关节置换术　半髋人工髋关节置换有固定式人工股骨头、组合式人工股骨头和双动式人工股骨头。适用于病期较短、股骨头已塌陷，但髋关节未发生继发性骨关节炎者。股骨头缺血性坏死完全不侵犯髋臼软骨者少，因此术后效果满意者多，但真正属"优"者少。近年来报道指出，采用双动式人工股骨头治疗股骨头缺血性坏死其结果与全髋关节置换相比，疗效较差。

全髋关节置换术　全髋关节置换适用于有症状的股骨头缺血性坏死晚期患者，目前已成为临床治疗的标准手术之一。过去多采用骨水泥固定全髋关节，但长期随访结果不理想，特别是髋臼的松动率高。

对于老年患者可行人工髋关节置换术治疗，而对于中青年、病程处于中早期的患者关节置换手术不仅创伤大、费用高，而且使用 20 ～ 30 年需要"翻新"。因此，对于年轻患者首选保髋治疗。

New Vision
新视野

创新保髋新技术治疗股骨头坏死

多年来，股骨头坏死的治疗方法单一，仍以终末期人工髋关节置换为主，对早中期患者束手无策。

2000 年，上海市第六人民医院骨科张长青教授领衔团队聚焦于早中期保髋治疗的攻关，前后 15 年，围绕骨再生这一难点问题进行了系统的临床和基础研究。他们在国内率先采用改良式髋关节前侧入路行股骨头坏死病灶清除、吻合血管游离腓骨移植术治疗股骨头坏死取得满意效果，使股骨头坏死"治疗窗"提前至早中期，迄今已成功完成3000余例各类股骨头坏死治疗，将保髋率由59%提高至86%。

这一手术思路在国外有先例，但耗时长、手术复杂、并发症多。张长青教授和同事们创新了手术方法，建立旋转式带血管蒂游离腓骨切取术和髋前入路股骨头坏死腓骨移植修复术，为此还发明了专用的手术器械。手术"改道"后，手术时间从3～4小时缩短至平均90分钟，大大降低了手术风险和并发症发生率。手术成功率达92%，达到国际领先水平。

目前，上海市第六人民医院已成为国际上最大的腓骨移植治疗股骨头坏死中心。该项新技术已被列为中华医学会骨科学分会关节外科学组《股骨头坏死诊断和治疗指南》中重要的保髋手段。该团队的"保髋外科治疗关键技术的建立与临床应用"项目荣获"2016年中华医学科技奖一等奖"。

张长青教授还在国际上率先开展青少年股骨头坏死，尤其是终末期股骨头坏死腓骨移植重建术，在国际上首次提出并证实了青少年患者可通过自身修复保留髋关节形态和功能的学说。

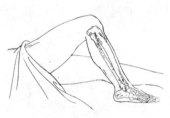

小腿切口

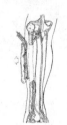

切取带血管蒂游离腓骨瓣

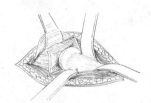

髋部的手术切口，显露股骨颈

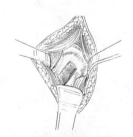

于股骨颈部位开槽

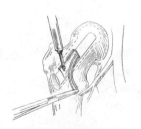

用可吸收螺钉将游离腓骨固定于股骨颈

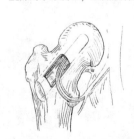

将腓动、静脉与旋股外侧动、静脉显微吻合

吻合血管游离腓骨移植术

54. 青壮年股骨颈骨折可选镁镙钉固定

缺血性股骨头坏死和骨折不愈合是青壮年股骨颈骨折治疗后的主要并发症。使用可降解镁螺钉和基于外侧旋股动脉升支髂骨瓣移植，在治疗青壮年股骨颈骨折中取得了令人满意的效果，降低了股骨头坏死和骨折不愈合并发症的概率。

研究表明，血液供应的完整性是治疗股骨颈骨折的一个关键因素。之前的文献报道，用髂骨或腓骨带血管蒂移植疗效可达 91% ~ 100%。然而，临床医生一直困惑如何固定带血管蒂的髂骨或腓骨。镁及其合金作为生物可降解植入材料，其降解率符合组织的愈合率，分解的产物也是人体可接受的吸收水平。这才有了可降解镁螺钉固定带血管蒂髂骨或腓骨移植，用于治疗年轻人移位型股骨颈骨折。

镁螺钉固定带血管蒂的腓骨或髂骨移植术为骨愈合提供了足够的时间，同时可促进新骨的生长。临床观察到，大量的新骨在镁螺钉周围生长。事实上，镁大量存在于人体，并参与许多代谢反应。镁的每日推荐摄入量为 300 ~ 400 毫克。镁作为一种生物相容性和人体新陈代谢必不可少的元素，应用于临床是安全可行的。镁螺钉在体内可以自动降解并被完全吸收，避免了二次手术。

55. 股骨头坏死患者易出现焦虑和抑郁情绪

躯体疾病与精神心理障碍共存，两者间可能会产生相互作用。心理疾病不仅会对生活质量和社会功能产生负面影响，同时与多种慢性疾病及不良健康行为的发生及恶化有密切关联。研究显示，焦虑或抑郁情绪不仅会引起慢性广泛疼痛，同时也与心血管疾病、糖尿病、哮喘、吸烟、肥胖等关系密切。有研究证实，在骨科疾病方面，焦虑和抑郁对手术的长期效果会产生负面影响，包括影响髋关节置换后的疼痛缓解及功能改善等。一项涉及髋关节置换的大样本流行病调查结果表明，与不伴有心理疾病者比较，伴有焦虑或抑郁者的住院时间更长，总费用、非正常出院率及手术合并症发生率更高。

股骨头坏死是一种常见的易致残性骨病。研究显示，股骨头坏死发病自然进程 2～3 年后，70%～80% 的病例会出现股骨头塌陷乃至髋关节狭窄，伴随而至的持续疼痛及活动障碍将导致患者降低或丧失行动及劳动能力。由于股骨头坏死常见于活动量较大的中青年人群，会严重影响其身心健康。当前对该疾病的临床研究主要集中在诊治方法及预后评价等方面，而关于股骨头坏死患者人群精神心理卫生状况的报道仍为空白，股骨头坏死患者是否伴有严重的焦虑或抑郁等不良心理状况尚未知晓。针对这个问题，上海市第六人民医院骨科团队进行了一次临床流行病学调查，旨在了解中青年股骨头坏死患者人群的焦虑或抑郁情绪现状，为临床制定更有效的防治对策提供依据。

2010 年 1—12 月期间，连续入选 235 例未行治疗的股骨头坏死患者，采用自制问卷调查患者的人口学信息、生活习惯、疾病史、股骨头坏死专科病史等 17 项内容；应用焦虑自评量表（SAS）和抑郁自评量表（SDS）测评患者的焦虑和抑郁情绪；采用单因素和多因素方法分析患者焦虑和抑郁情绪发生的危险因素。

调查发现，未经手术治疗的中青年股骨头坏死患者焦虑状态患病率为 20.4%，抑郁状态患病率为 21.8%，焦虑抑郁共患率为 15.7%。其焦虑和抑郁患病率均远高于普通人群 5%～10% 的患病率。多因素分析表明，影响股骨头坏死患者焦虑发生的因素包括单双侧坏死和坏死病程分期 2 项指标。股骨头坏死双侧受累者与单侧受累者比较，前者焦虑障碍患病风险是后者的 3.159 倍。另外，坏死病程分期越严重，其焦虑发生的比例越高。影响抑郁发生的因素包括性别、伴有其他疾病史以及坏死病程等，其中女性患者的抑郁障碍患病风险是男性的 2.941 倍，这与普通人群中女性患抑郁障碍高于男性的趋势一致。

众所周知，股骨头坏死发病部分源于罹患有其他疾病（如系统性红斑狼疮、慢性肾病、肿瘤化疗等），研究结果提示，伴有其他疾病史者抑郁患病风险显著高于无其他疾病史者。同样，病程分期越重者抑郁患病比例越高。由于股骨头坏死患者焦虑和抑郁的患病率较高，且影响焦虑和抑郁的因素明确，在临床治疗的同时应重视患者的焦虑、抑郁等心理障碍问题。

强骨行动

中老年常见骨关节疾病防治锦囊

神奇的"肋骨换股骨"保髋术

上海市第六人民医院骨科首次提出采用自体肋软骨移植技术修复重建股骨头关节软骨，并应用这种技术成功治疗了1例年轻髋关节骨关节炎患者，取得了良好的早期临床效果。

对于年轻患者一旦施行人工髋关节置换即意味着一生中要多次手术翻修，因此，如果因外伤、股骨头坏死、感染等原因出现股骨头关节面软骨变性损伤时，应极力避免人工关节置换术，积极尝试软骨修复重建为主要目标的保髋治疗。但是，成年人软骨组织内无神经和血管，无再生和自愈能力，目前尚无公认的股骨头关节软骨修复重建的有效方法。传统的股骨头关节软骨修复重建方法有多种，临床医生仍在尝试通过不同手术方法直接修复重建股骨头关节软骨，从而达到保髋治疗的目的，但到目前为止尚没有一种方法得广泛认可。

肋软骨为透明软骨，其组织形态与关节软骨接近，因此可以成为关节软骨重建的一个可靠自体软骨来源。目前，肋软骨移植已被应用于外耳和气管重建，肋骨软骨结合部被用于指间关节、掌指关节、下颚关节、肘关节及腕关节软骨损伤的修复与重建，但是，由于一根肋骨只有一个骨软骨结合部，如果需用多个骨软骨结合部进行"马赛克式"拼接移植则需要破坏多根肋骨取材，因此，这种方法很难应用于大关节大面积软骨损伤的修复与重建，目前尚未见相关文献报道。

最近研究结果表明，肋软骨在移植入软骨缺损区后，可以与骨床之间重新形成可靠的生物性结合界面，并且透明软骨组织形态未见明显改变，通过将一根肋软骨切成多部分镶嵌式移植修复股骨头关节软骨缺损，在理论上是可行的。

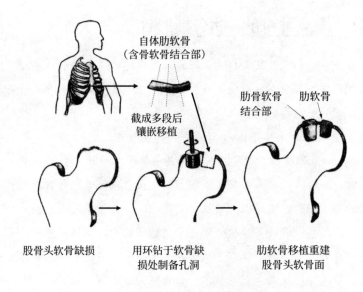

自体肋软骨
（含骨软骨结合部）

截成多段后
镶嵌移植

肋骨软骨
结合部

肋软骨

股骨头软骨缺损

用环钻于软骨缺
损处制备孔洞

肋软骨移植重建
股骨头软骨面

自体肋软骨移植技术修复重建股骨头软骨示意图

56. 冻结肩多数可以自愈

肩关节是典型的球窝关节，由肱骨头和肩胛骨关节盂组成，是全身所有关节中活动范围最大的关节。肩关节骨关节炎比髋关节、膝关节的骨关节炎少见得多，但一旦受累，功能障碍非常明显。

冻结肩，是一种中老年人的常见病，又称肩关节周围炎（简称肩周炎）、"粘连性肩关节囊炎""凝肩""漏肩风"或"五十肩"等。冻结肩，顾名思议就是肩关节被冰冻了一样的感觉，动弹不得，疼痛难忍。最典型的表现就是肩部疼痛，昼轻夜重，肩关节各个方向的主动、被动活动均受限，外旋受限最为明显。

冻结肩的原因目前还不清楚，但可以肯定的是这个病的发生与炎症（关节内滑膜发炎伴新生血管形成）及纤维化相关（关节囊增厚、僵硬、粘连），且着凉后症状加重。患病风险因素较多：①年龄和性别。40岁以上，特别是女性发病率较高。②不动或行动不便。长时间不能自主活动或肩膀活动能力降低的人发生冻结肩的风险较高。③全身性疾病。有基础疾病的人更容易发生冻结肩，可能增加风险的疾病包括糖尿病、甲状腺功能亢进（甲亢）、甲状腺功能减退症（甲减）、心血管疾病、结核、帕金森病等。临床发病率达20.6%，高发年龄在40～60岁。

冻结肩通常发展缓慢，可分为三个阶段，每个阶段可以持续几个月。

疼痛期 在此阶段，肩膀的任何动作都会引起疼痛和僵直的感觉，肩部活动变得愈发困难。部分冻结肩患者会在夜间疼痛加剧，甚至影响睡眠。这一阶段可延续2～9个月。

冻结期 此时疼痛可能开始减轻，然而肩膀会变得更僵硬，肩关节活动更加困难。这一阶段通常持续4个月到1年。

解冻期 肩关节活动范围开始慢慢恢复，这一阶段通常持续5个月到2年。

冻结肩的三个阶段可能会有所重叠，整个发病过程要持续 2 ～ 3 年。冻结肩是一种自限性疾病，大部分患者最后可以完全恢复，只有少部分可能肩关节活动还是有所受限。

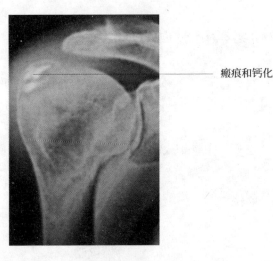

瘢痕和钙化

粘连性肩关节囊炎

57. 冻结肩夜间疼痛加剧的原因

冻结肩的疼痛，一方面是由无菌性炎症的充血和水肿压迫及牵拉末梢神经引起的；另一方面是由于炎症的刺激、充血、血流瘀滞等，使局部炎性产物积聚滞留，这些物质本身即有较强的痛觉神经刺激效应。此外，这些炎性产物能直接作用于小血管平滑肌，引起小血管扩张充血，使肿胀和瘀滞加重，并且刺激血管壁，使血管壁通透性升高，血浆和白细胞渗出增加，使炎症泛发。

夜晚休息时，骨骼肌处于静息状态，其中小血管平滑肌紧张性较高，血流阻力较大，血流量较白天更少。当病变的肩关节炎症区供血量减少时，炎症的代谢产物不能被迅速运走和稀释、分解，在局部集聚浓度越高，对痛觉神经的刺激也越强。同时，由于这些代谢产物的浓度增高，使局部肿胀瘀滞越严重，牵拉压迫也越强烈，所以夜晚时病变区疼痛会加重。

如今，慢性骨关节疼痛已与慢性头痛、慢性腰痛一起成为人们日常生活中常见的三大疼痛疾病。约有 80% 的成年人都曾有过不同程度的关节疼痛经历，尤其是肩关节疼痛。为提升公众对肩关节疾病的认知，改善肩痛疾病发病率高、认知度低、误区多、正确治疗率低的现状，中华医学会运动医学专业委员会上肢学组拟将每年 11 月定为"全国爱肩月"，提醒公众关注肩关节健康，在日常的生活、工作和运动中切实爱护肩关节。

58. 冻结肩的保守治疗与手术治疗

治疗冻结肩的关键在于去除疼痛，恢复功能。治疗分为保守治疗和手术治疗两种。

保守治疗：

患肢制动　因为得了冻结肩后软组织正处于水肿、肿胀、充血、渗出等急性期，继续勉强劳动或者大幅度锻炼会加重损伤。应该休息静养，甚至利用三角巾悬吊，有利恢复。

避免寒冷，加强热敷　家庭热敷是一个简单有效、省钱、容易做到的办法，一次热敷 15 ～ 30 分钟，可以促进肩部血液循环，减轻疼痛。如果有条件理疗的，应去正规医院施治。

不可急于按摩和运动锻炼　轻柔按摩有一定舒缓作用，但不要频繁或用力按摩。急性期挤压按摩往往会加重软组织水肿，反而适得其反。很多人以为冻结肩通过"爬墙"、甩胳膊转圈、揉肩拉伸等锻炼可以达到快速康复。然而锻炼方法不对，不但起不了锻炼作用，还可能导致更严重的肩膀问题，千万不可忍着疼痛强行锻炼。经过治疗一段时间后，等疼痛得到初步缓解和控制后再进行正确的锻炼。运动锻炼需量力而行，见好就收，每一个动作做到轻度疼痛就停下来休息一会，每天比前一天稍稍进步一点就好，循序渐进，不用心急。

合理使用药物　药物可以快速地控制疼痛，促进炎性反应消退。常用药物包括口服非甾体类抗炎药物，如扶他林、芬必得、塞来昔布（西乐葆）、依托考昔（安康信）、美洛昔康（莫比可）等，配合活血止痛中成药，辅助外用药物（如喷剂、抹剂和膏药等），往往都能取得比较好的疗效，而且要坚持治疗一段时间。很多人因为担心其不良反应，惧怕用非甾体类抗炎镇痛药，其实这种顾虑是不必要的。

关节内封闭注射治疗　有些病例可以采取封闭治疗。注射的部位包括肩峰下、关节腔，注射的药物包括类固醇激素（如曲安奈德、倍他米松等），局部麻醉药（如罗哌卡因、利多卡因等）以及透明质酸（如阿尔治、施沛特等）。

物理疗法　包括进行关节囊或肌肉的被动牵拉、软组织手法松解、关节功能锻炼等，一般可以根据医生指导在家练习，也可以到专门康复机构接受治疗。

手术治疗：

冻结肩患者经过为期 3～6 个月的正规保守治疗无效后，或处于重度疼痛和功能严重受限者需进行手术治疗。手术治疗主要包括全麻下手法松解术和关节镜治疗，其主要目的在于安全有效地恢复活动度和功能，缓解疼痛，缩短肩关节疼痛和冻结的自然病程，提高疗效。

关节镜下关节囊松解术　目前主流的手术治疗方式。这是一种微创的手术方式，只需要切两三个小切口，加起来总共不到 3 厘米，却可以彻底松解冻结的肩关节，包括关节囊松解、韧带松解、磨除增生撞击的多余骨质、切除粘连组织等。全麻下手法松解术分三步进行：①松解上举位的粘连。②松解外展位的粘连。③松解旋后位的粘连。

关节融合术　融合术很少用于原发性肩关节骨关节炎的治疗。虽然肩关节周围肌肉完全麻痹时关节融合术可以增加关节的稳定性，但是肩关节融合要求肩周肌肉如肩胛肌或斜方肌应该具有一定的功能，肘关节的功能也要考虑。同侧肘关节融合是肩关节融合的禁忌证，对侧肩关节融合后也不主张再行肩关节融合术。肩关节骨关节炎不适合行关节置换术或关节置换术后失败的病例可考虑行融合术，当然还要考虑患者的年龄、功能需求及全身状况等。肩关节置换手术的成功使关节融合术的应用逐渐减少。

肩关节置换术　包括人工肱骨头置换术和全肩关节置换术，其假体大致分为非限制型假体、限制型假体和半限制型假体 3 种。肩关节置换术适用于大部分严重疼痛性肩关节骨关节炎经保守治疗无效的患者。单纯肩关节僵硬而不伴疼痛，很少成为肩关节置换术的适应证。三角肌和肩袖功能都丧失以及关节的活动性感染，是肩关节置换手术的禁忌证。但是如果三角肌和肩袖功能二者只失其一，则不是肩关节置换术的禁忌证。

禁忌证：伴有严重骨质疏松、妊娠期妇女、有出血性疾病者、有肝肾造血凝血系统等严重疾病；恶性肿瘤有转移，精神病患者发作期；有糖尿病史，目前空腹血糖高于 10 毫摩 / 升；有外伤目前尚未痊愈；其他麻醉禁忌者及 X 线片提示骨质有异常；肩疼痛但自主或被动功能正常等是肩关节手术治疗的禁忌证。

59. 肩痛，并非都是肩周炎

很多人在肩膀疼痛时，第一反应就是自己得了肩周炎。其实，引起肩膀疼痛的原因有很多种，肩痛并不一定是肩周炎。单纯的肩周炎只是其中的一小部分，约占 10%，大部分都是各种肩膀疾病，在临床上肩袖损伤（更多见）、肩峰撞击综合征、肩关节不稳、钙化性肌腱炎、肱二头肌长头肌腱炎、肩关节骨性关节炎、骨折、肿瘤、感染等十余种疾病都可以引起肩关节疼痛，因此需要加以鉴别。

肩袖损伤或撕裂　这是一种老年退行性疾病，尤其是在 60 岁以上的老年肩痛人群中，约有 60% 的肩痛患者都与肩袖损伤有关。肩袖损伤的患者往往可以抬肩，但明显的表现是抬肩过程中的某个位置特别疼痛，过了这个疼痛位置后可能又不痛了。因此，很多患者会自我诊断，将这种疼痛误以为肩周炎进行治疗，包括甩肩、中药、针灸等。这些方法可能会使部分患者的症状暂时消失，但大部分患者却因此延误了及时治疗的机会，从而导致肩袖的撕裂越来越大。

如何区分肩周炎和肩袖损伤呢？肩周炎一般疼痛不会很剧烈，没有肩袖损伤的疼痛那么厉害，只有严重的肩周炎才会出现与肩袖损伤那样的疼痛。可以依据以下来鉴别：①肩周炎，关节粘连时肩关节活动受限，无论患者自己抬肩膀还是别人帮助抬肩膀，都不能抬得很高。而肩袖损伤患者自己主动抬肩膀会很疼很难，但别人用手帮助抬胳膊时，可抬得很高且不会有剧痛感。

②肩袖损伤患者一般在夜间会出现比较严重的疼痛。

对于肩袖损伤的诊断，可以通过体检、超声、磁共振等检查，一般准确率可达到95%。最终的诊断还是通过肩关节镜观察，这是国际上公认的黄金标准。因为关节镜检查不仅可以确定病变的大小，同时还可进行治疗。通过关节镜修补撕裂的肩袖组织，具有创伤小、康复快、并发症少等特点，能够有效帮助患者回归独立、高质量的生活。如果肩袖撕裂严重且无法修复，就要考虑更换肩关节，这种开放式手术创伤较大。

肩关节是使用频繁的关节之一，中老年人到了一定年龄就容易发生损伤，平时注意不要突然大幅度地运动肩部。如果在运动之前没有进行热身，或者在运动时违背了自己身体的最大活动范围，很容易造成肩袖撕裂。因此，不要做与生理年龄不符的活动，如上举往后背伸手、坐在轿车前排伸手到后座去拿东西、拎重物等。一旦发生肩关节疼痛，要注意及时休息。

肩峰下撞击综合征 也叫肩关节撞击综合征。致病原因除了和很多中老年人的肩峰前下方长出骨刺有关，很多还和长期过度使用肩关节尤其是经常性做过顶运动所致。肩关节撞击综合征最典型的症状就是"抬手就痛"。患病初期，每当举手、转动肩膀、把手向外伸展或睡觉压住肩膀时，就会感到肩膀前方外侧疼痛，疼痛范围一般在肩膀前举或外展上举的过程中发生。到了中期，肩膀肌肉渐渐无力，无法举起。再发展下去，肌肉开始萎缩，外在表现是左右肩膀形状不同，到后期可能会引起肩袖被磨断，导致没有力气抬肩膀。

治疗肩峰撞击综合征的方法有很多，首先是保守疗法，包括口服非甾体类抗炎镇痛药物、局部外用药和肩峰下间隙的封闭治疗，同时结合理疗和运动疗法保持关节正常的活动范围，通过肌力训练来保持肩部肌肉的力量。如果保守治疗3～6个月无效，则要考虑进行肩关节镜微创手术。急性发作期不应像肩周炎一样进行拉伸锻炼，相反，越是活动越会加重病情，应保持肩部固定少活动。缓解期可适当锻炼，避免暴力和过度负重，注意肩部保暖。

在日常生活中每个人都会有不同程度的的肩关节撞击行为，特别是当肩关节长期过度地做上举或外展活动时，比如打羽毛球、擦窗、高处取物、伏案工作等，使得肩峰下滑囊发炎退化，肩峰增生变形、间隙减小，就会导致肩峰和肩袖发生撞击，肩袖肌腱发炎损伤，出现肩关节的疼痛和活动障碍，引发肩峰下撞击综合征。切记，在需要进行重复肩膀转动的工作或运动前，应做足够的热身活动，让筋腱充分地舒展开；平时也可做些锻炼三角肌、胸肌、背肌的运动，以保护肩膀的旋转肌腱。

60. 肩锁关节骨关节炎多见于老年患者

肩锁关节骨关节炎多见于老年患者，一般是由于使用过多所致，和创伤也存在一定关系。患者多主诉关节前上方的疼痛，女性患者疼痛位于胸罩吊带的下方，可存在一定的活动受限，手伸到背后或跨越对侧关节困难。查体时发现肩锁关节处压痛，内收肩关节或伸展上肢时会出现局部疼痛。

典型的影像学表现可见肩锁关节间隙变窄，软骨下骨硬化和骨赘形成，有时可见锁骨远端的骨溶解，而表现为关节间隙的增宽。

肩锁关节骨关节炎的保守治疗包括休息、制动，应用非甾体类抗炎药物、止痛药物及局部封闭治疗等，这些治疗可在一定程度上缓解症状。

对于非手术治疗无效的患者，可采取手术治疗。常用的手术方法为锁骨远端切除术。早期多使用开放性切除术，效果较好，但是创伤较大，术后恢复较慢，现在多倾向于在关节镜下行锁骨远端切除术。有学者报道，在关节镜下可以切除和开放性手术一样多的锁骨远端，并达到治疗目的。其他相关的研究显示，关节镜下手术可以取得和开放性切除术相似或更好的疗效。也有学者指出，在切除锁骨远端时要尽可能保留喙锁韧带，以保证锁骨的稳定性。

61. 温针灸治疗"网球肘"

肱骨外上髁炎又称"网球肘"，是前臂伸肌总腱附着处急、慢性损伤导致的无菌性炎症，主要表现为肘关节外侧的局限性疼痛，或伴有前臂的放射痛。前臂旋转及抗腕关节背伸阳性。以中青年肘关节劳动者多见，优势手尤其好发。

中医学认为，肱骨外上髁炎属中医学"肘劳""筋痹"范畴。筋痹始见于《素问·长刺节论》，曰："病在筋，筋挛节痛，不可以行，名曰筋痹。"本病多因局部长期反复劳累而致筋伤，造成局部气血循环不畅，筋脉瘀阻；或由于劳累之后风寒湿邪入侵，肘部经脉凝滞，肌肉失却温煦；或由于局部外伤后，陈伤瘀血未去，以致新血不生，血不荣筋，筋骨失养而发病。病机为气滞血瘀、寒凝阻滞、血虚失养。以理气活血止痛、温经散寒止痛、养血通络止痛为治则。

《素问·调经论》有"病在筋，调之筋"的治疗原则。《灵枢·卫气失常》也认为，"筋部无阴无阳，无左无右，候病所在"。这都为针灸治疗肱骨外上髁炎提供了理论依据。肱骨外上髁炎的疼痛部位多为手阳明经循行部位，常规针刺手法以局部阳明经穴和阿是穴为治疗主穴，如手阳明大肠经上的曲池、手三里、合谷、肘髎穴及肘关节附近局部压痛点（阿是穴）。而手法的选择，除了平补平泻，还可以施傍刺法、阿是穴滞针法等。艾火的温和热力能起到温散寒邪、温通经络的作用，还可扩张周围小血管，增加局部血液循环，缓解软组织痉挛，减轻和消除无菌性炎症，使肢体局部解除疼痛。

"网球肘"的温针灸治疗，就是在压痛点最明显的位置直刺一针，施展补泻手法，得气后，将针尖往深处进，直达骨面，同时配穴如肘髎、手三里等也给予留针。此时把艾炷置于针尾上，从下方点燃，待艾条燃烧完毕，再行针、留针10分钟左右。每天治疗1次，3～5次为一个周期。温针灸使针刺和艾灸的功效相互协同。同时还通过加热针身，使温热之力直达病处，尤其对变天时痛甚、关节僵硬刺痛者效果更佳。

肘关节骨关节炎相对少见，原发者极为罕见，但可导致严重的疼痛、关节活动受限、功能障碍。肘关节原发性骨关节炎主要见于中年男性体力劳动者，继发性骨关节炎的主要病因为创伤、晶体沉积、炎症及骨坏死等。

62. 防治"腕管综合征"

人的腕管里面有1条正中神经和9条肌腱。腕管的空间狭小，组织坚韧，当正中神经因为各种原因受到卡压时，就会引起一系列的症状和体征，这就形成了腕管综合征。主要表现为正中神经受压，示指、中指和无名指麻木，刺痛或呈烧灼样痛，白天劳动后夜间加剧，甚至睡眠中痛醒，局部性疼痛常可放射到肘部及肩部。腕管综合征最早出现的症状是感觉功能障碍，也就是手指麻木、疼痛、动作不灵活、力量下降等。此病常见于手腕频繁操作的各种人员，例如组装生产线工作的人群、操作键盘或鼠标的"办公族"等。

如何防治"腕管综合征"呢？首先，应避免手腕劳累。长时间手工操作劳动的中间应该休息片刻，工作期间宜伸展和松弛操作手，可缓慢弯曲手腕或做握拳动作。适当佩戴护腕或手腕夹板可以减轻腕部的压力，从而减轻正中神经压力。

经常使用鼠标或键盘的办公族，保持良好的操作姿势是关键：键盘应放置在身体的正前方中央位置，手以持平高度靠近键盘或使用鼠标，配合使用"鼠标腕垫"垫在手腕处，可以预防腕管受到损伤；手腕应尽可能平放姿势操作，既不弯曲也不垂直。

腕管综合征早期发现、早期治疗至关重要。症状轻者，自己可以做局部热敷、在腕部局部适当按摩、口服营养神经药物。症状较重者可以在超声引导下腕管内注射营养神经药物治疗，同时配合局部理疗，安全有效，大部分患者可以收到较好的疗效。很多人不太重视手腕麻木、疼痛，没有及时就医，任由病情发展，往往耽误最佳治疗时间，最后造成不可逆的手部功能损伤。

63. 长时间玩手机警惕腱鞘炎

腱鞘就是套在肌腱外面的双层套管样密闭的滑膜管，是保护肌腱的滑液鞘。它分两层包绕着肌腱，两层之间有一空腔即滑液腔，内有腱鞘滑液。内层与肌腱紧密相贴，外层衬于腱纤维鞘里面，共同与骨面结合，具有固定、保护和润滑肌腱作用，使其免受摩擦或压迫。

肌腱与腱鞘长期过度摩擦，即可发生肌腱和腱鞘的损伤性炎症，引起肿胀、疼痛，称为腱鞘炎。本病可发生在各个年龄，好发于妇女及手工劳动者。

年轻人因长时间玩手机引发的手关节不适，腱鞘炎也明显增加。长时间使用手机玩游戏，手部或手指固定在一定位置做重复、过度活动，使肌腱和腱鞘频繁发生摩擦易导致腱鞘炎，若不及时治疗便有可能发展成永久性活动不便。

得了腱鞘炎的患者会感到关节疼痛、晨僵。通常关节晨僵在起床后最为明显，症状不会随着活动频繁而明显缓解，受影响的关节肿胀，甚至弹响，关节活动障碍。

治疗腱鞘炎的方法很多，主要包括药物、理疗、封闭、针灸、推拿、针刀、手术等。预防腱鞘炎的发生更为重要：①在工作或做家务劳动时要注意手指、手腕的正确姿势，不要过度弯曲或后伸；提拿物品不要过重；手指、手腕用力不要过大，尤其不要长时间重复一个动作。②冬天最好用温水洗衣服、洗菜，出门戴上棉手套，防止手部受寒。③玩手机、玩游戏要适度。④得了腱鞘炎应及时就诊、及时治疗，如佩戴拇指护具保护拇指，同时还可以固定手腕，预防腱鞘炎关节痛的进一步发展。

64. 选择一款适合的人工关节

关节置换术是指用生物相容性和机械性能良好的金属、聚乙烯、陶瓷等材料制成的"人工关节"，并用手术方法置换被疾病破坏的人体关节，主要目的是缓解关节疾病所导致的疼痛，矫正畸形，恢复关节活动与原有的功能。关节置换术在国外始于20世纪40年代，我国于20世纪60年代以后逐步开展。伴随生物材料和制作工艺的进步和手术技术的提高，关节置换术的疗效越来越好。

按照部位分类，膝关节、髋关节、踝关节、肩关节等大关节均有人工关节，但是技术最成熟、疗效最确切、性价比很高、应用最广泛的是膝关节和髋关节。其他人工关节如肘及手部小关节置换等都已开展。

人工关节置换作为"终极武器"，每年让国内大约60万名严重关节病患者消除疼痛，并重新获得了良好的关节功能。随着新材料、新制造技术的使用，更耐磨、更牢固、与人体更兼容的人工关节不断升级换代，临床疗效和使用寿命也更好，相对市场价格也较高。一般情况下，越新的人工关节价格也越贵，但对于患者而言不一定是最好的。

越新型的关节越贵 临床上使用的最新型的关节必然最贵，因为它含有大量的研发费用。那么，最新、最贵的人工关节等同于最好的吗？不一定。一方面，人工关节是个长久植入物，需要在人体内存留10年、20年，甚至30年，长期临床随访疗效是见证一款人工关节优秀与否的最终评判标准，而体外实验却不能完全模拟人的体内情况。

使用特殊材料的关节贵 很突出的例子是，具有陶瓷配件的髋关节较金属的关节具有更好的耐磨特性，生产工艺复杂。所以，使用陶瓷配件的关节价格会更贵。各种金属表面陶瓷化处理或表界面生物涂层技术可增加耐磨和生物固定功能，也增加了人工关节的制造成本，良好的耐磨性可能获得更长的使用寿命。但也有陶瓷碎裂和涂层脱落等风险，临床上对于65岁以下的相对年轻患者更为适合。

具有特殊功能的关节贵　人工膝关节的屈曲活动度是很重要指标，高屈曲型关节往往比普通关节贵些，不仅设计较新型、材料耐磨要求也更高，所以，选择高屈曲人工膝关节假体可能更贵。人工髋关节生物固定质量是长期疗效的关键因素，近期一些新型合金材料（如钽金属）和仿生多孔面设计显示了更可靠的骨长入性能，使人工关节能够长期有效与周围骨组织结合，对于相对骨质疏松病患者和骨发育不良患者有更好的促进骨与人工关节生物固定作用，选用这些人工关节价格也较高。当然，是否真正达到膝关节高屈曲和髋关节良好固定尚有其他诸如手术技术、患者个体差异等多种影响因素。

定制型的关节贵　肿瘤患者、严重骨缺损或关节严重畸形患者，往往难以安装普通人工关节，需要根据具体情况特制关节或使用更多部件组合的特殊人工关节。由于制作成本较高，这种定制型或特制人工关节通常相对较贵。目前国际主流的人工关节品牌，尤其是已经使用 5 ～ 10 年以上的人工关节可能更可靠。因为，这一类型的产品世界范围内的使用量大，已经历较长时间的人体内植入临床考验。陶瓷、高交联聚乙烯等配件对年轻患者更合适。

那么，什么样的人工关节是最好的呢？

适合自己的　这主要取决于疾病严重程度。有经验的医生会根据患者的具体情况选择适合的人工关节。

医生擅长的　不同的人工关节，由于设计有所不同，手术方式也有所不同。每个主刀医生都有擅长的人工关节置换术，因此要选就选主刀医生最擅长的术式，不仅有大量的病例验证了效果，而且手术技术熟练，有利于预后。

具体到每个患者，需要综合考虑病情、年龄、所在医院的人工关节类型、患者经济条件等各种因素，选择最适合（不一定最贵）的人工关节。主刀医生的建议往往很关键。

65. 选择人工关节置换的时机非常关键

所有患者都想换一次关节就能用一辈子。但是人工关节毕竟是人造的，就像汽车，终究有需要更换零配件的时候。因此，何时手术就成为关键所在。

在决定何时接受关节置换术的时候，首先考虑疼痛程度、功能障碍和关节变形程度，其次考虑年龄。

人工关节的选择是一个在总体治疗原则之下，个体化因素非常强的问题。患者和家属应在主刀医生的指导下，根据年龄、自身疾病特点、家庭经济状况等因素综合考虑。

疼痛程度　疼痛是决定是否手术的首要标准，也是需要解决的最大问题。当经过运动康复、打针、吃药等保守治疗无效的时候，出现持续性疼痛影响睡眠，或者离不开止痛药的时候，就要考虑关节置换了。

功能障碍　如果连 500 米都不能走，或者出不了小区大门，就应该考虑关节置换了。

关节变形　如果出现严重的"罗圈腿"或者"X 形腿"，导致严重疼痛和走路困难，要考虑手术。

年龄　年龄没有绝对的界限，也不是优先考虑的因素。一般建议 65 岁前后接受关节置换术，是医学界普遍认可的界线。

66. 判断关节置换手术是否成功的标准

用三个标准：①伤口愈合良好。②关节活动度良好，基本能够完全伸直，屈曲至少达到 90°。③日常活动基本恢复正常，如走路、坐椅子等。

以上三条标准分别对应三个重要的时间节点。①术后 2 周：也就是伤口愈合拆线的时间。②术后 6 周：此时大多数患者能够达到膝关节完全伸直、屈曲至少 90°。③术后 3 个月：大多数患者在术后 3 个月的时候可以达到行走自如。在术后 3 个月的恢复期之内，出现跛行、肢体轻度肿胀等问题属于正常反应。

此外，年龄大、肥胖、并发症多的患者恢复时间可能较长。这类患者术后康复要有耐心。因此，术后遵照医嘱定期随访，特别是术后 6 周和 3 个月，对于追踪和判断手术效果十分重要。

有不少骨关节炎的患者，医生建议做关节置换手术，但是患者总是犹豫不决能拖就拖，殊不知，拖着不手术潜伏多种危害。比如，许多仅一侧膝关节间隙狭窄的患者本来可以选择膝关节单髁关节置换手术（UKA）治疗，倘若一直拖着，关节软骨进一步磨损破坏，膝关节炎进行性加重，最后很可能会出现双侧关节间隙狭窄，最终不得不选择全膝关节置换（TKA）治疗。许多 60～75 岁之间的老年患者，倘若满足单髁关节置换手术或全膝关节置换手术指征，建议尽早手术治疗。因为随着患者年龄的增长，心肺功能开始衰退，许多疾病可能开始出现或者加重，例如高血压、糖尿病、心梗、脑梗等，麻醉及手术风险也会随之加大。

67. 人工关节的"寿命"

人工关节到底能用多久，这是患者和家属十分关心的问题。根据对超过 21 万例人工髋关节置换术的随访结果，使用寿命达到 15 年的比例是 89.4%。更长时间的随访显示，20 年的比例是 70.2%，25 年的比例则是 57.9%。

对于全膝关节置换术，根据对近 30 万例人工膝关节置换术的随访结果，使用寿命达到 15 年的比例是 93.0%。更长的随访结果显示，使用寿命达到 20 年的比例是 90.1%，达到 25 年的则有 82.3%。对于膝关节单髁置换术，也就是只换一半的人工关节，使用寿命达到 15 年、20 年和 25 年的比例分别为 76.5%、71.6% 和 69.8%。

人工关节使用寿命一览表

类型	使用寿命		
	15 年	20 年	25 年
人工全膝关节	93.0%	90.1%	82.3%
人工膝关节单髁置换	76.5%	71.6%	69.8%
人工髋关节	89.4%	70.2%	57.9%

人工髋关节的使用寿命主要取决于关节磨损配件的类型，即要看使用什么材料的人工关节。目前主要使用的人工关节类型和耐磨性为陶瓷 - 陶瓷（全陶瓷）＞陶瓷 - 高交联聚乙烯（半陶瓷）＞金属 - 高交联聚乙烯＞金属 -

强骨行动

中老年常见骨关节疾病防治锦囊

聚乙烯等人工髋关节。这个排序也基本上是价格排序。年轻患者建议选择全陶瓷或半陶瓷的关节，老年人可选择半陶瓷或金属 – 高交联聚乙烯的关节。金属 – 普通聚乙烯的关节耐磨性差，除非预期寿命小于 10 年的患者，否则不建议使用。

68. 人工髋关节置换术的适应证和禁忌证

目前，全球年人工髋关节置换量达数十万例。如果由于疾病或损伤等原因导致髋关节疼痛、僵硬、不能活动，甚至影响生活、工作及睡眠时，就应当咨询关节外科医生是否要进行人工关节置换，以缓解疼痛，重新恢复自如的生活和工作。

髋关节置换术：①全髋关节置换术，适用于大多数非手术治疗无效的终末期髋关节骨关节炎。②表面置换术，适用于年轻的骨关节炎患者，女性患者术后平均 10 年翻修率达 6% ～ 17%，男性达 2% ～ 7%，且存在血清金属离子增高、假瘤等并发症。目前临床应用较少，对育龄女性、骨质疏松或肾功能不全者更应慎用。

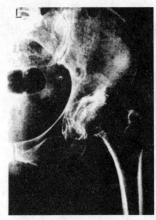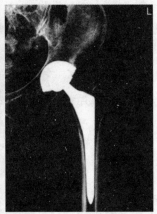

髋关节置换术

目前使用的人工关节假体有许多种，其有不同的设计和材质，但都有相同的两部分：股骨头假体和髋臼假体。可能还需要骨水泥填充假体和骨质之间的空隙以使假体固定得更好。另外，还有非骨水泥假体，主要用于年纪较轻、活动量较大的患者。这种假体的表面有一层特殊结构或涂有类似骨质的物质，可以达到骨长入假体的目的。也可以使用骨水泥固定股骨假体，而用非骨水泥的髋臼假体。

髋关节骨水泥型假体与非骨水泥型假体的选择：骨水泥型假体短期内可获得更优秀的稳定性，但从长期来看，尤其对于年轻或活动量大的患者，骨水泥型假体会带来更高的并发症及松动率。对于 70 岁以下患者，骨水泥型假体翻修率是非骨水泥型假体的 1 ～ 2 倍，松动率为 2 ～ 4 倍，而 70 岁以上患者翻修率相似。

适应证　需要置换的主要是股骨头坏死、髋关节发育不良导致的骨关节炎、类风湿关节炎或强直性脊柱炎关节损害、老年股骨颈头下型骨折等。①股骨颈骨折。②股骨头无菌性坏死。③退行性骨关节炎。④类风湿关节炎及强直性脊柱炎的关节病变。⑤髋关节强直。⑥关节成形术失败病例。⑦骨肿瘤造成的关节破坏。⑧创伤性骨关节病等。

禁忌证　人工髋关节置换术禁忌证不多，主要是局部或全身性的感染、极其严重的心肺疾病等全身性疾病及神经营养不良性关节病。过度肥胖为相对手术禁忌证。

人工髋关节置换最常见的并发症是术后髋关节脱位。人工髋关节置换手术的术后脱位率一般在 1% ～ 5% 之间。髋关节脱位一旦发生，不但增加患者痛苦，还会增加其他并发症如肺部感染、泌尿系感染和压疮等，增加患者的住院时间及医疗负担。

69. 人工髋关节置换术前准备

全髋关节置换术需要经过准备、手术及康复过程，患者必须安排好工作及生活，将有 3 ～ 6 个月不能从事正常的工作和生活。要准备充足的住院医疗及生活费用。将家里的床升高，座位升高，包括马桶都应升高。如果是蹲式厕所应改造为坐式马桶。

医生、患者及其家属要充分沟通，使患者及其家属能清楚地了解手术的益处，了解术后的长期疗效并不意味着能完全恢复所有的跑跳动作；可以让患者及其家属访问曾做过这种手术的患者，增加患者对手术的认识、信心以及对困难的估计和心理准备，以便配合治疗。

身体准备 ①减轻体重，可以减轻新换关节的负担，当然太瘦的患者需要储备一定的能量。②戒烟，至少术前2周戒烟。③术前锻炼，包括加强心血管功能的有氧训练和受累关节附近肌肉的力量性训练。④床上大小便练习。⑤拐杖和助行器的使用练习。

术前检查 应进行严格的全身检查、生化检查以排除糖尿病、全身重要脏器疾患，判断有无身体其他部位的感染，如有感染，术前要彻底根治。

术前1天准备 ①洗澡，保持全身清洁，去掉义齿、首饰等。②手术前晚8时以后不吃任何东西。③要充分休息，调节好情绪，消除紧张心理，必要时使用镇静剂。④签署知情同意书。⑤皮肤准备、输血准备、药物皮肤试验等。

手术过程 手术过程一般持续0.5～1小时，如果加上麻醉前准备、麻醉等准备过程及术后苏醒，一般持续数小时。手术过程中医生取出破坏的软骨和部分正常骨，同时矫正畸形，然后植入金属和聚乙烯或陶瓷的假体，恢复髋关节的功能。

70. 人工膝关节置换术的适应证与禁忌证

人工膝关节置换是治疗膝骨关节炎的最终手段。全膝关节置换经长期实践证实为修复退变性膝关节病安全有效的方法，可解除疼痛症状，恢复关节功能，矫正肢体畸形，显著提高生活质量。由于老龄化程度加重，肥胖人口增加，症状性膝骨关节炎的患病率不断上升，而伴随全膝关节置换适应证的放宽，其需求量便出现了迅速的增加。

人工膝关节置换术并不是把膝关节整个换掉，而是把磨损的关节面换掉，仅仅几毫米，把骨刺清理干净：①全膝关节置换术，适用于严重的膝关节多间室骨关节炎，尤其伴有各种畸形时其远期疗效确切。②单髁置换术，适用于力线改变 5°～10°、韧带完整、屈曲挛缩不超过 15°的膝关节单间室骨关节炎患者。③髌股关节置换术，主要适用于单纯髌股关节骨关节炎患者。

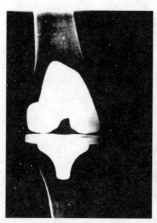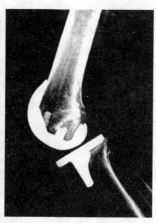

人工膝关节置换术

适应证　①类风湿关节炎、退行性骨关节炎、血友病性关节炎及其他非感染、炎症性疾病。②创伤所导致关节畸形或不稳及关节炎。③膝关节周围肿瘤。④少数原发性或继发性骨软骨坏死性疾病等。在选择手术治疗时，患者必须符合下列条件：①患者膝关节面 X 线或 CT 影像有明确的改变。②有中度到重度持续性疼痛，长期保守治疗得不到实质性改善。③患者关节功能明显受阻，影响生活。④患者有迫切的需要及有长期康复的心理准备。

禁忌证　对于人工膝关节置换术，禁忌证不多，主要是局部或全身性感染、膝关节周围极度肌肉萎缩、严重的心肺疾病等全身性疾病及神经营养不良性关节病。过度肥胖、年纪偏轻和患者不能合作为相对手术禁忌证。

由于人工关节有一定的使用寿命，年龄越大，磨损越重，越倾向于选择全膝关节置换。年轻活动量大的患者，尽量先选择胫骨高位截骨等截骨手术或单髁置换手术，推迟全膝关节置换的年龄。交叉韧带良好的患者，还可以选择后交叉韧带保留型人工膝关节，可能术后膝关节的自我感觉会更好一些。

具体到每一名患者该选择何种手术方式，需要综合考虑患者主观感受以及 X 线片检查结果。简单来说，如果患者仅仅感觉一侧膝关节疼痛及关节间隙压痛，同时 X 线片检查提示一侧关节间隙狭窄，而另一侧膝关节间隙正常，选择单髁关节置换手术就可以取得良好的效果；如果患者感觉双侧膝关节疼痛及关节间隙压痛，同时 X 线片检查提示双侧关节间隙狭窄，就只有选择全膝关节置换了。

71. 人工膝关节置换术前准备

全膝关节置换术需要经过术前准备、手术及康复过程，患者必须安排好工作及生活，3～6 个月不能从事正常的工作及活动。准备充足的住院医疗及生活费用。

医生、患者及其家属要充分沟通，使患者及其家属能清楚地了解手术的益处，了解术后的长期疗效并不意味着能完全恢复所有剧烈运动；可以访问曾做过这种手术的患者，增加患者对手术的认识、信心以及对困难的估计和心理准备，以便配合治疗。

身体准备　①减轻体重，可以减轻新换关节的负担，当然太瘦的患者需要储备一定能量。②戒烟，至少术前戒烟 2 周。③术前锻炼，包括加强心肺功能的有氧训练和受累关节附近肌肉的力量性训练。在床上进行膝关节的锻炼，膝关节弯曲、伸直。④练习在床上大小便。⑤术前购置好助行器，为早期下床活动做好准备。拐杖和助行器的使用练习。

术前检查　患者全身综合体检，降低全身疾病对手术的影响。由于患者年龄偏大，多伴有全身性疾病，如糖尿病、心血管疾病、呼吸系统疾病等，手术前明确这些疾病的严重程度能够最大程度降低手术风险。另外，还要了解患者是否有感染病灶，在手术前要彻底清除。了解手术前经常服用的药物，如阿司匹林或其他非甾体类抗炎药物，或长期使用抗凝药物等是否需要在手术前停药。观察膝关节局部皮肤条件，是否存在既往手术瘢痕或贴骨瘢痕；膝关节长期强直的患者要观察膝关节周围皮肤弹性，以防止手术后皮肤过紧，不能关闭伤口。

术前还要进行 X 线片检查：①下肢全长负重正位 X 线片：拍摄时需要包括整个下肢全长，以了解关节畸形和软骨面破坏情况，准确测量双下肢的机械轴和解剖轴，判断双下肢畸形的严重程度。②膝关节侧位片：拍摄时需要包括股骨下 1/2 和胫骨上 1/2 骨干，以了解髌股关节、股胫关节软骨面破坏情况。

术前 1 天准备 ①洗澡，保持全身清洁，去掉义齿、首饰等。②手术前晚 8 时以后不吃任何东西。③要充分休息，调节好情绪，消除紧张心理，必要时使用镇静剂。④签署知情同意书。⑤皮肤准备、输血准备、药物皮肤试验等。

72. 人工关节置换术后注意事项

有不少做了人工关节置换术后的患者感觉术后关节周围有发紧僵硬感，其实这部分患者手术前就有关节僵硬感，特别是早上起床时比较明显，或者久坐后感到关节不灵活，因此这种僵硬感做完手术后仍然会存在。另外也有可能是术后瘢痕出现挛缩导致的，需要进行康复治疗使瘢痕软化，增加关节的活动范围。

有的患者术后伤口周围会出现"麻木感"或"过电样"窜痛，尤其在膝关节外侧偏下处时，这种现象十分常见，患者不必紧张。之所以会出现这种现象，是手术切口造成的。一般来说，膝关节置换手术的切口是纵行的，而膝关节处的神经走向是从内到外倾斜向下的。所以，人工膝关节置换术中不可避免地会将外侧皮神经切断，术后患者就会感觉麻木，建议患者可使用杜冷丁或者口服止痛药。临床追踪发现，随着时间推移患者的麻木范围会越来越小，程度也会逐渐减轻，大约 2 年后就会基本消失。

有部分患者发现置换关节部位的肿胀、发热现象，就怀疑是不是感染所致。术后正常的康复过程中患者经常会感到关节发热，如果用手去感触，会发现换完关节一侧的皮肤温度比另一侧高 0.5 ~ 1℃，尤其做完康复训练后差距更大。有学者曾使用测温仪查看患者锻炼后的情况，有的患者关节处的皮肤温度甚至高达 38℃。这种发热可能是体内人工关节的金属发生反应导致的。手术后半年内关节出现肿胀、发热，建议患者采用冰敷处理。但如果半年后仍然有明显的肿胀、发热，建议患者联系主刀医生，查看是否出现感染。

患者术后首先要防范术后感染，即便现在发生感染的病例很少，不超过1%，但仍然要关注感染问题。以下这些情况必须立即就医：①出现不明原因的关节僵硬，且这种现象继续进展。②出现全身发热，且发热后关节红肿、疼痛。③换完关节伤口处出现持续性的渗液。④假体周围出现骨折。

New Vision
新视野

膝关节单侧分期置换、同期双侧置换哪个更好

一般而言，退变性膝关节炎多表现为双侧膝关节均有症状和畸形，那么在具体的治疗上，是采用单侧分期手术还是同期双侧手术，就成了临床上经常要面对的问题。在过去的30年里，人们对同期双侧全膝关节置换的适应证和安全性展开了激烈的辩论。赞成者认为，与分期双侧全膝关节置换相比，接受同期双侧的患者只需要一次住院、一次麻醉，达到完全恢复所需的时间缩短，而功能恢复的程度相当。持反对意见的人则认为，双侧全膝关节置换应分期施行，两次手术的间隔时间为3个月或更长，其理由主要是与分期置换相比，同期置换的风险增高，并可能会增加主要并发症发生率。

2016年3月，《中国组织工程研究》杂志报道，安徽医科大学第一附属医院关节与骨肿瘤外科对近3年来（2011年4月至2014年4月）收治的因双下肢重度原发性、退变性膝关节炎而需要进行全膝关节置换的患者118例（216膝，其中男性48例，女性70例）进行了临床对比研究，医生在充分尊重患者意愿的前提下将所有患者分成两组，形成2种全膝关节置换的方案：同期双侧全膝置换组47例94膝，单侧全膝置换组71例142膝。

研究结果认为：对于重度、双膝的骨性关节炎患者，初次行全膝关节置换，在相同严格的手术管理条件下，同期双侧置换与单侧置换在安全性方面差异无显著性意义，但在经济性与成效性上，前者明显优于后者。因此，上述患者在手术耐受的前提下，更应倾向于选择同期双侧全膝关节置换，而不是分期双侧。

对术前合并心血管疾病者，在选择同期双侧膝关节置换时要持慎重态度，临床医师要认真做好术前评估，缜密地分析患者手术的耐受性以做出最切实的选择；如果选择了同期双侧膝关节置换，置换后要严格地做好心血管疾病的监护与及时处理工作。置换前合并糖尿病的患者，选择同期双侧膝关节置换时，要特别注重感染的监控。

73. 肩、肘、踝关节置换的适应证

肩关节置换术 ①反肩置换术，适用于肩袖撕裂损伤的肩关节退变患者、骨不愈合或内植物感染后的翻修、肿瘤切除后的重建。10 年假体生存率达 93%。②全肩关节置换术，适用于关节盂病变严重、关节盂骨量足够、肩袖完整且功能良好的患者。术后 5 年临床满意率为 92% ～ 95%。③半肩关节置换术，适用于病变仅累及肱骨头或盂肱关节炎合并肩袖损伤的高龄患者。长期临床满意率较低，15 年以上的临床满意率仅 25%。全肩关节置换术与半肩关节置换术中期随访在活动度方面无明显差异，但全肩关节置换术后疼痛改善更明显，运动功能更佳。

肘关节置换术 适用于肘关节严重疼痛、非手术治疗无效、关节不稳或关节僵直的患者。但术后并发症发生率较高，10 年假体生存率为 69% ～ 94%。

踝关节置换术 能有效解除疼痛、保留踝关节活动功能，与踝关节融合术一样均为治疗终末期踝关节骨关节炎的有效方法。相对于踝关节融合术，踝关节置换术后临床功能更优异。

74. 骨质疏松是"无声的杀手"

骨质疏松症（OP）是最常见的骨骼疾病，是一种以骨量低，骨组织微结构损坏，导致骨脆性增加，易发生骨折为特征的全身性骨病。2001 年美国国立卫生研究院（NIH）将其定义为以骨强度下降和骨折风险增加为特征的骨骼疾病，提示骨量降低是骨质疏松性骨折的主要危险因素，但还存在其他危险因素。骨质疏松症可发生于任何年龄，但多见于绝经后女性和老年男性。

骨质疏松症是一种与增龄相关的骨骼疾病。它已是继高血压、糖尿病之后最常见的疾病之一。2019 年，我国 60 岁以上人口已超过 2.4 亿（约占总人口的 17.9%），65 岁以上人口近 1.7 亿（约占总人口的 11.9%），是世界上老年人口绝对数最大的国家。随着人口老龄化日趋严重，骨质疏松症已成为我国面临的重要公共健康问题。早期流行病学调查显示：我国 50 岁以上人群骨质疏松症患病率女性为 20.7%，男性为 14.4%；60 岁以上人群骨质疏松症患病率明显增高，女性尤为突出。据估算 2006 年我国骨质疏松症患者近 7000 万，骨量减少者已超过 2 亿人。尽管缺乏新近的流行病学数据，但估测我国骨质疏松症和骨量减少人数已远超过以上数字。

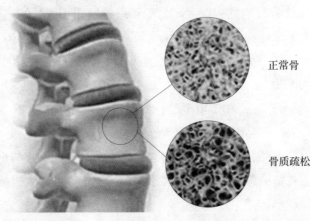

正常骨

骨质疏松

正常骨与骨质疏松

骨质疏松症分为原发性和继发性两大类。原发性骨质疏松症包括绝经后骨质疏松症（Ⅰ型）、老年骨质疏松症（Ⅱ型）和特发性骨质疏松症（包括青少年型）。绝经后骨质疏松症一般发生在女性绝经后 5 ～ 10 年内；老年骨质疏松症一般指 70 岁以后发生的骨质疏松；特发性骨质疏松症主要发生在青少年，病因尚未明。继发性骨质疏松症指由任何影响骨代谢的疾病和 / 或药物及其他明确病因导致的骨质疏松。

骨质疏松性骨折（或称脆性骨折）指受到轻微创伤或日常活动中即发生的骨折，是骨质疏松症的严重后果。骨质疏松性骨折的常见部位是椎体、髋部、前臂远端、肱骨近端和骨盆等，其中最常见的是椎体骨折。国内基于影像学的流行病学调查显示，50 岁以上女性椎体骨折患病率约为 15%，50 岁以后椎体骨折的患病率随增龄而渐增，80 岁以上女性椎体骨折患病率可高达 36.6%。髋部骨折是最严重的骨质疏松性骨折，近年来我国髋部骨折的发生率呈显著上升趋势。研究表明：1990 ～ 1992 年间，50 岁以上髋部骨折发生率男性为 83/10 万，女性为 80/10 万；2002 ～ 2006 年间，此发生率增长为男性 129/10 万和女性 229/10 万，分别增加了 1.61 倍和 2.76 倍。预计在未来几十年中国人髋部骨折发生率仍将处于增长期。据估计，2015 年我国主要骨质疏松性骨折（腕部、椎体和髋部）约为 269 万例次，2035 年约为 483 万例次，到 2050 年将达到 599 万例次。女性一生发生骨质疏松性骨折的危险性（40%）高于乳腺癌、子宫内膜癌和卵巢癌的总和，男性一生发生骨质疏松性骨折的危险性（13%）高于前列腺癌。

骨质疏松性骨折的危害巨大，是老年患者致残和致死的主要原因之一。发生髋部骨折后 1 年之内，20% 患者会死于各种并发症，约 50% 患者致残，生活质量明显下降。而且，骨质疏松症及骨折的医疗和护理需要投入大量的人力、物力和财力，造成沉重的家庭和社会负担。据 2015 年预测，我国 2015 年、2035 年和 2050 年用于治疗骨质疏松性骨折的医疗费用将分别高达 720 亿元、1320 亿元和 1630 亿元。

骨质疏松症可防、可治。需加强对危险人群的早期筛查与识别，即使已经发生过脆性骨折的患者经过适当的治疗，可有效降低再次骨折的风险。目前我国骨质疏松症诊疗率在地区间、城乡间还存在显著差异，整体诊治率均较低。即使患者发生了脆性骨折（椎体骨折和髋部骨折），骨质疏松症的诊

强骨行动

中老年常见骨关节疾病防治锦囊

断率仅为 2/3，接受有效抗骨质疏松药物治疗者尚不足 1/4。

75.骨质疏松症的危险因素

骨质疏松症是一种受多重危险因素影响的复杂疾病，危险因素包括遗传因素和环境因素等多方面。骨折是骨质疏松症的严重后果，也有多种骨骼外的危险因素与骨折相关。因此，临床上需注意识别骨质疏松症及其并发症骨折的危险因素，筛查高危人群，尽早诊断和防治骨质疏松症，减少骨折的发生。

骨质疏松症的危险因素分为不可控因素与可控因素，后者包括不健康生活方式、疾病、药物等。

不可控因素　主要有种族（患骨质疏松症的风险：白种人高于黄种人，而黄种人高于非洲裔人）、老龄、女性绝经、脆性骨折家族史等。

不健康生活方式		
体力活动少	过量饮酒	吸烟
饮用过多含咖啡因的饮料	营养失衡	蛋白质摄入不足
钙和 / 或维生素 D 缺乏	高钠饮食	低体质量
内分泌系统疾病		
甲状旁腺功能亢进症	垂体前叶功能减退症	早绝经（绝经年龄＜ 40 岁）
库欣综合征	性腺功能减退症	糖尿病（1 型及 2 型）
甲状腺功能亢进症	神经性厌食	雄激素抵抗综合征
高钙尿症		
胃肠道疾病		
炎性肠病	胃肠道旁路或其他手术	原发性胆汁性肝硬化
胰腺疾病	乳糜泻	吸收不良
血液系统疾病		
多发性骨髓瘤	白血病	淋巴瘤
单克隆免疫球蛋白病	血友病	镰状细胞贫血
系统性肥大细胞增多症	珠蛋白生成障碍性贫血	

风湿免疫性疾病		
类风湿关节炎	系统性红斑狼疮	强直性脊柱炎
其他风湿免疫性疾病		
神经肌肉疾病		
癫痫	脑卒中	肌萎缩
帕金森病	脊髓损伤	多发性硬化
其他疾病		
慢性代谢性酸中毒	终末期肾病	器官移植后
慢性阻塞性肺病	充血性心衰	结节病
特发性脊柱侧凸	抑郁	肠外营养
淀粉样变	艾滋病	
药　物		
糖皮质激素	抗癫痫药	芳香化酶抑制剂
促性腺激素释放激素类似物	肿瘤化疗药	质子泵抑制剂
甲状腺激素	噻唑烷二酮类胰岛素增敏剂	抗凝剂（肝素）
铝剂（抑酸剂）	选择性 5- 羟色胺再摄取抑制剂	抗病毒药物
环孢霉素 A	他克莫司	

可控因素

不健康生活方式：包括体力活动少、吸烟、过量饮酒、过多饮用含咖啡因的饮料、营养失衡、蛋白质摄入过多或不足、钙和 / 或维生素 D 缺乏、高钠饮食、体质量过低等。

影响骨代谢的疾病：包括性腺功能减退症等多种内分泌系统疾病、风湿免疫性疾病、胃肠道疾病、血液系统疾病、神经肌肉疾病、慢性肾脏及心肺疾病等。

影响骨代谢的药物：包括糖皮质激素、抗癫痫药物、芳香化酶抑制剂、促性腺激素释放激素类似物、抗病毒药物、噻唑烷二酮类药物、质子泵抑制剂和过量甲状腺激素等。

揭示骨细胞能量协同机制，寻找治疗老年骨病新路径

老年人往往会有骨质疏松的问题，很多人认为"骨头不好"与年龄增长有关，但上海市第六人民医院骨科张长青教授团队的最新研究显示，这可能只是由于骨头内部的协同机制出现了问题。近日，上海市第六人民医院张长青教授、高俊杰博士，西澳大利亚大学郑铭豪教授，东京大学高柳教授合作研究揭示了骨细胞之间的能量协同机制，将有助于临床寻找治疗骨退行性疾病的新方法。相关研究论文近日发表在《科学》子刊《科学先进》上。

骨细胞是骨生长以及重构过程中极为重要的调控细胞，由成骨细胞分化而来，成熟后包埋在骨的矿化基质中。"人体内的骨细胞生活在一个低氧的环境中，一般来说寿命长达50年左右。"张长青教授介绍，"骨细胞中有很多线粒体，线粒体好比是电池，为骨细胞提供生命活动所必要的能量。人们经常说年纪大了骨质变差了，其实就是因为大量的线粒体损伤及无法转移引发了骨细胞的衰老。"

那么怎样才能减缓线粒体的损伤呢？研究人员发现线粒体大量分布在骨细胞的突触网中，在老龄化过程中，线粒体的活性和转移能力降低。通过构建线粒体荧光标记的转基因小鼠，借助体外骨细胞3D共培养技术，研究人员发现，通过线粒体间的传递与转移，可以达到相互协同、支援的效果，从而恢复受损骨细胞的能量代谢。

张长青教授进一步解释，通过活细胞荧光成像技术，研究人员发现线粒体的传递过程依赖线粒体与内质网的接触。如果把线粒体比作是能量，那么内质网就是转运能量的传输带。当线粒体与内质网的接触蛋白Mfn2受到抑制，健康细胞传递线粒体的能力明显受到影响。值得注意的是，在老龄化过程中，Mfn2在骨细胞中的表达量呈现明显降低的趋势。

该研究揭示了线粒体与内质网的接触调控着骨细胞之间重要的能量协同机制，将为治疗骨退行性疾病打开新局面，并为骨质疏松、骨坏死等领域的研究提供潜在的调控靶点。

76. 筛查骨质疏松风险的两种简易方法

▲ 骨质疏松症风险一分钟测试题

国际骨质疏松基金会（IOF）骨质疏松症风险一分钟测试题是根据患者简单病史，从中选择与骨质疏松相关的问题，由患者判断是与否，从而初步筛选出可能具有骨质疏松风险的患者。该测试题简单快速，易于操作，但仅能作为初步筛查疾病风险，不能用于骨质疏松症的诊断。

骨质疏松症风险一分钟测试题

	编号	问题	回答
不可控因素	1	父母曾被诊断有骨质疏松或曾在轻摔后骨折？	是□否□
	2	父母中有一人有驼背？	是□否□
	3	实际年龄超过 40 岁？	是□否□
	4	是否成年后因为轻摔后发生骨折？	是□否□
	5	是否经常摔倒（去年超过一次），或因为身体较虚弱而担心摔倒？	是□否□
	6	40 岁后的身高是否减少超过 3cm 以上？	是□否□
	7	是否体质量过轻？（BMI 值少于 19kg/m²）	是□否□
	8	是否曾服用类固醇激素（例如可的松、泼尼松）连续超过 3 个月？（可的松通常用于治疗哮喘、类风湿关节炎和某些炎性疾病）	是□否□
	9	是否患有类风湿关节炎？	是□否□
	10	是否被诊断出有甲状腺功能亢进或是甲状旁腺功能亢进、1 型糖尿病、克罗恩病或乳糜泻等胃肠疾病或营养不良？	是□否□
	11	女士回答：是否在 45 岁或以前就停经？	是□否□
	12	女士回答：除了怀孕、绝经或子宫切除外，是否曾停经超过 12 个月？	是□否□
	13	女士回答：是否在 50 岁前切除卵巢又没有服用雌/孕激素补充剂？	是□否□
	14	男性回答：是否出现过阳痿、性欲减退或其他雄激素过低的相关症状？	是□否□
生活方式（可控因素）	15	是否经常大量饮酒（每天饮用超过 2 个单位的乙醇，相当于啤酒 1 斤、葡萄酒 3 两或烈性酒 1 两）？	是□否□

	编号	问题	回答
生活方式 (可控因素)	16	目前习惯吸烟, 或曾经吸烟?	是□否□
	17	每天运动量少于 30 分钟? (包括做家务、走路和 跑步等)	是□否□
	18	是否不能食用乳制品, 又没有服用钙片?	是□否□
	19	每天从事户外活动时间是否少于 10 分钟, 又没有 服用维生素 D?	是□否□
结果判断	上述问题, 只要其中有一题回答结果为"是", 即为阳性, 提示存在 骨质疏松症的风险, 并建议进行骨密度检查或 FRAX 风险评估		

注: BMI: 体质指数; FRAX: 骨折风险评估工具

▲ 亚洲人骨质疏松自我筛查工具（OSTA）

OSTA 基于亚洲 8 个国家和地区绝经后妇女的研究, 收集多项骨质疏松危险因素, 并进行骨密度测定, 从中筛选出 11 项与骨密度显著相关的危险因素, 再经多变量回归模型分析, 得出能较好体现敏感度和特异度的两项简易筛查指标, 即年龄和体重。计算方法是:

OSTA 指数 = [体重（kg）– 年龄（岁）] ×0.2, 结果评定见下表。也可以通过简图根据年龄和体重进行快速查对评估。

OSTA 主要是根据年龄和体重筛查骨质疏松症的风险, 但需要指出, OSTA 所选用的指标过少, 其特异性不高, 需结合其他危险因素进行判断, 且仅适用于绝经后妇女。

OSTA 指数评价骨质疏松风险级别

风险级别	OSTA 指数
低	> –1
中	–1 ～ –4
高	< –4

注: OSAT: 亚洲人骨质疏松自我筛查工具

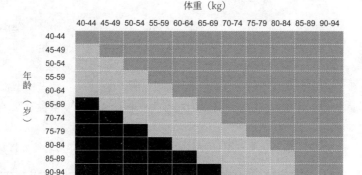

体重（kg）

风险级别： ■ 低风险（>-1）　■ 中风险（-1~-4）　■ 高风险（<-4）

年龄、体重与骨质疏松风险级别的关系（OSTA）

77. 骨质疏松症的临床表现

骨质疏松症初期通常没有明显的临床表现，因而被称为"寂静的疾病"或"静悄悄的流行病"。但随着病情进展，骨量不断丢失，骨微结构破坏，患者会出现骨痛，脊柱变形，甚至发生骨质疏松性骨折等后果。部分患者可没有临床症状，仅在发生骨质疏松性骨折等严重并发症后才被诊断为骨质疏松症。

疼痛　骨质疏松症患者可出现腰背疼痛或全身骨痛。疼痛通常在翻身时、起坐时及长时间行走后出现，夜间或负重活动时疼痛加重，并可能伴有肌肉痉挛，甚至活动受限。

脊柱变形　严重骨质疏松症患者因椎体压缩性骨折，可出现身高变矮或驼背等脊柱畸形。多发性胸椎压缩性骨折可导致胸廓畸形，甚至影响心肺功能；严重的腰椎压缩性骨折可能会导致腹部脏器功能异常，引起便秘、腹痛、腹胀、食欲减低等不适。

脆性骨折　骨质疏松性骨折属于脆性骨折，通常指日生活中受到轻微外力时发生的骨折。骨折发生的常见部位为椎体（胸、腰椎），髋部（股骨近端），前臂远端和肱骨近端，其他部位如肋骨、跖骨、腓骨、骨盆等部位亦可发生骨折。骨质疏松性骨折发生后，再骨折的风险显著增加。

对心理状态及生活质量的影响 骨质疏松症及其相关骨折对患者心理状态的危害常被忽略，主要的心理异常包括恐惧、焦虑、抑郁、自信心丧失等。老年患者自主生活能力下降，以及骨折后缺少与外界接触和交流，均会给患者造成巨大的心理影响。应重视和关注骨质疏松症患者的心理异常，并给予必要的治疗。

骨密度测量的临床指征

符合以下任何一条，建议行骨密度测定

* 女性 65 岁以上和男性 70 岁以上者
* 女性 65 岁以下和男性 70 岁以下，有一个或多个骨质疏松危险因素者
* 有脆性骨折史的成年人
* 各种原因引起的性激素水平低下的成年人
* X 线影像已有骨质疏松改变者
* 接受骨质疏松治疗、进行疗效监测者
* 患有影响骨代谢疾病或使用影响骨代谢药物史者
* IOF 骨质疏松症一分钟测试题回答结果阳性者
* OSTA 结果 ≤ –1 者

注：IOF：国际骨质疏松基金会；
　　OSTA：亚洲人骨质疏松自我筛查工具

基于 DXA 测定骨密度分类标准

分类	T- 值
正常	T- 值 ≥ –1.0
低骨量	–2.5 ＜ T- 值 ＜ –1.0
骨质疏松	T- 值 ≤ –2.5
严重骨质疏松	T- 值 ≤ –2.5+ 脆性骨折

注：T- 值 =（实测值 – 同种族同性别正常青年人峰值骨密度）/ 同种族同性别正常青年人峰值骨密度的标准差；
　　DXA：双能 X 线吸收检测法

有多达 50% 的骨质疏松患者早期并没有预警症状，因此不易觉察患病。同时，许多人误以为背痛、驼背是老年人的正常生理现象，而没有把骨质疏

松当作是危害老年人健康和生活质量的重要疾病。

对于骨质疏松，一定要及早预防，及时及早地进行骨密度检测。50 岁以上的人群首次发生骨折后，不但要及时进行骨折治疗，同时还要及时进行骨密度的检测，以最大限度地避免发生再次骨折。

正确做法：首先到医院相关专科进行正规检查（骨密度和相关骨代谢指标）。如果检查正常，需要在医师的指导下进行生活方式干预，以预防骨质疏松症的发生；如果检查异常，则需首先判断骨质疏松症的类型，并根据病情的严重程度，在医生的指导下规范用药。

78. 风湿免疫疾病患者是骨质疏松高危人群

骨质疏松是一种以全身性骨代谢障碍为特点的疾病，而风湿免疫疾病患者常常是骨质疏松症的高危人群，其主要原因一方面是风湿骨病、关节炎等所致骨吸收和骨破坏增加。比如类风湿关节炎患者在疾病早期即可出现关节近端或关节周围的骨质疏松，这与疾病活动度及关节局部症状有关。系统性红斑狼疮的患者，即使有雌激素的保护，但是由于免疫炎症因子作用于成骨细胞、破骨细胞，引起自身免疫性骨破坏的发生，也会出现骨量流失、骨质疏松。

另一方面，风湿免疫疾病患者需长期应用激素治疗，激素会引起以损害骨代谢为本质的继发性骨质疏松。有文献报道，在长期使用糖皮质激素治疗的患者中，骨折发生率为 30% ～ 50%。即使在小剂量激素治疗时，骨折风险也随着每日剂量的增加而增加，但停药后骨折的风险可逐渐降低或接近原来水平。生理量的糖皮质激素对于维持骨代谢的动态平衡是非常重要的，但是治疗量的糖皮质激素却是继发性骨质疏松的主要原因。

风湿免疫病相关骨质疏松症的临床表现与其他类型的骨质疏松症状表现相同，早期可无明显临床症状，只能通过影像学进行诊断。双能 X 线吸收检测法测定骨密度是目前公认的判断骨质疏松的有效方法，这也是糖皮质激素性骨质疏松的诊断标准及监测指标。定量计算机断层扫描、定量超声测定、X 线摄片等也可以协助评估骨质疏松。美国风湿病学会对糖皮质激素诱导的骨质疏松防治共识建议，开始接受糖皮质激素治疗的患者，测量基础骨密度，以后每6个月复查1次；接受预防骨丢失治疗者，每年复查1次。

如何治疗糖皮质激素性骨质疏松？使用任何剂量的糖皮质激素，均应给予最基础的抗骨质疏松治疗，即补充钙与维生素D，外源性增加钙的摄入并提高钙的吸收利用。双膦酸盐类药物目前已成为抗骨质疏松治疗的一线用药，可以抑制骨吸收、减少骨丢失。还有一些其他类药物如甲状旁腺激素、降钙素、硬骨素等，也在临床上用于治疗骨质疏松症。但是最重要的仍然是患者要改善生活方式，在药物治疗的基础上，骨质疏松症患者应当注意维持正常体重，戒烟戒酒，适当增加负重运动锻炼。

79. 防治骨质疏松症的基础措施

骨骼强壮是维持人体健康的关键，骨质疏松症的防治应贯穿于生命全过程。骨质疏松性骨折会增加致残率或致死率，因此骨质疏松症的预防与治疗同等重要。骨质疏松症的主要防治目标包括改善骨骼生长发育，促进成年期达到理想的峰值骨量；维持骨量和骨质量，预防增龄性骨丢失；避免跌倒和骨折。

骨质疏松症初级预防：指尚无骨质疏松但具有骨质疏松症危险因素者，应防止或延缓其发展为骨质疏松症并避免发生第一次骨折。

骨质疏松症二级预防和治疗：指已有骨质疏松症或已经发生过脆性骨折，防治目的是避免发生骨折或再次骨折。

骨质疏松症的防治措施主要包括基础措施、药物干预和康复治疗。基础措施包括调整生活方式和骨健康基本补充剂。

调整生活方式 ①加强营养，均衡膳食：建议摄入富含钙、低盐和适量蛋白质的均衡膳食，推荐蛋白质摄入量为每日每千克体重0.8～1.0克，并每天摄入牛奶300毫升或相当量的奶制品。②充足日照：建议上午11:00到下午3:00间，尽可能多地暴露皮肤于阳光下晒15～30分钟（取决于日照时间、纬度、季节等因素），每周2次，以促进体内维生素D的合成，尽量不涂抹防晒霜，以免影响日照效果。但需注意避免强烈阳光照射，以防灼伤皮肤。③规律运动：建议进行有助于骨健康的体育锻炼和康复治疗。运动可改善机体敏捷性、力量、姿势及平衡等，减少跌倒风险。运动还有助于增加骨密度。适合于骨质疏松症患者的运动包括负重运动及抗阻运动，推荐规律的负重及肌肉力量练习，以减少跌倒和骨折风险。肌肉力量练习包括重量训练，其他抗阻运动及行走、慢跑、太极拳、瑜伽、舞蹈和乒乓球等。运动应循序渐进、持之以恒。骨质疏松症患者开始新的运动训练前应咨询临床医生，进行相关评估。④戒烟。⑤限酒。⑥避免过量饮用咖啡。⑦避免过量饮用碳酸饮料。⑧尽量避免或少用影响骨代谢的药物。

骨健康基本补充剂

钙剂 充足的钙摄入对获得理想骨峰值、减缓骨丢失、改善骨矿化和维护骨骼健康有益。根据 2013 版中国居民膳食营养素参考摄入量建议，成人每日钙推荐摄入量为 800 毫克（元素钙），50 岁及以上人群每日钙推荐摄入量为 1000 ～ 1200 毫克。尽可能通过饮食摄入充足的钙，饮食中钙摄入不足时，可给予钙剂补充。营养调查显示我国居民每日膳食约摄入元素钙 400 毫克，故每日尚需补充元素钙 500 ～ 600 毫克。钙剂选择需考虑其钙元素含量、安全性和有效性。

不同钙剂元素钙含量

化学名	元素钙含量
碳酸钙	40.00%
磷酸钙	38.76%
氯化钙	36.00%
醋酸钙	25.34%
枸橼酸钙	21.00%
乳酸钙	18.37%
葡萄糖酸钙	9.30%
氨基酸螯合钙	20.00%

维生素 D 充足的维生素 D 可增加肠钙吸收、促进骨骼矿化、保持肌力、改善平衡能力和降低跌倒风险。维生素 D 不足可导致继发性甲状旁腺功能亢进，增加骨吸收，从而引起或加重骨质疏松症。同时补充钙剂和维生

素 D 可降低骨质疏松性骨折风险。维生素 D 不足还会影响其他抗骨质疏松药物的疗效。

我国维生素 D 不足状况普遍存在，7 个省份的调查报告显示：55 岁以上女性血清 25（OH）D 平均浓度为 18 微克 / 升，61.0% 绝经后女性存在维生素 D 缺乏。2013 版中国居民膳食营养素参考摄入量建议，成人推荐维生素 D 摄入量为每日 400 国际单位（10 微克）；65 岁及以上老年人因缺乏日照以及摄入和吸收障碍常有维生素 D 缺乏，推荐摄入量为每日 600 国际单位（15 微克）；可耐受最高摄入量为每日 2000 国际单位（50 微克）；维生素 D 用于骨质疏松症防治时，剂量为每日 800 ～ 1200 国际单位。对于日光暴露不足和老年人等维生素 D 缺乏的高危人群，建议酌情检测血清 25（OH）D 水平，以了解患者维生素 D 的营养状态，指导维生素 D 的补充。有研究建议，老年人血清 25（OH）D 水平应达到或高于 75 纳摩尔 / 升（30 微克 / 升），以降低跌倒和骨折风险。

临床应用维生素 D 制剂时应注意个体差异和安全性，定期监测血钙和尿钙浓度。不推荐使用活性维生素 D 纠正维生素 D 缺乏，不建议 1 年单次较大剂量补充普通维生素 D。

80. 抗骨质疏松症的药物治疗

有效的抗骨质疏松症药物可以增加骨密度，改善骨质量，显著降低骨折的发生风险。抗骨质疏松症药物治疗的适应证：主要包括经骨密度检查确诊为骨质疏松症的患者；已经发生过椎体和髋部等部位脆性骨折者；骨量减少且具有高骨折风险的患者。

抗骨质疏松症药物按作用机制可分为骨吸收抑制剂、骨形成促进剂、其他机制类药物及传统中药。通常首选使用具有较广抗骨折谱的药物（如阿仑膦酸钠、唑来膦酸、利塞膦酸钠和迪诺塞麦等）。对低、中度骨折风险者（如年轻的绝经后妇女，骨密度水平较低但无骨折史）首选口服药物治疗。对口服不能耐受、禁忌、依从性欠佳及高骨折风险者（如多发椎体骨折或髋部骨折的老年患者、骨密度极低的患者）可考虑使用注射制剂（如唑来膦酸、特

1

常见骨关节疾病

抗骨质疏松症药物治疗适应证

* 发生椎体脆性骨折（临床或无症状）或髋部脆性骨折者
* DXA 骨密度（腰椎、股骨颈、全髋部或桡骨远端 1/3） T- 值≤ –2.5，无论是否有过骨折
* 骨量低下者（骨密度：–2.5 ＜ T- 值＜ –1.0），具备以下情况之一：
  —— 发生过某些部位的脆性骨折（肱骨上段、前臂远端或骨盆）
  —— FRAX 工具计算出未来 10 年髋部骨折概率≥ 3% 或任何主要骨质疏松性骨折发生概率≥ 20%

注: DXA: 双能 X 线吸收检测法;
FRAX: 骨折风险评估工具

立帕肽或迪诺塞麦等）。如仅椎体骨折高风险，而髋部和非椎体骨折风险不高的患者，可考虑选用雌激素或选择性雌激素受体调节剂（SERMs）。新发骨折伴疼痛的患者可考虑短期使用降钙素。迪诺塞麦是 RANKL 抑制剂，为单克隆抗体，国外已经广泛使用，在国内已经完成三期临床试验，尽管尚未上市，亦纳入《原发性骨质疏松症诊疗指南（2017）》。中药具有改善临床症候等作用，但降低骨质疏松性骨折的证据尚不足。国家食品药品监督管理局（CFDA）已经批准的主要抗骨质疏松症药物的特征和应用规范如下：

防治骨质疏松症主要药物

骨吸收抑制剂	骨形成促进剂	其他机制类药物	中药
双膦酸盐	甲状旁腺激素类似物	活性维生素 D 及其类似物	骨碎补总黄酮制剂
降钙素		维生素 K_2 类	淫羊藿苷类制剂
雌激素		锶盐	人工虎骨粉制剂
选择性雌激素受体调节剂			
RANKL 抑制剂（国内尚未上市）			

81. 骨质疏松症是慢性病需要长期治疗

双膦酸盐是治疗骨质疏松症的常用药物，具有显著抑制骨转换、增加骨密度和降低骨折风险的作用。但它同时具有引发胃肠道并发症、肌肉骨骼痛，以及超长时间连续应用（一般大于 7 年以上）可能会出现不典型股骨中段骨折或下颌骨坏死等不良反应。

双膦酸盐分为口服和静脉滴注两种制剂。我国有阿仑膦酸钠、利塞膦酸钠口服制剂和唑来膦酸静脉制剂。阿仑膦酸钠或利塞膦酸钠片的服用方法为每周 1 片，早餐前半小时，用 200 毫升温开水送服。服药后 30 分钟之内应避免躺卧，其间不能进食饮料和食物。如果患者忘记服药，可以在第二天早上补服 1 片。唑来膦酸的使用方法为静脉滴注，每年 1 次，一次 5 毫克，滴注时间不得少于 15 分钟。静脉输注唑来膦酸等含氮双膦酸盐可引起一过性发热、骨痛和肌痛等流感样症状，一般持续 1～2 天。此时，服用泰诺等抗感冒药可使症状较快缓解。胃食管反流、胃炎、十二指肠溃疡患者慎用双膦酸盐口服药，但可以采用静脉滴注唑来膦酸。

有的患者口服双膦酸盐 3～6 个月，症状改善后就自行停药，这是错误的。目前公认，没有发生过骨质疏松性骨折的患者需要使用双膦酸盐 1～3 年；严重骨质疏松症，即发生过骨质疏松性骨折的患者需要使用双膦酸盐 3～5 年。用药期间，患者需要每半年去医院检查一次血钙、磷、肝肾功能和骨转换指标；每年采用双能 X 线吸收仪检查一次骨密度。临床医生通过骨痛等症状是否改善、是否发生骨折，以及血骨转换指标和骨密度的变化来评估药物疗效。大多数患者治疗 3～6 个月后，血骨转换指标会显著下降；治疗 1 年后，腰椎骨密度可以增加 5%～10%，股骨颈部位骨密度可以增加 5% 左右。需要注意的是，即使患者的相关指标得以改变，也不能随意停药。

中华医学会骨质疏松和骨矿盐疾病分会发布的《原发性骨质疏松症诊疗指南（2017）》推荐：口服双膦酸盐治疗 5 年、静脉双膦酸盐治疗 3 年后，应对骨折风险进行评估。当骨密度已经得到很好的改善，且经评估认为骨折风险较低时，可以停止使用双膦酸盐；如骨折风险仍高，需要继续使用双膦酸盐，或换用其他抗骨质疏松药物，如特立帕肽或雷洛昔芬等。注意，停药期间，患者仍需定期随访骨密度等指标，以判断何时需要恢复用药。

82. 治疗骨质疏松要用好骨转换标志物

人体的骨骼处于不断的新陈代谢之中，要了解其代谢水平，虽然可以通过骨活检，但骨活检毕竟是一种有创手术，骨转换标志物（BTMs）只需清晨抽适量静脉血即可检测，十分方便。有些医师认为骨转换标志物的临床价值有限，其实通过检测骨转换标志物，可以判断骨丢失速率、了解骨质疏松症病情进展、指导临床干预措施的选择和调整，其临床价值不亚于骨密度（BMD）检测。在抗骨质疏松药物治疗中，骨转换标志物的变化明显早于骨密度。

骨转换标志物是骨组织在其代谢过程中的产物，按照来源不同，可分为骨形成标志物和骨吸收标志物。总 I 型胶原氨基端前肽（P1NP）、I 型胶原羧基端肽 β 特殊序列（CTX）是目前临床上常用的两种骨转换标志物，它们都与 I 型胶原的代谢有关。前者是成骨细胞合成 I 型胶原过程中的产物，是一种骨形成标志物；而后者是破骨细胞分解 I 型胶原后的产物，是一种骨吸收标志物。

在临床上，常有一些人认为骨形成标志物（如 PINP）和骨吸收标志物（如 CTX）的变化趋势应该是相反的，在骨质疏松症患者中骨吸收标志物应该升高，而骨形成标志物应该下降。其实，这些想法都是错误的。这是因为骨的吸收和形成是一个动态的耦联过程，骨吸收加快必然伴随着骨形成加快，药物在抑制了骨吸收的同时也必定抑制骨形成。因此，在临床上老年骨质疏松症患者的骨转换标志物常常是同时升高的，在应用抗吸收药物后也都迅速下降。

国际上以 CTX 作为主要参考指标。参考国内外文献，可将老年人的骨转换水平分成以下三种：

低转换：CTX < 200pg/ml；

中转换：200 pg/ml ≤ CTX < 450pg/ml（中位数约为 325pg/ml）；

高转换：CTX ≥ 450pg/ml。

一般来说，骨转换水平宁低勿高，对骨转换标志物较低者（即低转换）可暂不治疗，如是女性骨质疏松症患者可选择使用促骨形成药物。

根据检测结果调整治疗方案。对于中、高转换的老年人，不论其骨密度测量结果如何，都应接受抗骨吸收治疗。中转换的老年人，之所以需要接受抗骨吸收治疗，主要是因为老年人的骨转换标志物有自然增加的趋势，常伴骨丢失加快，尽早使用双膦酸盐等抗骨吸收药物，有助于抑制骨转换标志物的增高，减少骨质丢失。曾有一些学者认为，要待双能 X 线吸收法测定的骨密度 T 值小于 –2.0 方需治疗，其实是不妥的，因为骨质疏松症需要早防早治，且越早治疗效果越好。

在接受双膦酸盐类药物治疗 3～5 年后，应注意定期监测骨转换标志物。如骨转换标志物水平仍处在中、高转换水平，常提示患者治疗依从性不佳，此时应督促患者继续接受治疗，或调整治疗方案，如对口服阿仑膦酸钠依从性不高的患者可改用每年静脉滴注 1 次唑来膦酸针。如患者的骨转换标志物水平持续处于低转换水平，则表明患者治疗依从性较高，应考虑进入药物假期。一般 3～6 个月复查骨密度和骨转换标志物，并根据数值变化决定下一步治疗方案。

83. 骨质疏松症与科学补钙

人们对骨质疏松存在不少误区，不少人认为得了骨质疏松症补点钙就好了，或者自以为吃了钙片就不会发生骨质疏松症了，也有不少人会轻信广告选购所谓"最佳钙制品"。骨质疏松症的发生除了与缺钙有关，还与遗传、环境、某些疾病和药物等有关。

该不该补钙，补什么样的钙，补多少，如何补，必须由医生根据不同患者需要而做决定。有些人仅补钙即可，但大多数人，特别是中老年人仅补钙是不够的，因为随着年龄的增长，人体对钙的吸收能力逐渐下降，这时需要加服促进钙吸收的药物，如阿尔法骨化醇。还有些人不但钙吸收能力下降，钙流失的速度还在加快，这时不但要服用钙片和阿尔法骨化醇，还要加服双膦酸盐制剂。

补钙的确是骨质疏松治疗的基础措施，但补钙也要讲究科学。钙的摄入不仅源于钙片，在许多食物（比如牛奶、豆制品、虾皮、坚果类等）也富含钙。如果从食物摄取的钙已经充足，就不需要再补充钙片或含钙剂的保健品

中国营养学会膳食钙参考摄入量

年龄段	膳食钙参考摄入量（mg/d）
＜6月	200
7～12月	250
1～3岁	600
4～6岁	800
7～10岁	1000
11～13岁	1200
14～17岁	1000
18～49岁	800
＞50岁	1000
孕早期	800
孕中晚期、哺乳期	1000

（引自中国居民膳食营养素参考摄入量速查手册，中国标准出版社，2014）

了。不同种类钙剂中的元素钙含量不同，其中碳酸钙含钙量高，吸收率高，易溶于胃酸，常见不良反应为上腹不适和便秘等。枸橼酸钙含钙量较低，但水溶性较好，胃肠道不良反应小，且枸橼酸有可能减少肾结石的发生，适用于胃酸缺乏和有肾结石风险的患者。

补充钙剂需适量，超大剂量补充钙剂可能增加肾结石和心血管疾病的风险，如引起多尿、肾结石、膀胱结石、输尿管结石等，也可引起恶心、呕吐、便秘，或心动过缓、心律失常，严重的甚至会心跳骤停。在骨质疏松症的防治中，钙剂应与其他药物联合使用，目前尚无充分证据表明单纯补钙可以替代其他抗骨质疏松药物治疗。高钙血症和高钙尿症时应避免使用钙剂。

还有人认为，喝骨头汤、吃菠菜豆腐能补钙，其实这两种传统的补钙法都欠科学。骨头汤里含钙量并不高，脂肪含量却很高，脂肪与钙结合成皂化物会妨碍钙的吸收与利用。菠菜则含有较多草酸，容易与钙结合成为不溶性的钙盐，很难被人体吸收利用。

84. 女性绝经后建议做一次骨密度筛查

骨骼是人体的支架，脊柱是中轴，由多个椎骨按规律连接而成。正常情况下，它有 4 个生理弯曲：颈段凸向前，胸段凸向后，腰段再凸向前，骶尾段再凸向后。使脊柱呈 S 形略微自然弯屈，保持着挺拔的体态。

在日常生活中常会看到一些老年人弯腰驼背，驼背不是衰老的必然结果。女性 45 岁，男性 50 岁以后，尤其是绝经后女性，体内激素水平会明显下降，身体骨骼代谢趋向负平衡，分解速度大于重建速度，易出现骨质疏松。这时肌肉的强度和弹性都会下降，变得越来越松弛，如果坐或站时常弯腰，脊柱向前弯就会不断增大，久而久之，便形成驼背。而且年纪越大，弯得越狠，身高因此变矮。男性到六七十岁体内雄激素尚有一定水平，所以相对矮得慢些，而女性雌激素下降得很快，矮得快些，也矮得多些。

为什么会发生驼背？骨骼的重要组成成分是无机物（磷酸钙和碳酸钙）和有机物（主要由骨胶原纤维和黏多糖）。无机物能使骨骼具有硬度，有机物则能使骨骼具有韧性和一定的弹性。人的椎体主要由松质骨组成，靠身体前方的椎体部分松质骨的含量较大。当老年人发生骨质疏松时，蜂窝状的松质骨最先发生骨质疏松，骨小梁变细变薄、断裂、空洞。骨小梁数目的减少可达 30%，骨的强度下降，松质骨内发生微小骨折。骨折发生后椎体变矮、短缩，靠身体前方的椎体较后方的椎体短缩得更多，此时长方形的锥体就成为楔形，呈前面矮后面高的状态。如果多个椎体发生这样的骨折，人的脊柱就会明显向前弯曲。随着骨质疏松的发展，被压缩的椎体越多，压缩的程度越厉害，驼背就会越严重。大约有 30% 的 50 岁以上妇女伴有一处或多处椎体骨折。约有 20% 的 50 岁以上男性会发生骨质疏松性骨折。

为了有效预防骨质疏松，建议女性绝经后需要做一次骨密度筛查。如果出现骨质疏松的迹象需要抓紧预防治疗，之后建议一年测一次骨密度。女性的骨质在 35 岁时达到顶峰，更年期时体内雌激素不足，月经期开始变短或月经紊乱，骨质开始慢慢流失。到停经时，卵巢不再分泌雌激素，骨质钙因而开始大量流失，流失量每年少则 1% ～ 3%，多者高达 7%。到 60 岁时，有的骨质流失量可达 40%。骨密度检查是早期诊断骨质疏松的重要指标。根据数据显示，我国 50 岁以上的人群中骨密度检测率仅 3.7%，明显不足。

微创治疗骨质疏松性椎体骨折

骨质疏松性椎体骨折治疗面临两难境地：该病患者多为老年人，若保守治疗，患者长期卧床，活动量减少，骨量进一步丢失，导致再骨折，形成恶性循环。传统开放手术也困难重重，一方面老年患者身体基础情况差，并发症多，手术风险大；另一方面由于骨质疏松，开放手术就如同在烂木头上钉钉子，失败率高。据统计，仅钢钉松动率就高达25%，被列为相对禁忌证。

2000年，苏州大学附属第一医院骨科主任杨惠林教授领衔的团队与国际同步，在国内率先开展微创椎体后凸成形术：透视下精确定位骨折椎体，经皮穿刺（皮肤切口约0.5厘米）建立工作通道，经通道将球囊置入骨折椎体内；然后"吹气"扩张球囊，使骨折后压缩的椎体"挺立"复位；再灌注填充骨水泥，使骨折椎体重新变"瓷实"。患者术后疼痛迅速减轻，一天即可下床活动，数日即可出院，避免了长期卧床带来的并发症，为骨质疏松症的综合治疗赢得了宝贵时间。

该项研究成果在我国大多数省（市）得到广泛应用，数以万计的老年患者从中获益。"骨质疏松性椎体骨折微创治疗体系的建立及应用"项目，曾荣获2017年度国家科技进步奖二等奖。

85. 从食物中补钙更安全有效

骨质疏松症营养治疗的目的是在营养评价的基础上，找到患者饮食营养方面存在的危险因素，进而采取适宜方法，以增加患者骨量，防止骨折发生，促进患者健康。

对骨质疏松症患者需要首先进行营养评估。如膳食调查，通过24小时回顾法及半定量食物频度调查法了解患者日常饮食情况及需要特别关注的营养素摄入量，如蛋白质、钙、磷、维生素D、维生素C、维生素K、大豆异黄酮等的摄入量。还可以通过生化及有关检查指标：血浆蛋白、血钙、血磷、骨密度、血液有关激素及骨质疏松骨转换标志物等的检查；通过人体测量指标：身高、体重，计算体质指数（BMI）值及近期体重变化，还可以通过生物电阻抗分析仪测定体脂含量及瘦体组织含量；通过了解患者并发症情况及用药情况等进行有效的营养评价。

在营养评估的基础上，判定患者营养不良的类型、骨量减少情况、钙等营养素摄入量，做出正确的营养诊断。骨质疏松症的营养治疗要遵循6个原则：①能量供应量以满足患者需要为前提，以每天每千克体重25～35千卡（1千卡=4.186千焦）为宜；超重或肥胖症者采取减体重饮食，以每天每千克体重10～20千卡为宜；营养不足者，适当增加能量供应，以每天每千克体重35～45千卡为宜。②蛋白质需适当增加摄入量，但以不超过每天每千克体重1.5～2.0克为宜。③钙、磷及维生素D供应需充足，但钙以不超过2000毫克为宜，钙与磷摄入量之比不超过1∶1，维生素D以不超过20微克为宜；选择适宜方法促进钙及维生素D的吸收。④维生素K及大豆异黄酮供应充足。⑤供应充足的维生素C，但以每天不超过1000毫克为宜。⑥有合并症的患者，应在主治医师及营养医师的指导下正确处理。

生活中，含钙丰富的食物有很多，主要有全脂奶粉、奶酪、大豆、北豆腐、南豆腐、虾皮、海带、海参、紫菜、熟鱼干、芝麻酱、木耳、南瓜籽（炒）、芹菜、花生仁、榛子（炒）、黑芝麻、发菜、小白菜、油菜、香菜、花椒、柑橘等。含维生素D丰富的食物有鱼肝油、深海鱼类、动物肝脏、鱼卵、蛋黄、奶油和奶酪等。饮食上应适当吃符合骨质疏松症治疗原则的五谷杂粮及其他含钙丰富的食物，如黑麦、榛子、黑豆、亚麻籽、黑芝麻、苦荞麦、黑花生、黑木耳、海带、牦牛骨粉、桑葚等混合磨粉，代餐食用。其特点是能代替主食；含丰富的钙质，且钙磷比例适宜；含较丰富大豆异黄酮、骨胶原及丰富维生素D等对骨骼健康有好处的物质；含丰富蛋白质、多不饱和脂肪酸、膳食纤维及B族维生素等营养素。

骨质疏松症的患者每日应坚持1～2小时的户外有氧运动，如散步、快走、慢跑等，也可以适当参加抗阻力锻炼，如散步时腿上绑沙袋、举哑铃等。

86. 风湿性疾病达标治疗是关键

类风湿关节炎（RA），简称为类风湿，是一种常见的以损害周围关节（如手指、脚趾等部位关节）为主的自身免疫病。多见于中青年女性，主要表现为对称性、慢性、进行性多关节炎，随病情进展，造成关节软骨、骨和关节囊破坏，最终导致关节畸形和功能丧失，严重影响患者的生活与健康。

类风湿关节炎是一种以侵蚀性关节炎为主要临床表现的自身免疫病，可发生于任何年龄。其发病机制目前尚不明确，基本病理表现为滑膜炎、血管翳形成，逐渐出现关节软骨和骨破坏，最终导致关节畸形和功能丧失，可并发肺部疾病、心血管疾病、恶性肿瘤及抑郁症等。流行病学调查显示，类风湿关节炎的全球发病率为 0.5% ～ 1%，中国大陆地区发病率为 0.42%，总患病人群约 500 万，男女患病比率约为 1 ：4。随着病程的延长，残疾及功能受限发生率升高。我国类风湿关节炎患者在病程 1 ～ 5 年、5 ～ 10 年、10 ～ 15 年及 ≥ 15 年的致残率分别为 18.6%、43.5%、48.1%、61.3%。类风湿关节炎不仅造成患者身体功能、生活质量和社会参与度下降，也给患者家庭和社会带来巨大的经济负担。

类风湿关节炎最主要的特点是关节的红肿热痛。在疾病初期，患者往往仅感觉到一两个关节疼痛和僵硬，早上起床时症状尤为明显。随着疾病进展，会发展到关节畸形和功能受限，甚至会影响到身体其他系统的健康。患者从出现典型的多关节肿痛及晨僵等症状至确诊为类风湿关节炎的中位时间长达6 个月，25% 的类风湿关节炎患者经 1 年以上才能确诊。诊断时机将直接影响患者的治疗效果与预后。

我国一项风湿病注册登记研究显示，类风湿关节炎患者的常见合并症及患病风险依次为心血管疾病（2.2%）、脆性骨折（1.7%）及恶性肿瘤（0.6%），高龄和长病程与其呈正相关。合并此类疾病会影响类风湿关节炎患者的预后，增加病死率。此外，类风湿关节炎患者也会出现关节外的其他组织和器官受累。研究显示类风湿关节炎患者关节外受累的发生率为 17.8% ~ 47.5%，受累组织和器官包括皮肤、肺、心脏、神经系统、眼、血液和肾脏等，这类类风湿关节炎患者并发症的发生会更多，病死率会更高。

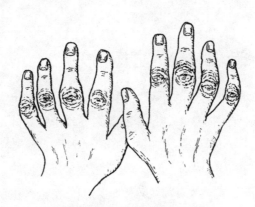

类风湿性指间关节肿胀及尺偏

　　类风湿关节炎关节病变是由炎性细胞浸润及其释放的炎性介质所致。尽早抑制细胞因子的产生及其作用，能有效阻止或减缓关节滑膜及软骨病变，故类风湿关节炎一经确诊应及时给予规范治疗。研究显示，不规律使用改善病情抗风湿药（DMARDs）是类风湿关节炎患者关节功能受限的独立危险因素之一。

　　类风湿关节炎的治疗原则为早期、规范治疗，定期监测与随访。《2018中国类风湿关节炎诊疗指南》明确提出了"达标治疗"（T2T，Treat to Target）的理念，并对不同阶段的治疗和监测给出了推荐。治疗目标是达到疾病缓解或低疾病活动度，最终目的为控制病情、减少致残率，改善患者生活质量。尽管类风湿关节炎无法根治，但通过达标治疗可有效缓解症状和控制病情：即 28 个关节疾病活动度（DAS28）≤ 2.6，或临床疾病活动指数（CDAI）≤ 2.8，或简化疾病活动指数（SDAI）≤ 3.3。

　　类风湿关节炎一旦确诊，早期使用抗风湿药治疗，每 1 ~ 2 个月随访一次，每次随访观察病情是否改善超过 20%，以及 3 ~ 6 个月内是否达到DAS28 ≤ 2.6（类风湿关节炎患者 28 处关节活动度评估）；如果达标，则可维持达标 3 ~ 6 个月以上，并可逐渐减少药物；如不达标，则改变方案，选择联合用或不联合用其他改善病情的药物以及生物制剂。与传统治疗相比，达标治疗的特点是：缩短随访间隔，密切观察病情变化；以病情活动度为依据，及时调整治疗方案；强调早期强化治疗和个体化治疗。

87. 类风湿关节炎与遗传密切相关

类风湿关节炎也被称作"不死的癌症"，它可引发一系列症状，包括关节部位的疼痛和肿胀，其中手、足和膝盖为易发部位。除了关节肿痛等患者可以直观感受的症状外，其最大的危害是高致残率。

类风湿关节炎的病因尚不明确。一般认为是反复感染、寒冷刺激、疲劳及遗传、内分泌等因素导致身体免疫系统出现异常，产生针对自身组织的免疫攻击而出现关节病变。

由于类风湿关节炎患者的免疫系统错误地将自身正常的组织当作威胁并对其进行攻击，进而引发一系列炎症反应。数据显示，中国大陆地区类风湿关节炎发病率为 0.42%，有约 500 万名类风湿关节炎患者，其中达到临床缓解的患者不到 35 万，这就意味着大多数类风湿关节炎患者都未能达到临床缓解，甚至超过 200 万人因为类风湿关节炎致残（病程 5 ～ 10 年致残率 43.5%）。

类风湿关节炎这一病名是 1858 年由英国医生加罗德首先使用的。1896 年舍费尔和雷蒙将该病定为独立的疾病，同年斯蒂尔对儿童型类风湿关节炎作了详细的描述。1931 年，塞西尔等人发现类风湿患者血清与链球菌的凝集率很高。1940 年，瓦勒发现类风湿因子。1945 年卡维尔蒂、1961 年斯勒芬分别提出类风湿发病机制的自身变态反应理论并得到确认。1941 年美国正式使用"类风湿关节炎"的病名。目前，除中、英、美三国使用"类风湿关节炎"病名外，法国、比利时、荷兰称之为慢性进展性多关节炎；德国、捷克和罗马尼亚等称之为原发性慢性多关节炎；原苏联称之为传染性非特异性多关节炎；日本则称之为慢性关节风湿症。

有专家认为，类风湿关节炎与遗传因素关系密切。调查也表明，类风湿关节炎患者家族中类风湿发病率是健康人群家族的 2 ～ 10 倍，近亲中母系比父系患类风湿的多。同卵双生子的共同患病率为 30% ~ 50%，异卵双生子发病的一致性仅为 5%。

88. 类风湿关节炎的药物治疗

选择类风湿关节炎治疗方案应综合考虑关节疼痛、肿胀数量、红细胞沉降率（ESR）、C 反应蛋白（CRP）、类风湿因子（RF）及抗环瓜氨酸蛋白抗体（ACPA）的数值等实验室指标。同时要考虑关节外受累情况，还应注意监测类风湿关节炎的常见合并症，如心血管疾病、骨质疏松、恶性肿瘤等。类风湿关节炎的治疗药物共分为四大类，临床医师应全面了解患者的病情，合理制订或调整用药方案。

非甾体类抗炎药物　能够抗炎止痛的非甾体类抗炎药物，但此类药物并不能从根本上控制病情。

传统合成抗风湿药物（DMARDs）　包括多种结构不同、作用各异的药物，如甲氨蝶呤、来氟米特、柳氮磺吡啶等，此类药物能通过不同的药理机制发挥抗炎及免疫调节作用，改善风湿病患者的病情、病程及预后，但常出现疗效不足或者患者无法耐受等问题，停药比例非常高。

传统合成抗风湿药是类风湿关节炎治疗的基石，亦是国内外指南共同认可的一线药物。队列研究显示，类风湿关节炎患者诊断第 1 年内传统合成抗风湿药物的累积使用量越大，关节置换时间越迟；早使用 1 个月，外科手术的风险相应降低 2% ~ 3%。类风湿关节炎患者一经确诊，应尽早开始传统合成抗风湿药治疗。推荐首选甲氨蝶呤单用。存在甲氨蝶呤禁忌时，考虑单用来氟米特或柳氮磺吡啶。甲氨蝶呤是类风湿关节炎治疗的锚定药。一般情况下，2/3 的类风湿关节炎患者单用甲氨蝶呤，或与其他传统合成抗风湿药物联用，即可达到治疗目标。基于我国人群的研究显示，小剂量甲氨蝶呤（≤ 10 毫克 / 周）的不良反应轻、长期耐受性较好。此外系统评价显示，甲氨蝶呤治疗期间补充叶酸（剂量可考虑每周 5 毫克）可减少胃肠道、肝功能损害等不良反应。

研究显示，对有甲氨蝶呤禁忌者，来氟米特和柳氮磺吡啶单用的疗效和安全性与甲氨蝶呤相当。羟氯喹对类风湿关节炎患者的代谢可能有益，并可减少心血管事件发生率，故一般情况下，建议将其与其他抗风湿药联合使用。

经甲氨蝶呤、来氟米特或柳氮磺吡啶等单药规范治疗仍未达标者，建议联合用药。有研究报道，对早期疾病活动度高的类风湿关节炎患者，传统合成抗风湿药联合治疗可改善临床症状和关节损害。对甲氨蝶呤反应不足的类风湿关节炎患者，联合 3 种传统合成抗风湿药（甲氨蝶呤 + 柳氮磺吡啶 + 羟氯喹）能较好地控制疾病活动度，其效果不低于甲氨蝶呤联合一种生物制剂抗风湿药或联合靶向合成抗风湿药。

经传统合成抗风湿药联合治疗仍不能达标时，可考虑延长治疗时间，观察疗效。多中心随机对照试验显示，对于经传统合成抗风湿药积极治疗 3～6 个月仍不达标的类风湿关节炎患者，延长治疗时间，可进一步提高临床缓解率，且患者用药安全性良好。

生物制剂抗风湿药物　以抗肿瘤坏死因子 -α（TNF-α）、白介素 -6（IL-6）为代表的生物制剂类缓解病情抗风湿药物，可在快速缓解症状中显现出其有效性，并且改善患者生活质量，延缓影像学进展，但其存在价格太高，长期使用易产抗体，注射给药不方便及需要冷链保存等问题。

新型口服小分子靶向 JAK 激酶抑制剂　即以托法替布为代表的新型口服小分子靶向 JAK 激酶抑制剂。作为一类新型的类风湿关节炎治疗药物，该类药物的出现给类风湿关节炎的治疗带来了新的希望。该类药物的疗效显著优于传统的缓解病情抗风湿药物，并且规避了生物制剂的诸多缺陷，口服而无需打针，成为越来越多医生治疗类风湿关节炎的有力武器。托法替布以其独特创新的细胞内靶向作用机制，直击类风湿关节炎的发病机制核心，带来突出的疗效和安全性，被最新的国际权威学术机构指南，包括欧洲抗风湿病联盟指南、美国风湿病学会指南，一致推荐为传统缓解病情抗风湿药物（甲氨蝶呤、来氟米特等）疗效不佳或不耐受患者的新选择。最新发布的《2018 中国类风湿关节炎诊疗指南》也对托法替布给出了与国际权威学术机构指南一致的推荐，该指南是基于当前的最佳证据，在吸收国际最新治疗指南意见的基础上结合我国国情进行的推荐，具有重要的临床参考价值。

经传统合成抗风湿药治疗仍未达标的类风湿关节炎患者，建议用一种传统合成抗风湿药联合一种生物制剂抗风湿药，如肿瘤坏死因子 -α（TNF-α）、

強骨行动

中老年常见骨关节疾病防治锦囊

托珠单抗；或一种传统合成抗风湿药联合一种靶向合成抗风湿药（如托法替布）进行治疗。TNF-α 抑制剂、托珠单抗和托法替布目前在使用的选择上并无优先顺序，当传统合成抗风湿药联合其中一种治疗未达标后，可在三者间更换另外一种进行治疗。

艾拉莫德是 2011 年获中国食品药品监督管理总局批准的抗风湿药。有研究显示，艾拉莫德与甲氨蝶呤联用能改善活动期类风湿关节炎患者的临床症状。

雷公藤制剂属植物药，自 1969 年开始用于治疗类风湿关节炎，但由于缺乏安全性和有效性的科学数据，在一定程度上限制了其使用。近两年的研究显示，对无生育要求的类风湿关节炎患者，雷公藤单用或与甲氨蝶呤联用，均具有一定的疗效，且不良反应发生率与单用甲氨蝶呤无显著差异，但在使用过程中需密切监测与评估其不良反应。此外，如白芍总苷、青藤碱等植物制剂，一方面为类风湿关节炎治疗带来新的可能性，另一方面尚需开展高质量临床试验来进一步研究其有效性和安全性。

还有一类治疗类风湿关节炎的药物就是糖皮质激素。现在各种指南中对糖皮质激素的推荐均为小剂量、短疗程、过渡治疗用药物，不能作为长期用药。

89. 激素治疗类风湿是把"双刃剑"

激素，即糖皮质激素，是肾上腺分泌的几种类固醇物质的总称。如常用的泼尼松、氢化可的松和地塞米松等，均为激素的人工合成物，多用于治疗哮喘、肾病综合征、危重患者抢救、肾上腺皮质功能低下和自身免疫性疾病，如类风湿关节炎等。

糖皮质激素具有高效抗炎和免疫抑制作用，1948 年首次用于治疗类风湿关节炎。但由于其不良反应较大，因此在较长时间内临床医师很少将糖皮质激素用于治疗类风湿关节炎。系统评价显示，对中 / 高疾病活动度的类风湿关节炎患者，在使用传统合成抗风湿药物（DMARDs）的基础上联合小剂量糖皮质激素（泼尼松 ≤ 10 毫克 / 天或等效的其他药物）可快速控制症状，协助传统合成抗风湿药物发挥作用。

我国风湿疾病注册登记研究显示，40.6% 的类风湿关节炎患者不同程度地接受过糖皮质激素的治疗。但是研究显示，糖皮质激素用药不规范问题在我国仍然很突出：用药疗程过长（如大于 6 个月）的类风湿关节炎患者占70%，仅接受糖皮质激素单药治疗的患者占 11.3%。因此糖皮质激素在类风湿关节炎治疗中的使用仍需进一步规范，特别是基层医疗机构。

几乎所有的类风湿患者，服激素数小时后疼痛就能耐受。用药第 2 天晨僵基本消失，疼痛进一步减轻。用药 1 周后关节肿痛明显减轻，关节活动度增大，皮下结节变小，巩膜和虹膜睫状体炎消退，用药 4 ～ 8 周病情可获得最大程度的改善。可惜好景不长，继续用药，疗效反而倒退。大约用药的第二年末，相当一部分患者用药所带来的好处已抵不过激素不良反应所造成的危害。从 X 线片上发现，在激素治疗期间即使症状和检验指标都有好转，但软骨和骨的破坏却在加剧。显然，糖皮质激素只能抑制炎症却不能消除炎症，更阻止不了关节破坏的进展。因此，越是有经验的医生，越不愿以激素作为治疗类风湿的首选药物。

长期滥用激素的不良反应可导致满月脸、水牛背、向心性肥胖等脂肪异常沉积和痤疮、多毛症、紫癜，继而出现水肿、高血压、高血压脑病、糖尿病、月经失调、肾上腺皮质功能低下、胆石症、胰腺炎，重者导致消化道溃疡、出血或穿孔、骨质疏松及病理性骨折、严重感染、股骨头坏死，甚至过敏性休克及猝死等严重后果。长期滥用激素的危害性甚至比类风湿本身更为严重。

激素也并非一无是处，不必谈"激"色变，视如洪水猛兽，一概拒之。毕竟激素具有强大的抗炎、抗免疫、抗毒素和抗休克作用，能控制类风湿病情，提高生活质量。但应用激素应有严格的指征，用得恰到好处，该收就收，切忌长期滥用。目前，该药主要用于全身症状严重而其他药物治疗无效，或有全身性血管炎、多脏器损害、严重贫血、眼损害、高热或病情危重者，病情稳定后应及时停药。用药的原则为，如小剂量有效就不用大剂量，能口服就不注射。其禁忌证为活动性肺结核、化脓性感染、胃肠道出血、溃疡病、心肌梗死、肾功能不全、精神病和癫痫发作等。

长期大剂量应用激素，如应用强泼尼松每日 20 ～ 30 毫克，连续应用

5～13天，即可引起肾上腺皮质功能萎缩或下丘脑－垂体－肾上腺轴反应抑制。如突然停药可出现恶心、呕吐、低血糖、低血氧、低血钠、高血钾、心律不齐、低血压等撤药危象。尤应注意的是，撤药危象也可出现于停药相当长时间之后，如遇感染、手术或其他应激情况时，令人猝不及防。

怎样安全撤停激素？短期应用者可迅速撤停。对长期应用激素或激素依赖者，能否撤停激素是类风湿治疗成败的关键，但应缓慢撤停。用激素2～3周以上者，垂体及肾上腺皮质功能已受抑制可用递减法撤药，每周减去日服激素总量的1/18～1/24，需6～9周撤停；用激素2～3个月以上者，每周减去前次用量的1/10，直至停药，常需半年至一年或更长时间撤停。

90."类风关"患者生活细节养护

类风湿关节炎患者在坚持规范治疗的同时，在生活方式上也要注意调整养护，以减少痛苦，延缓关节病变进展，保护关节功能，避免病情反复加重导致重要器官受累。如肥胖和吸烟，不仅增加类风湿关节炎的发病率，也会加重类风湿关节炎的病情。研究显示，合理饮食有助于类风湿关节炎患者的病情控制。每周坚持1～2次的有氧运动（而非高强度的体育运动），不仅有助于改善患者的关节功能和提高生活质量，还有助于缓解疲劳感。

保持乐观向上的情绪 树立战胜疾病的信心。大约30%的类风湿关节炎患者都存在或多或少的精神心理问题，一般是轻度抑郁，这种精神状态对于类风湿关节炎的治疗有着很大不利影响。尽管现阶段类风湿关节炎尚不能根治，但是早期诊断、规范治疗可以有效地控制疾病的发展。

注意饮食卫生 由于类风湿关节炎的治疗药物许多需要口服，保持健康的胃肠道功能非常重要。患者应注意饮食有节，适当进食优质蛋白质和富含维生素、微量元素的食物，增加蔬菜、减少脂肪摄入，避免寒凉刺激性食物。注意控制体重，以免增加关节负担。戒烟戒酒。

日常生活中注意关节保护 类风湿关节炎最常影响的是小关节，一般从手足小关节开始，如掌指关节、指间关节、腕关节等。手部关节对精细活动有重要影响，如写字、吃饭等，这些关节的病变会严重影响患者生活质量。

可以经常做做手腕操帮助缓解关节痛：

①预热按摩：两手对掌、交叉相搓，频率稍快，搓至掌心与指关节有热感。每个部位按摩 1～2 分钟。

②屈伸运动：类似于用力抓、放东西的感觉。屈伸时，指关节尽量充分闭合或展开。如果一只手完成有困难，另一只手可协助完成。每一组可循环做 5 次。

③压指运动：将一只手展开，掌心向下。另一只手，指腹对指腹轻轻向下按压，将指关节得到充分展开。

④旋转运动：双手掌面相合，手指自然交叉。腕关节正反向慢旋转各 5 圈。

⑤开门运动：双臂平放（或放于桌面上），手掌心向上，在上臂不动的情况下，翻转前臂使掌心向下。不能完成时，另一只手可协助。

建议早晨起床、午睡后进行。每日可做 2 次，锻炼不可用力过猛，应循序渐进，急性炎症期不适宜锻炼。此外，对于长期使用电脑、患有关节炎、手指关节僵硬的朋友，这套手腕操也有缓解肌肉疲劳、止痛的作用，空闲时不妨做做。

91. 类风湿关节炎的健康教育处方

患者教育对疾病的管理至关重要，有助于提高类风湿关节炎的治疗效果。一方面，临床医师应帮助患者充分了解和认识类风湿关节炎的疾病特点与转归，增强其接受规范诊疗的信心，并提醒患者定期监测与随访。

★注意保暖，减少寒冷刺激。

★立即戒烟，避免接触二手烟。

★不饮酒。

★注意饮食卫生，避免摄入增加胃肠道负担的饮食（如过于油腻、辛辣的食物）。

★适当增加优质蛋白质比例（如蛋类、瘦肉）。

★超重肥胖者控制膳食总热量，避免体重增加，加重关节负担。

★休息与放松。短时休息或睡眠可以缓解类风湿关节炎引起的乏力、关节僵痛；避免紧张、焦虑，保持良好的心态，可以让关节和全身情况好转。

★日常生活中应注意关节保护，尤其双手关节保护。需要注意以下几点：

① 活动时使用大关节，比如把拎包改为挎包；用手持物时，尽可能用双手，比如双手端锅。

② 加大把持物握柄，比如在牙刷把上缠绕纱布，方便握持。

③ 避免掌指关节弯曲、指关节伸直的动作，如起床时用手掌撑起，避免只用手指。

④ 能推不提，比如推车买菜。

⑤ 尽量坐有靠背的椅子，避免长久站立。

⑥ 久坐、平卧后，先活动关节，再起身。

⑦ 关节出现轻微僵痛时，可以采取短时间休息的方式，一般一刻钟到半小时的短睡，可有效缓解关节症状。

★适当运动。类风湿关节炎患者应该参加运动锻炼。规律的运动锻炼有助于减轻关节炎所致的疼痛，运动方式以保持关节灵活性和肌肉强度为主。

① 锻炼项目：根据个人关节病情严重程度选择适合自己的锻炼方式，比如简单的保持关节灵活性的手指活动和上肢运动；能改善心肺功能和肌肉力量的有氧运动：如散步、骑自行车和游泳。避免对关节形成高冲击性的运动，如跑步、打篮球等。

② 运动锻炼的量：每日运动锻炼约 30～40 分钟（可分成几次完成），一周运动锻炼多日。运动量应该从轻缓开始、缓慢增加。运动开始前应适当热身，如缓慢步行、原地踏步或拉伸肌肉。

③ 运动保护：运动锻炼时通过以下方式保护关节，如有髋关节、膝关节、足部或踝关节问题，尽可能在平整的路面上行走，避免爬坡、爬楼梯；穿着可支持足部并提供缓冲的鞋子，如带有气垫的运动鞋；如果出现运动时疼痛，应停止或改变活动方式；避免进行扭转关节的活动；穿戴膝部支具或其他支持设备。

92. 新生儿要进行髋关节筛查

发育性髋关节发育不良（DDH）是小儿最常见的髋关节疾病。它是婴儿出生时就存在或者出生后继续发育才表现出来的一系列髋关节异常的总称，包括：髋臼发育不良的稳定髋关节、髋关节半脱位、髋关节完全脱位但可以复位、完全脱位且不能复位。

髋关节发育不良的重要高危因素是女婴且伸腿臀先露，另一重要高危因素是家族史，即婴儿父母一方和（或）兄弟姐妹中患有髋关节发育不良，此类婴幼儿应该在出生后 4～6 周接受超声检查。另外髋关节发育不良危险因素还包括：巨大儿、胎儿过度成熟、婴儿襁褓、羊水过少和其他引起体位性变形的宫内因素。

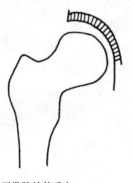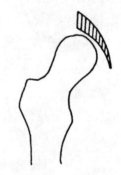

正常髋关节受力　　　　　　髋臼发育不良、关节半脱位时的受力状态

髋臼发育不良的关节受力状态

髋关节发育不良的早期诊断对治疗预后至关重要，而筛查就是早期诊断的重要手段。早期髋关节发育不良可以逆转，但是延迟诊断可能导致髋关节退化性疾病，从而成为 60 岁以下患者髋关节置换术最常见的原因之一。大量晚期发现的髋关节发育不良不仅给治疗带来了种种困难，也给治疗后髋关

强骨行动

中老年常见骨关节疾病防治锦囊

节功能的保全造成了很大难题。

目前常用的筛查方法有临床体格检查、超声检查和 X 线检查。超声检查无创、安全、易行、费用较低、诊断过程简单、并可动态观察，比体格检查、X 线检查的准确率更高，是早期髋关节发育不良最普遍且最有价值的影像诊断方法。对于"可疑"的婴幼儿，建议家长在孩子出生 4 个月内前往医院接受相关筛查。

对于 6 个月以下的婴儿来说，髋关节主要由软骨构成，股骨头尚未骨化，超声是对此种不成熟髋关节成像诊断的首选方法。超声可使髋关节软骨构成部分及周围软组织解剖结构呈现直观视图。当股骨头骨化后超声的诊断价值降低，6 个月～ 1 岁的婴儿应用 X 线观察髋关节更为可靠。通常婴儿 1 岁后，股骨头充分骨化使髋臼部分的超声图像显示不清。如果超声无法清晰显示 Y 形软骨，就需要 X 线检查。当髋关节各部分仍可由超声清晰显示，时间窗可以相对放宽。

应用超声检查婴儿髋关节的适应证：①体格检查或影像学检查髋关节有异常或可疑发现。②有髋关节发育不良家族史或遗传史。③臀先露。④羊水过少或其他胎产式因素。⑤神经肌肉病变（如先天性肌肉斜颈和先天性足部畸形等）。⑥监测应用 Pavlik 支具或其他固定装置治疗的髋关节发育不良患者。

由于髋关节存在生理性松弛，髋关节超声不建议应用于 3 ～ 4 周以下婴儿，除非临床表明存在髋关节脱位或明显不稳定者。

New Vision
新视野

上海市六院骨科
截骨手术机器人获全球医疗机器人创新设计大赛金奖

2019 年 12 月 14 日，在刚刚结束的 2019 全球医疗机器人创新设计大赛中，由上海市第六人民医院骨科张长青教授领衔的构思设计团队，联合上海交通大学机器人研究院及上海电气集团医疗机器人研究中心，凭借一套髋关节发育不良髋臼精准截骨手术机器人系统赢得了大赛金奖。

此次斩获金奖的项目是上海市第六人民医院骨科张长青劳模创新工作室的重点研究内容之一。参与创意设计的朱振中博士介绍，通过球形摆锯的独特设计，结合机械臂精确控制，实现了适配于髋臼窝状结构的球形截骨，易于精确调整及固定，可有效减少原骨盆广泛截骨术对骨质结构的干扰，大幅度地降低手术创伤。

据介绍，研发的初衷很简单，就是希望把复杂的手术相对简单化，针对目前临床髋关节发育不良外科治疗中的难点，寻找更加精准化、微创化的外科诊疗途径。多年来，张长青教授始终坚持尽可能以最少创伤为患者保留最多功能并缓解病痛，通过不断改良手术以提高保髋疗效。借助机器人能对股骨进行精准测算，结合术中导航，使得过去不能解决的问题得到了很好的解决。

93. 早期发现青少年脊柱侧凸

脊柱侧凸是一种病理状态，当脊柱的一段或几段出现侧方弯曲，可逐渐加重，不仅可累及脊柱胸廓、肋骨、骨盆，严重者还可影响到心、肺功能，累及脊髓，造成截瘫甚至死亡。脊柱侧凸不仅造成患者外观畸形，给青少年带来心理和生理双重残疾，严重危害青少年健康，同时也给家庭、社会造成沉重的医疗和经济负担。脊柱侧凸（scoliosis）在希腊语中意为"弯曲"，最早由古希腊的一位医生提出。脊柱畸形疾病中，以脊柱侧凸发病率最高，常见于青少年。国内外报告，特发性脊柱侧凸的发病率在 1%～2%，我国有 300 万～350 万名青少年特发性脊柱侧凸患者。大约 80%～85% 的女性患者在月经前后发病，男孩发病期稍晚。

国内外学者研究认为，这种病具有一定遗传因素，其他还可能与激素水平、生长发育不对称、结缔组织发育异常、神经－平衡功能障碍、神经内分泌系统异常等因素相关。

脊柱侧凸通常不伴有疼痛，当侧弯较轻时外观异常不明显，尤其是穿着

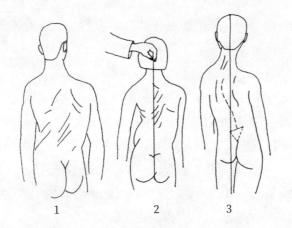

1. 上胸椎侧凸，致使颈肩部不对称畸形； 2. 胸椎侧凸，左侧腰三角明显，右侧消失；
3. 代偿性、失调性脊柱侧凸

脊柱侧凸

衣服时更加不易被觉察，很容易被患者及家长忽视，常常较难早期发现，延误了病情诊治。大多数青少年儿童的脊柱侧凸都是由父母在孩子洗澡或者衣服穿着较少时偶然发现的。

当孩子出现这些症状时，家长应及时带其到正规医院的骨科或脊柱外科就医：双肩不等高或两侧肩胛骨不对称；躯干向一侧倾斜；头不能保持正中姿势；臀部、腰部不对称或双下肢不等长；向前弯腰时背部不对称等。

肩部不对称是早期脊柱侧凸的常见表现，也就是一肩高、一肩低，穿衣服领口不平。这时，可以让孩子脱去裤子，双腿并拢，双腿站直，双手贴近大腿两侧自然下垂伸直，在大腿上中指的指尖部位划一横线，通过观察左右手在大腿外侧留下的横线位置是否在一个水平面，是否和地面平行，或者直接测量两点到地面的垂直距离，这样就可以判断出孩子是否双肩不等高了。需要注意的是，双肩不等高并不一定就是脊柱侧凸，肩关节脱位或骨折、先天性肩胛高耸等疾病也可以出现双肩不等高，需要进一步做 X 线片等检查才能确定。

除此之外，"一侧背部隆起"也是脊柱侧凸的常见表现。可以让孩子露出腰背部，立正站好，双臂向前伸直，手心并拢，同时向前低头、慢慢弯腰，一般完成 90°就可以，同时双手还要对准两脚中间位置。这时从后面观察双侧腰背部是否对称，有一侧隆起就可能是异常的；女孩子在进行同样观察，也要注意两侧乳房是否发育对称。通常脊柱侧凸的弯度越大，一侧乳房隆起就越明显。

尽管国际上探寻特发性脊柱侧凸病因已30多年，但目前该病病因仍不明确。可喜的是，通过历时9年对数千病例的追踪，南京鼓楼医院脊柱外科邱勇研究团队首次在中国汉族人群（女孩）中找到了先天性脊柱侧凸的易感基因——TBX6，并在多个中心验证成功，具有较高的临床价值，为先天性脊柱侧凸的早期基因诊断提供了依据。该团队还将致力于将这些易感基因整合起来开发基因检测试剂盒，从而实现疾病的早期筛查。

94. 青少年脊柱侧凸必须尽早治疗

青少年期常见脊柱侧凸分为两种，一类是先天性的，另一类是特发性的。特发性脊柱侧凸不仅指突然发生，更多的是指发病原因尚不明确。正因为这种特性，预防脊柱侧凸尚无有效方法，只能早发现、早治疗。目前，有些不专业的网站、平台或营利性机构，向公众灌输"通过矫正姿势防止脊柱侧凸"的说法，这是不正确的！

诊断脊柱侧凸的一个重要指标是测量患儿脊柱的 Cobb's 角度，Cobb's 角度大于 10°即诊断为脊柱侧凸。Cobb's 角度在 20°以内，通常只需观察治疗，通过加强运动、功能锻炼等方式加以改善；Cobb's 角度大于 20°或者 25°，随访一年内增大超过 5°的，要进行支具治疗；Cobb's 角度大于 45°则需手术治疗，手术的治疗有效率可达 70% ～ 75%。

Cobb's 角度诊断及处理

Cobb's 角度	诊断及处理
＞ 10°	可诊断为脊柱侧凸
20°以内	加强运动及功能锻炼，随访观察
20°～ 25°，且随访一年内增大超过 5°	支具治疗
＞ 45°	手术治疗

父母发现孩子患有脊柱畸形后要积极就医，积极、适当、有效的治疗，可以阻止或延缓脊柱侧凸的发展，减轻脊柱侧凸带来的各种危害，这对于疾病的预后十分重要。在治疗中，医生会根据不同的情况进行针对性治疗。侧凸角度小的中轻度患者无需手术，可以先保守治疗，包括理疗、体操锻炼、石膏或支具等；一般畸形严重或者呈加重趋势、骨骼发育停止，后侧凸角度较大，或者严重胸弯并且由于胸廓畸形影响肺功能的，通常需要手术。实施手术治疗的目的是让身体获得一个三维平衡、牢固的脊柱，并防止畸形加重。

有些家长认为，手术治疗特发性脊柱侧凸风险较大，可能引发瘫痪，从而选择牵引、推拿、针灸等方式治疗。这些方式尚未被科学证明有效，却可导致患者错过最佳的治疗时机。贻误治疗会引发一系列连锁反应，如压迫心脏、肺、神经等，也会影响患者心理。在日常生活中应注意：

每半年检查一次脊柱　10岁以下的孩子最好每半年做一次脊柱检查。如果发现异常，应尽早前往医院骨科或脊柱外科诊治。

纠正不良习惯和错误姿势　①选择硬板床。由于孩子的脊柱十分柔韧，且很容易定型，尤其是发育期、青春期体重超重的孩子，为了较好保持脊柱的生理弧度应选择睡硬板床。②枕头应以低而柔软为好。睡觉时，宜让孩子的整个肩背部一起置于枕头上，以减轻颈部的屈伸力。注意不要让孩子长时间、长期趴着睡觉。③不要选择过大的鞋子。过大的鞋子会让孩子的下肢行走很不协调，长期如此会加重脊柱的负担，出现疼痛现象。④尽量避免赤足行走。尤其是夏季和温暖季节，足部受凉会促使和加剧腰部脊柱的疼痛。⑤避免用单肩背书包。长期背单肩书包有可能导致孩子变成高低肩，甚至脊柱侧凸。⑥建议孩子坐椅子时，最好坐在椅子的前1/3或1/2处，尽量上半身坐直，不要屈背弯腰，以减少心肺和腰部承受的压力；听课和做功课时，不要侧歪身体，避免增加背部脊柱的侧压力。

北京协和医院破解早发性脊柱侧凸世界难题

北京协和医院骨科脊柱矫形外科仉建国团队在国际上首创"截骨短节段融合联合双生长棒技术"，有效地矫正早发性脊柱侧凸（EOS）严重僵硬型的脊柱畸形。最重要的是，在充分保证治疗效果的同时，保留了患儿宝贵的脊柱和肺脏的生长潜力。经过对疗效的长期随访验证，这一创新术式的长期疗效满意，达到国际领先水平。

早发性脊柱侧凸是困扰全世界脊柱矫形医生的难题。目前，全世界没有关于早发性脊柱侧凸的流行病统计学数据。从现有的临床报道以及文献来看，特发性脊柱侧凸发病率约为1.6%，而先天性脊柱侧凸发病率不足0.02%，尚未发现患病存在性别差异。

临床上，通常将10岁之前发生的脊柱侧凸统称为早发性脊柱侧凸。而这个时期正是患儿快速生长发育关键期，倘若不及时治疗，会对患儿造成严重的身心损伤，特别是严重僵硬型早发性脊柱侧凸的危害更大。所谓严重僵硬型早发性脊柱侧凸是指患儿年龄小于10岁，脊柱畸形不仅程度重，而且柔韧性极差，处理起来难度高、风险大。

传统的矫形固定融合技术会严重限制患儿的生长潜力，患儿的脊柱和胸廓无法得到正常的发育，成年后难以正常生存。而传统的生长棒技术又因为矫形力量有限，无法有效控制畸形，极易出现手术失败，反复多次翻修手术对这些幼小的孩童来说无疑是噩梦般的经历。为了解决这一世界难题，仉建国团队经过10年潜心探索研究，终于获得了突破性成绩。

95. 补钙治不了孩子的"漏斗胸"

"漏斗胸"并不是因为发育期间缺钙所致，而是一种先天性的疾病，男性比女性多见，发病率为1/1000。部分漏斗胸患儿往往还合并不同程度的

强骨行动 中老年常见骨关节疾病防治锦囊

脊柱侧凸，部分患儿同时还有先天性心脏病、肺发育不全等疾病。单纯补钙不能有效治疗"漏斗胸"。

"漏斗胸"的形成根本原因目前还不完全清楚，由于患儿的肋软骨生长不协调，向后挤压胸骨，或者是因为膈中心腱过短，随着身体的发育，将胸骨和剑突向后牵拉使得胸骨凹陷，形成漏斗胸。一般来说，从 2 岁开始漏斗胸就出现端倪，轻度的漏斗胸对孩子日常生活影响不大，建议进行规律的锻炼（扩胸运动）并随访，部分患儿经过锻炼，漏斗胸会有所纠正。

如果在定期复查过程中发现漏斗胸逐渐加重，则需要选择适当的时机手术治疗。手术治疗方式有很多种，手术时机的选择以前多倾向于学龄前至学龄期，目前大多数专家倾向于青春期前至青春期。同时还要参考胸廓 CT 三维重建，测定漏斗胸指数，从而判定其程度及手术时机。

96. 先天性马蹄内翻足的治疗

先天性马蹄内翻足是儿童最常见的足部畸形，也叫先天性畸形足，是一种比较常见的先天畸形。该病大多为单侧脚部畸形，但也可能是双侧脚部畸形。据统计，每 1000 个新生儿中就有 1 例先天性马蹄内翻足患儿，男孩患病概率要大于女孩。父母患马蹄足，其子女患病的概率为 3% ～ 4%；若父母双方均有马蹄足，子女患病的概率则增至 30%。

每年全球大概有 10 万个先天性马蹄内翻足病例，曾一度被认为非常难以矫正且治疗后又容易复发。潘塞缇医生提出的保守治疗方法，使 95% 以上的患儿无需接受广泛的软组织松解手术就能获得一个外观正常、功能良好的跖行足。该方法已经被公认为是有效治疗 1 ～ 9 个月婴儿期先天性马蹄内翻足的基本方法。虽然保守治疗法已经在全球范围内得到推广和普及，但是，仍然有一部分患儿在接受传统方法和其他一些不规范的治疗，由于疗效不佳而复发。

先天性马蹄内翻足怎么治？包括手法复位和石膏固定。一般来说，所有的治疗均在门诊进行，需要 4 ～ 5 次。

建议新生儿在出生后（7 ～ 10 天）即开始接受治疗，在 9 个月之前用保守治疗方法，大多数马蹄都能得到矫正。患者初期使用这一疗法，通常每周需要进行一次手法矫正，接着打上石膏，一般6周就能矫正大多数马蹄；若6～7次后仍未得到矫正，表示此方法可能已经失败。9个月之前，效果最好，如果9～28个月之间开始治疗，仍然可以矫正多数畸形。经保守治疗的患儿，若是单侧，成年后患足会比健侧足略短（平均1.3厘米）。下肢的长度无影响，患腿可能略细（平均2.3厘米）。

跟腱切断术　经皮跟腱切断术可使前足内收、跟骨内翻可得到充分矫正，该手术均在全麻下进行，术后石膏管型固定于足外展60°～70°，背伸15°～20°位，维持4周。拆除最后一次石膏后立即穿戴足外展支具，保持患侧外展70°，健侧外展40°，背屈10°～20°位。支具全天穿戴3个月，以后穿戴时间可缩短至夜间12小时，白天2～4小时，每天共佩戴14～16小时，持续到4岁。4岁以上患儿治疗后可不穿戴支具，日间穿戴矫形鞋；支具的大小由最后一次上石膏前测量决定。随着患儿的生长，一旦出现支具不合适，立即更换更大的型号。使用支具期间让家长掌握跟腱牵拉训练及前足外展的牵拉训练，并让他们能够坚持使用。

胫前肌腱转移术　部分患儿经治疗后在静息状态下足外观已基本正常，但行走时存在持续的足内翻和旋后，同时存在足底外侧皮肤增厚，需要施行胫前肌腱转移术，手术均全麻下进行。手术前巩固2～3次石膏，以纠正全部固定畸形。

97.先天性寰枢椎脱位必须早诊早治

寰枢椎脱位按其病因可分为先天性、创伤性和病理性。其中先天性寰枢椎脱位，也被称为特发性寰枢椎脱位，多系"不可复型脱位"。先天性寰枢椎脱位要早发现、早治疗，不可拖延等待，以免延误最佳治疗时机，造成不可挽回的损失。

先天性寰枢椎脱位临床表现有眩晕、耳鸣、胸闷、头后枕部或颈部疼痛、颈项歪斜、颈部运动受限等，如果损伤到相应的脊髓部位，可出现全身肌肉紧张，手握物不稳或无力、行走无力、容易跌倒、大小便无力、四肢肌肉萎缩，严重者可出现全身瘫痪，甚至危及生命。

目前治疗该类疾病的方法可大致分为经前方入路、前后联合入路和经后方入路，各种方法均有其各自的手术适应证和优缺点。其中单独经后方入路治疗先天性寰枢椎脱位的方法已被国际认可，并被多数专家应用于临床。

首都医科大学三博脑科医院脊髓脊柱诊疗中心范涛教授团队应用改良后路颈 $_1$—颈 $_2$ 关节间松解和直接关节间撑开复位固定融合技术治疗先天性寰枢椎脱位的临床外科经验总结，并发表于欧洲《神经外科评述》杂志，这将有助于我国治疗先天性寰枢椎脱位先进技术的推广。

98. 夜间"腰背疼痛"，警惕癌症脊柱骨转移

脊柱肿瘤很小一部分是原发性，大部分是转移性肿瘤。国外一篇报道，在对恶性肿瘤患者进行尸检时发现，70% 的恶性肿瘤患者已经出现脊柱转移。在临床工作中也发现，许多前来就诊并急需手术切除的脊柱肿瘤患者其癌细胞都是从别的部位肿瘤"转移"而来，包括乳腺癌、肺癌、前列腺癌、肾癌、甲状腺癌、胃肠道肿瘤及妇科恶性肿瘤等。还有部分患者是首先发现脊柱肿瘤，通过进一步检查才发现原发的肿瘤。由于脊柱转移癌的高发，严重影响了肿瘤患者生存时间和生活质量。

脊柱转移癌带来的症状包括：局部的疼痛、神经根的放射痛以及脊髓压迫造成的肢体无力、大小便困难甚至截瘫。许多脊柱转移癌首先会出现脊柱的疼痛，但是恶性肿瘤转移至脊柱引发的疼痛有所不同，部分患者会出现夜间痛，甚至会因为疼痛影响睡眠，在睡梦中痛醒；还有部分患者由于脊柱的骨质破坏、脊柱稳定性下降，体位改变时疼痛加重，例如翻身、起床过程中出现疼痛或疼痛加重。一旦肿瘤组织侵犯到神经根，则可能会出现手臂的疼痛麻木、肋间神经痛或者坐骨神经痛的症状。部分肿瘤不仅转移到脊柱，还破坏、侵蚀健康的脊柱结构——出现蚀骨、蚀脊柱的现象，导致病理性骨折。

脊柱是人体的"支撑柱"，在脊柱所围成的骨性椎管中穿行的是人体的中枢神经——脊髓。一旦肿瘤侵犯到脊髓，会造成脊髓功能的下降，甚至导致患者瘫痪，肿瘤患者一旦出现截瘫，不仅仅会有损伤平面以下肢体、躯干的感觉丧失、无法活动，也会造成大小便失禁，瘫痪后如果家人护理不到位，患者出现压疮（褥疮）、泌尿系统感染、坠积性肺炎的概率会急剧升高，而这些瘫痪后的并发症也常常是患者的最终死因。

与车祸、高处坠落等高能量瞬间冲击的脊柱外伤不同，脊柱转移癌造成的脊髓压迫是时间相对较长、相对较为缓慢的过程，在这一过程中，脊髓神经会有调整和耐受的过程，不少患者在磁共振（MRI）诊断中发现有脊髓压

迫时并未出现相应的明显症状，如果能及时发现并采取合理的干预手段，可以避免部分患者最终出现瘫痪。但是，患者一旦出现双下肢无力、麻木、大小便难解，就说明脊髓压迫已经比较严重，如果不及时处理，则会出现不可逆的瘫痪。

采用何种治疗方式需要考虑多方面的因素，包括患者年龄、症状、肿瘤类型、患者的全身状态等。脊柱肿瘤专科医生会根据患者的当前状况进行评估，进而根据不同的情况制定合理、有效的治疗方案。随着脊柱外科、放疗及化疗技术的进步，脊柱肿瘤的治疗理念也转变为个体化治疗、多学科综合治疗：外科治疗不仅可以切除肿瘤，还能够保护神经功能，稳定脊柱机械结构，缓解肿瘤引起的疼痛，纠正脊柱畸形。随着微创手术的开展及手术结合放化疗技术的进步，脊柱肿瘤手术逐渐迈向低创伤、低并发症、快速康复的道路。

恶性肿瘤转移到脊柱，在数十年前被认为是癌症的终末期，治疗目标仅是缓解症状，治疗策略相对保守姑息。随着医学科学的发展，临床诊疗技术的进步，肿瘤患者的生存期逐渐延长，这也逐渐改变了肿瘤内科医生对于脊柱转移癌的消极认识。

99. 晚期肿瘤脊柱骨转移≠失去手术机会

绝大部分患者，甚至包括许多医生都认为转移肿瘤都是终末期，已经失去了手术治疗的时机，只能姑息性放化疗和中医药治疗。但现代医学观点认为转移性肿瘤属于晚期肿瘤，并不是终末期肿瘤。

有的患者因前列腺癌或乳腺癌开过一次刀，当时的手术很成功。一年多或两三年后出现腰部不舒服，开始没有十分重视，但很快腰越来越痛，大腿也出现了从腰部放射过来的剧烈疼痛和麻木感，就连走路抬腿都吃力。去医院检查发现，腰椎有明显的肿瘤转移征象。这些脊柱转移性肿瘤的患者，此时可能肿瘤的原发病灶已被控制或治愈，由于脊柱病灶没有得到及时、合适的治疗，最后脊柱肿瘤发展压迫脊髓造成患者的剧烈背痛、瘫痪、大小便失禁，生活质量严重下降。

脊柱手术的风险比较大，因为脊柱前方是大血管，包括胸主动脉和腹主动脉，术中稍有不慎就可能导致大出血；脊柱的后方是脊髓神经，如果术中不慎触碰加重压迫就会导致瘫痪。随着脊柱外科医学的进展，对许多转移性脊柱肿瘤医生会采用不同的手术方法治疗，为进一步多学科的综合治疗创造条件：对一些低中度恶性肿瘤患者，发生孤立性脊柱转移肿瘤，可实行转移性肿瘤的整块切除，使患者无瘤生存。肿瘤节段全脊椎整块切除逐渐成为治疗脊柱肿瘤最为彻底的手术方式，从而提高了患者生存质量，相对延长生存期，降低局部复发率。

结合原发肿瘤的病理类型，在积极治疗原发肿瘤下，配合脊柱骨转移癌的手术治疗，术后采用当前新研发的一些生物治疗，结合新的放疗技术，可以及时缓解疼痛，尽可能恢复脊柱脊髓神经功能，进而提高患者的生存质量。

第二部分
常见创伤骨科疾病

100. 跌倒成为 65 岁以上老年人因伤致死首因

跌倒是指跌伤、坠落伤、摔伤，包括同一平面的滑倒、绊倒和摔倒，以及从一个平面至另一个平面的跌落。在全世界范围内，跌伤都是一个重要的公共卫生问题。跌倒是对老年人健康的严重威胁，老年人发生创伤性骨折的主要原因是跌倒，每年因伤到医疗机构就诊的老年人中有一半以上是跌倒所致。

老年人跌倒致伤部位往往是头部、髋部、下肢等，严重者可发生骨折、脑出血等。50% 的人因髋部骨折而丧失独立生活能力，需长期卧床。长期卧床会导致肌肉萎缩、骨质疏松，甚至关节挛缩、下肢静脉血栓等，还会伴有压疮、肺部感染、尿路感染等感染性疾病的发生，引发死亡的概率大大增加。

国外研究显示，约 30% 的 60 岁以上老年人和 50% 的 80 岁以上老年人每年至少跌倒一次。2014 年全国疾病监测系统死因监测结果显示，65 岁及以上老年人跌倒死亡率为 50.02/10 万，跌倒死亡是 65 岁及以上人群因伤害致死的第一位原因。中国每年有 4000 多万老年人发生 ≥ 1 次跌倒，70 岁以上老人的跌倒标准化死亡率为 33.81%。12% ～ 42% 发生跌倒的老年人常合并跌倒损伤，主要包括软组织损伤、关节错位、骨折和颅脑损伤等。曾经发生过跌倒的老年人中有 50% 会再次摔倒，加重损伤。一项颇为出人意料的统计数字显示，全世界每年发生的致命跌伤为 64.6 万次，是仅次于道路交通伤害的第二大非故意伤害死亡的原因。同时，80% 以上与跌倒有关的死亡都发生在低收入和中等收入国家，其中 60% 的死亡发生在西太平洋和东南亚地区。对于很多老年人而言，比死亡更可怕的是跌倒带来的残疾，因其将严重影响他们的运动功能和日常生活活动能力，进而影响身心健康及全面生活质量，给家庭和社会带来巨大的人力和经济负担。老年人跌倒还会造成心理上的危害，调查显示约有 50% 的跌倒者对再次跌倒产生恐惧心理，其中 25% 的恐惧者因此避免活动。

老年人跌倒与衰老、疾病、环境等多方面因素有关。衰老导致的步态稳定性下降、视听觉功能下降、肌肉力量下降、骨骼退化、平衡功能减退等，以及神经系统疾病、眼部疾患、骨关节疾患、心理和认知功能疾患等，使用镇静药物、精神类药物、心血管药物等，沮丧、抑郁、焦虑、情绪不佳及其导致的与社会隔离等，包括居家环境不适合老年人都可能使跌倒的危险性增加。比如老年眼底黄斑变性者会对光适应反应迟钝而影响行动，或者视野损伤者对光色彩的辨识能力下降，对物体边界判定不清，容易坐空、站空、踩空。老年人听力明显下降也会影响老人行动，一侧听力下降时老年人就开始对空间定位迟钝，行走过程中往往躲避不及。老年人年龄越大，因跌倒而受伤或死亡的风险越高。

与跌倒有关的伤害所造成的费用开支也不是一笔小数目。在芬兰和澳大利亚，对每 1 例 65 岁以上的老年人跌伤，卫生系统的平均支出费用分别为 3611 美元和 1049 美元。即使不是致命的跌伤，全球每年仍有大约 3730 万次跌伤是需治疗的。

随着我国人口老龄化的加剧，跌倒的发生将严重威胁老年人健康，影响老年人的日常活动及独立生活能力，增加了家庭及社会经济负担，希望引起全社会的重视及关注。

101. 跌倒可以预测

老年人跌倒是骨质疏松性骨折的独立危险因素，跌倒的危险因素包括环境因素和自身因素等，应重视对跌倒相关危险因素的评估及干预。

环境因素 包括光线昏暗、路面湿滑、地面障碍物、地毯松动、卫生间未安装扶手等。

自身因素 包括年龄老化、肌少症、视觉异常、感觉迟钝、缺乏运动、平衡能力差、步态异常、既往跌倒史、维生素 D 不足、营养不良等，因为感觉功能降低如视觉、听觉、触觉、反应迟钝，灵活性降低，平衡协调功能降低，速度慢。

常见疾病因素　高血压、心脏疾病、脑卒中、糖尿病、体位性低血压、神经肌肉疾病、抑郁症、精神和认知疾患、颈椎病、帕金森病和骨质疏松症等慢性病越多，跌倒的危险性越大。

药物因素　研究发现，是否服药、药物的剂量以及复方药物都可能引起跌倒。很多药物可以影响人的神智、精神、视觉、步态、平衡等方面而引起跌倒。可能引起跌倒的药物包括：①精神类药物：抗抑郁药、抗焦虑药、催眠药、抗惊厥药、安定药。②心血管药物：抗高血压药、利尿剂、血管扩张药。③其他药物：降糖药、非甾体类抗炎药、镇痛剂、多巴胺类药物、抗帕金森病药。

心理因素　沮丧、抑郁、焦虑、情绪不佳及其导致的与社会隔离均增加跌倒危险。沮丧可能会削弱老年人的注意力，潜在的心理状态混乱也和沮丧相关，都会导致老年人对环境危险因素的感知和反应能力下降。另外，害怕跌倒也使老年人行为能力降低、行动受到限制，从而影响步态和平衡能力，增加跌倒的危险。

"我发生跌倒的概率到底有多大？"这可能是很多老人想问的问题。临床中有很多评测方法或量表可用于跌倒的预测，如功能性体前屈测试、计时起立－步行测试、Berg平衡量表、四格移步试验、5次坐立测试、单腿站立时间等，还有一些平衡测试仪器可以测试出被测者的"跌倒指数"，并具体描述出高跌倒风险的原因可归咎于视觉、前庭、肢体或中枢功能障碍等。经常跌倒的老年人不妨前往正规医疗机构进行相关测试，以便进行更有针对性的治疗和训练。

据报道，解放军总医院基于前期取得的多项研究成果，建立了老年防跌倒多学科联合专家门诊，并联合北京航空航天大学、苏州协同创新医用机器人研究院等多家单位，在老年人防跌倒方面进行了系列研究，开发了基于失稳体感的老年人跌倒风险量化测评和分类以及个性化训练机器人系统——"老人跌倒检测与训练机器人"。这台有点像跑步机的仪器，能够通过穿戴式的设备，精确记录人平时走路的摇摆姿势、出脚动作、步态等信息。通过软件处理，就能分析出与跌倒有关的数据，对老人跌倒的风险进行分级，对可能的跌倒原因进行分类。专家掌握了这些信息就能对老年人进行训练，提高他们防跌倒的能力，对他们容易受伤的部位也可以有针对性地穿戴护具进行保护。

目前市面上也可以找到一些新科技产品，如智能手表、智能鞋垫等，能够通过即时感应使用者的运动速度、方向等力学因素，来判断使用者是否发生跌倒，并通过网络及时向家人报警。

102. 老年人跌倒可防可控

如今高龄老人、超高龄老人越来越多，高血压、糖尿病、骨质疏松等慢性病的患病率越来越高，跌倒的发生率也就越来越高。随着空巢老人现象的常态化，老人跌倒后得到的家人照料却越来越少，提高警惕早做预防就显得非常必要。老年人跌倒的发生并不是一种意外，而是存在潜在的危险因素，老年人跌倒是可以预防和控制的。

居家环境适老改造　家中是老年人跌倒发生最多的地方，适老化的居家环境可以有效降低老年人在家中发生跌倒的概率。比如保证居家环境的采光和照明良好。

居家适老化改造通常还包括：消除门槛及地面高度差；增设高度适合并带有扶手的换鞋凳；将易湿滑的地面更换成防滑材料；经常整理房间，及时擦去地上及墙上的水渍、油渍，并及时处理废弃杂物，腾挪出足够的空间让老年人能够在家中安全、顺畅地行走；在家中添置小夜灯，小夜灯主要用于改善夜间照明，保证老年起夜时的安全。小夜灯可以安装在卧室、卫生间门口或者过道的相应位置，以插在墙壁的插座上为佳，尽量不要放在床头，以免影响睡眠；在床边设置易伸手摸到的台灯；在淋浴间的地面或浴缸内放置防滑垫，注意防滑垫放置时要吸盘面朝下，光滑面朝上；在条件许可的情况下，可以在淋浴间门口或浴缸边上再放置一块吸水的防滑布；在楼梯、过道、卫生间坐便器和淋浴区、浴缸边等地方安装扶手及使用沐浴凳，都能有效地预防老年人因一时黑矇引发的跌倒。

以下几个措施可以有效预防跌倒：①所需物品放在伸手可及的范围。②衣服宽松、鞋底防滑。③卧室或客厅地毯稳固。④沙发、床要有一定硬度，高度适中。⑤楼梯台阶安装防滑条。⑥使用防滑拐杖。⑦外出有人陪护。⑧

在家里安装警报器和呼叫铃。

老年生活"慢"字当头 无论在日常生活还是运动锻炼中，都要提倡一个"慢"字。转身、转头动作慢，起身、下床速度慢，行进与外出也要慢，采取渐进式活动和改变姿势。不走过陡的楼梯、台阶和坡道，避免去人多及地面湿滑的场所。根据身体条件，适时选用拐杖、助行器、助听器等辅助工具。有骨质疏松的老年人可根据情况使用髋关节保护器。

选对拐杖安心迈步 老年人的平衡力普遍较差，在此情况下，一定不要逞强。尽早拿起拐杖可以减少摔倒的发生，进而避免一些不必要的疾病。不过，市面上有许多拐杖并不适合老年人使用，包括拐杖头、拐杖手柄不防滑，拐杖高度无法调节等都会使原先的助行工具演变成老人的"绊脚石"。因而，挑选合适的拐杖类型，调整拐杖高度，学会正确使用拐杖的方法是老年人预防跌倒的重点。

选择拐杖的类型，首先根据自身情况来决定：单足拐杖适合平衡能力相对较好，且上肢有一定支撑力，手部有一定握力的老人使用；三足或四足手杖适合平衡能力欠佳，容易疲劳或者步行能力较差的老人使用；助行器适合单侧下肢无力或截肢，需要比单臂操作助行器更大支持者，或全身或双下肢肌力降低或协调性差，需要独立、稳定站立者，或需要广泛支持的人群，如偏瘫、帕金森病、体虚、长期卧床患者等。

跌倒后防止二次伤害 若老年人不慎跌倒，一定不要急于起身，以防造成更严重的二次伤害。跌倒后应当在确保环境安全的情况下，先通过自身感觉和轻微活动身体判断损伤程度。若跌倒后损伤较为严重，应尽可能保持原有体位，向周边人求助或拨打急救电话等待救助。尤其要提醒的是，老年人发生跌倒后无论受伤与否，都要及时告诉家人或医生，以便让大家提高警惕，防止老人再次发生跌倒。

合理和谨慎使用药物 有学者曾做过一个跌倒相关课题研究，结果发现，老年人视力下降、视物模糊和跌倒之间存在密切联系。除了根据手术指征尽早手术，合理使用药物，避免服用多种药物，包括各种保健品，保持良好的情绪，都可以有效防止跌倒的发生。

科学运动锻炼 老年人应坚持参加规律的体育锻炼，尽可能增加力所能及的日常活动，减少久坐等静态行为，以增强肌肉力量、柔韧性、协调性、

强骨行动
中老年常见骨关节疾病防治锦囊

平衡能力、步态稳定性和灵活性，从而减少跌倒的发生。运动量应以体能和健康状态为基础，量力而行、循序渐进、保证安全，最好每周保持至少 150 分钟中等强度的身体活动，如散步、骑自行车、做健身操等。建议每周至少有 2 天进行肌肉力量练习，如靠墙蹲马步、弹力带练习等。建议每周至少有 3 天进行增强平衡能力、柔韧性的练习，例如打太极拳、练习八段锦、跳平衡操、跳舞、单脚站立等。

103. 平衡能力训练可有效预防跌倒

平衡功能退化是老年人跌倒的重要因素，通过科学训练增强平衡功能可提高老年人的抗跌倒能力。由金鸡独立、单脚跳训练等 7 个动作组成的平衡训练，从易到难、由静而动，循序渐进，简单易学。

金鸡独立　睁眼或闭眼，双手叉腰或扶椅背，一腿弯曲，一脚站立尽可能长的时间，站立时心意专注于脚底。也可以向左转 3 圈，停下后闭眼站立 30 秒；再向右转 3 圈，停下后闭眼站立 30 秒。建议老年人刚开始先睁眼进行练习，然后逐步过渡到闭着眼练习。闭着眼练习平衡难度较大，老年人开始锻炼时，最好旁边有人进行保护，或者靠近扶持物进行练习。

单脚跳练习　双手叉腰，两腿轮流做单腿跳跃。每单脚各跳 10 次，两次之间休息 30 秒钟。

不倒翁练习　挺直站立，手扶椅背，前后晃动身体，脚尖与脚跟循环着地以锻炼下肢肌肉，达到控制重心的目的。身体晃动幅度不宜过大，脚尖或脚跟与地面呈 30°角。或者两脚分开与肩同宽，双臂向两侧平举，身体先向左侧摆动，再向右侧摆动。可逐渐将两脚一起靠拢，增加锻炼难度。

坐 - 立练习　站在椅子前反复缓慢起立坐下。选择带有靠背和扶手的椅子，采用中坐姿势，落座面积占椅面的 2/3。

直线行走　前脚的脚后跟紧贴后脚的脚趾向前迈步，步行轨迹尽量保持直线，向前行走 10 ~ 20 步后，把身子转过来，按照同样的方式走回来，可以头上顶纸盘练习。或者一脚脚尖抵住另一脚脚跟，呈一直线，两臂侧平举，维持 10 秒以上。

侧身走 俗称"蟹步"，顾名思义，就是像螃蟹一样横着走。

倒退走 找一块平坦的空地作为练习场所，倒着走，并尽量保持直线。前脚的脚后跟紧贴后脚的脚趾向后迈步，即倒退走，步行轨迹尽量保持直线。向后行走 10～20 步后，把身子转过来按照同样的方式走回去。

104. 老人跌倒后的正确自救与施救

老年人要增强防跌倒意识，加强防跌倒知识和技能学习。遇到突然跌倒后，自己不要惊慌，保持冷静，仔细考虑自己的处境，若能站起来，休息片刻后就医；若不能站起来，应进行求助，然后静静地躺着，等待救援。

自救正确做法 ①如果是背部先着地，应弯曲双腿，挪动臀部到放有毯子或垫子的椅子或床铺旁，然后使自己较舒适地平躺，盖好毯子，保持体温，如可能需要向他人寻求帮助。②休息片刻，等体力准备充分后，尽力使自己向椅子的方向翻转身体，使自己变成俯卧位。③双手支撑地面，抬起臀部，弯曲膝关节，然后尽力使自己面向椅子跪立，双手扶住椅面。④以椅子为支撑，尽力站起来。⑤休息片刻，部分恢复体力后，打电话寻求帮助——最重要的就是报告自己跌倒了。

施救正确做法 若遇到老年人跌倒，切不可急于搀扶，先呼叫老人观察其反应，尽可能避免搬动患者，更不能抱住患者的身体进行摇晃，要根据情况进行处理：①迅速求救。不要急于挪动，立即拨打 120 电话。②如果肢体有疼痛，局部冷敷，禁止热敷和局部按摩，限制活动。③及时就医。等待 120 救护担架搬运，搬运动作一定要缓慢平稳。

105. 打太极拳是预防跌倒的最佳运动

国际权威杂志《美国医学会杂志》子刊报道了一项研究，认为打太极拳是预防跌倒的最佳运动。

研究人员将 670 名一年内有过跌倒史但仍有一定运动能力的 70 岁以上

老人随机分为三组：太极拳组、综合运动训练组和牵伸练习组。太极拳组，进行 8 个指定太极拳动作的练习；综合运动训练组，进行有氧运动、肌力训练、平衡训练及柔韧性训练等综合性的运动训练；牵伸练习组，进行腹式呼吸、躯干及四肢的牵伸及放松活动练习。所有老人均进行每周 2 次、每次 60 分钟、共持续 24 周的练习，其间用"跌倒日志"的形式记录每天是否摔倒在地或撞在楼梯、家具上，以及是否因此就医。6 个月的合计数据显示，太极拳组老人发生跌倒的次数比综合运动训练组减少 30.1%，比牵伸练习组减少 58.1%。

太极拳将中华民族的辨证理论思维与武术、艺术、引导术和中医等完美地结合在了一起，让练习者能够针对意、气、形、神进行一体化练习，能够更好地起到预防跌倒的作用。上述研究中的太极拳组选择了常规太极拳中 8 个有代表性的动作，着重进行配合呼吸节律的、自主的、有控制的动作练习，其中包含了单腿负重及重心转移、躯干及骨盆旋转、踝关节摇摆及眼 – 脑 – 手的活动等。从西医的角度说，这些运动很好地刺激并整合了人体肌肉骨骼系统、呼吸系统、神经系统和心血管系统的活动，这种心身合一的多维度训练，自然是最为高效率的。此外，太极拳不需要器械、不受场地限制以及低成本等显而易见的优点，是老年人运动训练的绝佳选择。

对于没有训练基础的老人，在做某些动作时一定要小心，以免造成不必要的损伤。例如太极拳中很多动作要求下蹲，标准动作的要领中有"膝不过足尖"一说，而有些腿部肌肉力量不足的老年人做不到这一点，就会因为蹲得过低而导致膝关节损伤。所以，初练太极拳的老年人最好能够有专业人士指导，动作标准、量力而行。已经有长期坚持锻炼项目的老年人，倒也不必急着一股脑儿地改练太极拳，很多老年人选择跳广场舞、游泳、散步等，都是很好的有氧运动。

106. 不良习惯易损伤骨关节

生活中的一举一动都要用到关节，但是在很多时候人们一些错误行为却在不知不觉地伤害关节。

盲目超时超量锻炼 作为最常见的运动方式，慢跑、慢走对下肢和心肺功能锻炼虽有益处，但对一些老年人的髋、膝等负重关节则可能有害，会加重膝关节的磨损老化导致或加重膝关节炎，轻者膝关节酸、胀、痛，行动不便，严重者上下楼梯疼痛难忍，不能下蹲和行走。建议老年人运动应以全身锻炼为原则，可充分利用居民区安装的健身器材。因为这些健身器材多针对老年人，适当运动不会出现关节损伤。

低温寒冷伤关节 一些女性为了漂亮，寒冷天气依然穿短裙，寒冷的刺激会导致肌肉收缩，关节僵硬，关节血运减少，滑液分泌减少，会诱发或加重关节炎。

蹲着干家务活 很多家庭主妇习惯蹲着择菜、洗衣服、擦地。研究表明，平躺时膝盖的负重几乎是零，站起来和平地走路时负重是体重的 1～2 倍，跑步是 4 倍，而蹲和跪是 8 倍。此外，长时间洗碗、擦地等，手指关节总在反复屈伸，关节磨损比较严重，如果再受寒凉刺激，局部关节容易出现炎症。建议做家务时不要长时间蹲、跪，洗菜、擦地用温水，拖布杆长度不要太短，炒菜锅不宜太重。

跷二郎腿和盘腿坐 跷二郎腿会增加膝关节内部结构的压力，关节软骨的营养得不到及时补充，还会加快它的磨损。很多人喜欢盘腿坐在床上使用笔记本电脑、看电视，此时膝盖软骨已经受到了压力，还要同时承受上半身的重量。建议坐着的时候，两条腿平伸为宜；有盘腿习惯的人可以只弯一条腿，自然轻松就好，不要把两只脚都弯曲盘在一起，更不要用力将腿下压。

频繁爬楼梯 上楼梯时膝关节承受着 4.8 倍的体重，下楼时承受 6.7 倍的体重，非常容易对髌骨关节产生压力，时间久了就易造成软骨间的疼痛。上下楼梯时应尽量放慢速度，可以尝试侧身 45°～90°，尽量使用扶手，老人可以多用拐杖减轻身体对膝盖的压力。

背着手走路 老人走路背着手会加大摔倒、扭伤的概率。因为背转双手时手臂向内向后旋转，上臂的肩端就会向前旋出，肩关节相应向前向内扣出，上身重心前移，使本已佝偻的上身更加向前倾斜。为保持平衡，头颈及下巴亦向前伸出，于是更显佝偻。这样的姿势走路，由于重心不稳，稍有不慎就容易摔倒，致肱骨颈骨折或肘部受伤，若俯冲向前，很多时候会磕破嘴唇或磕掉牙齿。尤其是遇到下雨天路面湿滑或是坑洼路面，很容易摔倒，易造成颈部、肘部受伤，甚至骨折。

冰雪天气外出 有数据显示，冰雪天门急诊摔伤及骨折的患者较平时增长 3 成多，这其中又以中老年女性患者居多。骨折的部位多为手腕、前臂、骶尾骨、髋部（股骨颈和股骨粗隆区）、胸腰段脊柱，也有少数骨折发生在膝、踝关节部位。正确的做法是，在冰雪天气、刮风下雨或是台风来临等恶劣天气条件下，老年人应安排好生活，尽量减少外出机会，可有效降低骨折等严重创伤的发生。

107. 骨折爱找高血糖患者

血糖和骨骼之间存在着重要联系。随着年龄的增加，尤其到了 35 ～ 40 岁，骨量开始流失，而女性的骨量则丢失得更快。糖尿病患者由于高血糖，会在肾脏排出过多葡萄糖的同时增加钙离子的滤过率。同时骨骼中的镁、磷等成分也随之丢失，这将导致骨骼中钙、镁、磷等无机盐成分减少，从而骨量下降。糖尿病患者胰岛素分泌不足，而胰岛素具有促进骨基质和骨胶原合成的作用。骨基质和胶原蛋白合成不足，会增加骨骼的脆性，从而增加骨折风险。

糖尿病患者多存在肥胖和运动量减少的情形，骨骼由于力量刺激不足也会出现骨密度下降。因此，在糖尿病患者日趋增多的今天，骨质疏松这个隐形杀手也随之而来。

良好的肌肉力量可以维持身体平衡，在跌倒时起到卸力缓冲、保护骨骼和关节的作用。糖尿病患者代谢紊乱导致身体肌肉力量下降，这种自身保护能力变差，容易发生摔倒出现骨折。

更为严重的是，糖尿病可以引起周围神经病变。它主要是由于血糖长期升高以后，机体内产生很多毒性物质，这些物质影响了神经细胞的功能状态，比较突出的临床表现就是肢体双侧对称性的痛觉减弱。其实，疼痛是人体一种非常重要的自我保护机制。当痛觉降低后，人体由于对疼痛感知不明显，会忽略损伤的存在。如不加保护地继续活动，易导致损伤加重，造成软组织和骨骼延迟愈合。

108. 精神病类药物增加骨折风险

澳大利亚健康杂志《澳大利亚处方者》一篇文章说，一些治疗抑郁症、疼痛和老年痴呆症的药物，其不良反应包括嗜睡、头晕及视力模糊，这些因素都会增加跌倒和髋部骨折的可能性。

该文章的主要作者、南澳大利亚大学药物研究教授莉比·拉夫黑德说，抗抑郁药、阿片类药物、抗癫痫药等都会增加髋部骨折的风险，如果同时服用这些药物则会进一步增加风险。建议医师在开处方时切实考虑患者是否真的需要某些药物。例如对于某些患有老年痴呆症的患者可以考虑停用精神病类药物。医生应该尝试逐月或逐周减量的方式，每次停一种药。

研究人员表示，通过减少药物使用、加强锻炼等干预措施，可以降低老年人摔倒的风险。

109. 创伤及骨折急救要点

老人是骨折的高危人群，调查研究发现，骨折发生率60岁以后每增加10岁就增加1倍；70岁以上的老人中，33%的女性、17%的男性会发生骨折。并非所有的摔倒都会引发骨折，但当跌撞部位出现疼痛、不能动弹，甚至本来两节的胳膊腿变成三节时，多半就是骨折了。老年人骨折多发于脊柱、髋部、腕部和肩部。

观察局部症状 一般骨折患者在2～3天后其症状才开始明显，受伤的局部皮肤会变得青紫，受伤部位肿胀明显，不能触碰，局部不能活动。观察受伤后身体有无畸形。如果跌跤后身体出现畸形，一般可以肯定有骨折的存在。但若受伤的程度相对轻微，畸形不明显，有时也会漏诊。老年人常见的髋部骨折有时表现为脚部外翻或肢体的缩短；前臂骨折常使其腕部呈"餐叉样"畸形。在救护车抵达之前，要掌握下面有效的急救措施。

先复苏后固定 严重创伤现场急救的首要原则是抢救生命。针对那些比较严重甚至危及生命的骨折，第一处理原则是"先复苏后固定"，即先做专业的心肺复苏然后再固定患处，积极联络并等待专业救援。如发现伤员心跳、呼吸已经停止或濒于停止，应保持呼吸道通畅，及时清除口咽部异物，立即进行胸外心脏按压和人工呼吸。

开放性损伤　对于一般开放性损伤，如户外活动中最常见的损伤为皮肤损伤。摔一跤，膝盖、掌心破皮了，荆棘划破手臂，锐器刺穿皮肤等，此时应当仔细观察伤口的深浅，出血的部位和量，根据轻重程度处置方式也不同。皮肤擦伤的伤口往往局限在表皮，可能少量出血，多伴有瘀血、瘀斑，此时应立即清洗表面砂石等异物，擦干，碘伏涂抹伤处，纱布和绷带包扎，避免沾水，避免用力，修养 1 周可痊愈。皮肤破损的伤口深入皮下，深筋膜完整，脂肪层外露，出血量较多。出现此创伤的第一时间需要远离伤害源，自行用衣物等按压创面，隔离异物进入创口的同时止血，然后尽快到医院就诊，给予消毒包扎后立即转至综合医院诊治。所有开放创口需尽快注射破伤风抗体，若为动物咬伤需要注射狂犬疫苗和出血热抗体等。专业医生消毒探查创口，判断是否需要缝合，并建议缝合的方式。

针对开放性骨折（破皮出血），若开放创口深达骨骼，多为高能量损伤，如运动过程中高速撞击、高处坠落等，此时最重要的是判断颅内、胸腔内、腹腔内是否有危及生命的脏器损伤，躯干和四肢的创口予以包扎，骨折部位予以固定，谨慎应用止血带。若遇到骨折端外露的情况，应继续保持外露，不要将骨折端放回原处，以免将细菌带入伤口深部引起深部感染。开放性骨折伤员伤口处可能有大量出血，若用敷料加压包扎止血无效时，应使用止血带止血。一定要记录开始使用止血带的时间，每隔 30 分钟放松 1 次（每次 30 ～ 60 秒钟），以防肢体缺血坏死。

闭合性损伤　浅表的闭合性损伤多表现为皮下或肌肉间的瘀血和血肿，如最常见的扭伤，需至综合医院进行 X 线、CT、磁共振等检查，以排除骨折或合并损伤。

如果摔伤后无破损但出现肢体畸形，严重的肿胀疼痛，可能为闭合性骨折。此时需要临时夹板固定，或用选用木板、雨伞等长于关节且坚固的物体，用绳子绑到患肢旁侧起到固定作用，再交由专业医生进一步处理。由于儿童骨骼发育未成熟，特殊部位的骨骼损伤可能引起发育障碍，导致肢体畸形，应到专业的儿童医院骨科诊治。

脊柱骨折患者的急救　颈椎部位的骨折非常危险，处理不当或随便搬运就会铸成大错，导致高位截瘫，甚至危及生命。脊柱骨折的伤者需在搬运时，应特别注意保持患者的脊柱成一个整体，而非分段、分截翻转。最忌讳由一个人搬运或拖拽患者，至少需要 3 个人协调一致，使患者以正确姿势翻转，否则会造成脊柱扭转或弯曲，给患者造成严重的二次损伤。如遇到这些有生命危险的骨折患者，应快速运往医院救治。

怀疑骨折要按骨折处理　由于在活动中受伤或受突发暴力的原因，部分伤者在受创伤早期 X 线片往往不能清晰显示骨折，超过 10 天后的 X 线片或 CT 发现骨折时又失去了最佳的治疗时机。有资料显示，造成患者手腕部或足踝部受损，手腕部舟骨和月骨骨折误诊率高达 50%。当遇到手腕、足踝处受伤后，应及时到医院就诊，如果 X 线片未见骨折，但疼痛难忍、高度怀疑骨折存在时，尽量按照骨折处理，即用支具或石膏固定 3～4 周，保护韧带，让软组织修复。对于一些脚踝部的"老伤"，根据具体情况也可以选择超声波治疗，达到局部疤痕软化的目的；适当佩戴支具，在一定程度上限制伤肢（足）运动帮助受伤软组织恢复，同样能够达到比较理想的治疗效果。

高龄老人骨折不要畏惧手术　骨折老人通常需要手术，但麻醉会给他们带来挑战，外科手术会给心脏带来风险。此外，手术和骨折本身导致老人行动不便，或卧床不起，甚至导致并发症。澳大利亚悉尼加尔文医学研究所的学者发现，骨折能使老人 1 年的死亡风险上升 25%，该风险在受伤后的 10 年内都居高不下。此外，老人的恢复期比较漫长，故骨折后造成的影响很深远。

老人最易受伤部位是从骨盆向股骨过渡的区域，包括股骨颈和股骨粗隆。这里是人体重要的负重部位，从骨盆传递来的重力在这里拐弯，而这里的骨质以松质骨为主，在骨质疏松时强度下降很大，容易发生骨折。高龄患者若髋部骨折，总原则是手术比保守治疗效果更好，不必畏惧手术。

110. 摔跤时莫用手撑地

肘关节是人体功能最多、最重要、最稳定的关节之一，而肘关节内侧副韧带是肘关节重要的稳定结构，提供主要的抗外翻稳定性。肘关节内侧副韧带损伤是肘部常见的运动损伤之一，一般表现为活动时肘部内侧疼痛，检查时会发现局部压痛和外翻时疼痛。如果韧带完全断裂，急性疼痛可合并肿胀、瘀血、失去稳定性等情况。

摔跤倒地时若用手支撑整个身体的重量，再配以速度的"加持"，容易导致肘关节内侧副韧带的损伤。另外，肘关节内侧副韧带损伤较易发生在棒球、排球、标枪、羽毛球等投掷运动中。

合理治疗是关键。韧带的愈合需要在稳定的环境下进行，肘关节的稳定性是衡量患者接受手术还是保守治疗的标准。对于肘关节稳定性尚存的内侧副韧带损伤患者而言，保守治疗是最好的选择。如果内侧副韧带损伤，但其前臂曲肌群和旋前肌的附着点没有损伤，骨结构也没有损伤，自身肘关节尚处于稳定环境，无需手术治疗，但预防二次损伤尤为重要。

在肘关节处于不稳定损伤时，应通过手术重建稳定性，并将断裂的韧带重新接起。手术首先在手肘内侧切开皮肤，将肌肉分开后到达韧带处。其次，用带线锚钉修复内侧副韧带起点，也就是在韧带的附着点处用带线锚钉将韧带固定在骨头上，再将韧带缝合，以提供稳定的环境让韧带能够重新生长愈合。一般来说，手术患者早期愈合需要 6 周，术后 3 个月可抵抗一定的力量。

New Vision
新视野

治疗肘关节"恐怖三联征"新术式

因肘关节脱位合并桡骨小头和冠突骨折的治疗困难、预后不佳，故被命名为肘关节"恐怖三联征"。随着人们对肘关节"恐怖三联征"的损伤机制、相关解剖结构以及肘关节稳定因素的逐渐认识，目前临床对其治疗策略已达成较为广泛的认同，包括：①采用后正中入路进行显露。②先复位固定冠突骨折。③采用金属假体置换治疗桡骨小头骨折。④修复外侧韧带复合体。⑤如存在残留不稳定，则使用铰链式外固定支架固定。

治疗肘关节"恐怖三联征"常采用肘关节后正中入路，该入路虽然能较好地暴露肘关节内外侧结构，但可能存在皮下血肿、异位骨化以及皮瓣坏死等潜在风险。同时对于肘关节前方结构，如冠突骨折，存在暴露不足的缺陷，不利于直接复位和固定。

上海市第六人民医院骨科团队在临床工作中采用外侧入路联合前内侧入路治疗肘关节"恐怖三联征"，具有暴露充分，便于有效修补软组织损伤和固定骨性结构损伤等优点。

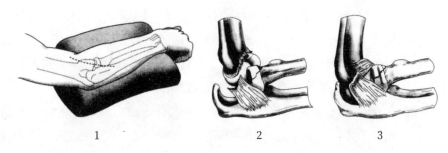

1. 肘关节外侧入路，于肱骨外上髁上方切开8～12厘米切口至尺骨鹰嘴下8～10厘米，经尺侧腕屈肌和肘肌间隙进入
2. 撕裂的外侧韧带复合体和挠骨头骨折
3. 桡骨头骨折复位后，采用无头空心加压螺钉固定，同时将外侧韧带复合体临时修补于肱骨外上髁

肘关节"恐怖三联征"桡骨头骨折治疗手术

强骨行动

中老年常见骨关节疾病防治锦囊

111. 股骨颈骨折的五大体征

股骨颈骨折是髋部最常见的骨折，占全身骨折总数的 3.58%，多发生在老年阶段，尤以老年女性骨质疏松者多见。随着人的期望寿命延长，其发病率有增高趋势。中青年股骨颈骨折较少见，多由较大暴力引起，由于局部血供因素，常可出现骨折不愈合和股骨头缺血坏死等并发症。

股骨颈骨折多见于老年女性，多有跌倒、扭伤或其他轻微外伤史，因受伤暴力不明显，常因疏忽而延迟诊治。临床表现：①外伤后髋部疼痛。②髋关节主动活动受限。③除少数外展嵌插型骨折外，多数患者伤后站立、行走功能明显受限。

主要体征有5个：①畸形。患肢多有轻度屈髋屈膝及外旋畸形。②压痛及叩击痛。腹股沟韧带中点下方压痛，在足跟部或大粗隆部叩打时引发髋部疼痛。③功能障碍。移位骨折患者在伤后不能坐起或站立，但有一些无移位的不完全骨折或嵌插骨折病例，伤后仍能走路或骑自行车，对这些患者要特别注意。不要因遗漏诊断使无移位的稳定骨折变成移位的不稳定骨折。④患肢短缩。有移位骨折，骨折远端受肌群牵引而向上移位，因而患肢变短。⑤患肢大粗隆升高。表现在大粗隆在髂－坐骨结节连线之上；大粗隆与髂前上棘间的水平距离缩短，短于健侧。

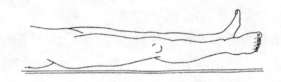

股骨颈骨折患肢外旋畸形

髋关节X线正侧位片一般可明确诊断，有些无移位骨折早期摄片可能看不见骨折线，1～2周后骨折处因骨折端发生吸收现象X片可显示骨折线，或行CT、磁共振（MRI）检查可明确诊断。因此，凡在临床上怀疑股骨颈骨折者，虽X线片上暂时未见骨折线，先制动随访观察，2～3周后再拍片复查。

另一种易漏诊的情况是股骨干骨折合并股骨颈骨折，常发生于年轻人，对此类患者需注意髋部检查以免漏诊。

112.青壮年股骨颈骨折显微外科治疗有优势

青壮年股骨颈骨折多是由严重暴力性损伤导致，常伴有骨折断端的粉碎，甚至是合并股骨下、股骨头或髋臼骨折，部分病例可合并脑外伤、胸腹部联合性损伤。对青壮年股骨颈骨折的治疗，多数情况下应选择闭合或切开复位内固定进行治疗，但存在较严重骨缺损时亦可通过结合显微外科技术进行治疗。

青壮年股骨颈骨折诊断并不困难，除常规骨盆正位以及患髋正侧位摄片之外，对于可疑股骨头或髋臼骨折的病例需进一步行 CT 检查。三切面 CT 还能显示股骨颈骨折断端粉碎的骨折块是来自前方还是后方，这对于判断损伤机制、术中辅助复位都具有一定的意义。

青壮年股骨颈骨折内固定术后的并发症主要包括股骨头坏死和骨不连，前者发生率为 35%～45%，后者发生率为 33%。如何改善青壮年股骨颈骨折的治疗结果，一直是困扰骨科医生的难题。尽管手术技术和内植物材料已日新月异，但在过去几十年里青壮年股骨颈骨折后股骨头坏死和骨不连仍然保持较高的发生率。

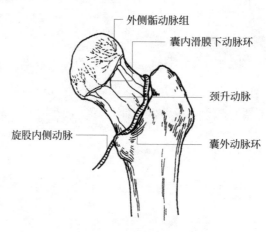

股骨颈的血液供应

青壮年股骨颈骨折治疗的显微外科技术是指除股骨颈骨折闭合或切开复位内固定之外，采用带血管蒂或不带血管蒂的游离骨移植，或局部血管蒂或肌蒂的骨转位技术，将骨组织转移至股骨颈部位，目的是促进骨折愈合、预防股骨头坏死发生。吻合血管的游离骨移植以及局部血管蒂或肌蒂的骨转位，不仅能提供股骨颈受区的骨量和骨折愈合所需的种子细胞，还能开通一条新的血循环途径，改善骨折愈合的生物学环境。

显微外科技术的种类包括：

（1）吻合血管或不带血管的游离骨移植技术：①吻合血管的游离腓骨移植。②不带血管的腓骨移植。③髂骨骨块移植。

（2）血管蒂骨瓣转位术：①旋髂深血管髂骨瓣和髂骨骨膜瓣。②旋股外侧动脉升支髂骨瓣。③旋股外侧动脉横支大转子骨瓣。④旋股内侧动脉深支大转子骨瓣。

（3）肌蒂骨瓣转位术：①股方肌骨瓣。②股四头肌蒂髂骨瓣。③缝匠肌蒂 / 股直肌蒂 / 股外侧肌蒂 / 臀中肌蒂髂骨瓣。④复合肌蒂髂骨瓣等。

适应证：根据国内外文献及循证医学资料分析，显微外科技术治疗青壮年股骨颈骨折的适应证为患者年龄小于 65 岁、有以下情况之一者：① Garden Ⅲ型和Ⅳ型新鲜的股骨颈骨折。②受伤至手术时间大于 3 周的陈旧性股骨颈骨折合并部分骨缺损。③前次手术后骨折未愈合。④损伤严重的股骨颈骨折，包括断端粉碎的股骨颈骨折、股骨颈骨折伴髋关节脱位或股骨头骨折。⑤骨不连或股骨头坏死发生高危患者，如骨折后磁共振（MRI）或骨显像提示股骨头血供严重受损、术中切开复位发现骨折断端有活动性渗血等。

禁忌证：①移位不显著的 Garden Ⅰ / Ⅱ型新鲜骨折。②陈旧性股骨颈断端已吸收，无残存骨量。③前次手术后感染性骨不连。④恶性肿瘤导致的病理性骨折。⑤合并终末期股骨头坏死、髋关节骨性关节炎，需要进行人工髋关节置换的病例。

近年来，越来越多的文献分析了青壮年股骨颈骨折的危险因素，这些因素可分为与损伤相关的不可控性因素和与治疗过程相关的可控性因素。在可控的因素中，股骨颈骨折移位程度和复位治疗与并发症密切相关，而性别、复位方式、内固定方式对并发症没有明显影响，手术时机和关节囊减压目前仍有争议。股骨颈骨折愈合的问题除了良好复位、可靠固定外可能与生物学环境有关，即股骨颈骨折发生后，断端血供的原发性或继发性损害不利于骨折愈合，进而导致骨不连或股骨头坏死。由于髋部的生物力学特征，一般股骨颈骨折后禁止早期负重行走，以免发生内固定松动、髋内翻等并发症。

113. 三个"预防"远离骨折后并发症

很多人肢体骨折后，由于打了石膏或者螺钉内固定，限制活动时间较长，又不注意锻炼，在 X 线片复查时就会发现患肢明显骨质疏松，老年人则更为明显。这是什么原因？这在医学上叫失用性脱钙，也叫失用性骨质疏松（失用，就是不用的意思）。

无论是上肢还是下肢骨折，在确保患肢骨折固定无移位的情况下，要在医生的指导下进行适当运动，而且早期就要运动。当然这种运动无须像正常人那么频繁、那么强力，可根据骨折轻重情况因人而定。即使上了石膏或者打了内固定螺钉后，都可以通过肌肉的不断收缩和放松来增强患肢的运动，增强患肢的血液循环。这样不仅可以减少和防止骨质疏松，还可以促进骨折部位新骨的生长速度，缩短康复的时间。

除了出院时医生交代的禁忌动作外，无论何种骨折手术均需要以健侧为准进行患侧的关节活动度训练。不应只关注手术临近关节或手术关节的关节活动度，还应训练患侧其他关节的活动度。如肩关节术后，应兼顾肘关节、腕关节、掌指关节和指间关节的活动度。运动还可以有效预防术后并发症的发生。

下肢深静脉血栓　下肢静脉血栓常出现于下肢骨折术后，如髋膝关节置换术后，股骨、胫骨等骨折术后。如果肢体出现肿胀、发红、疼痛，明显增粗，必须警惕。血栓本身并不可怕，但如果血栓脱落，随着静脉回流至下腔静脉，最终经血液循环阻塞到肺，会造成肺栓塞。小的栓子会引起憋气、胸闷、机体缺氧；大的血栓会造成猝死等严重并发症。如何预防呢？最重要的预防措施为积极进行有效的肌肉泵运动。

踝泵训练：踝泵运动就是通过踝关节的运动，像泵一样促进下肢血液循环和淋巴回流。踝泵运动分为屈伸和绕环两组动作。屈伸动作：患者躺或坐在床上，下肢伸展，大腿放松，缓缓勾起脚尖，尽力使脚尖朝向自己，至最大限度时保持 10 秒钟，然后脚尖缓缓下压，至最大限度时保持 10 秒钟，然后放松，这样一组动作完成。稍休息后可再次进行下一组动作。每天早中晚各进行 100 次踝泵训练。

康复踏车训练：使用前根据个体情况调整座椅的高度，初始可以不加阻力。每次训练 30 分钟，每周训练 5 次；逐渐可增加阻力，同时每次训练 30 分钟，每周训练 5 次。

坠积性肺炎　骨折或骨科大手术后患者会因为各种担心，不愿意早期起床活动，这就容易发生坠积性肺炎。常见于老年、体弱或患有慢性疾病的患者，那么如何预防呢？最重要的就是尽早下床活动，每天进行康复训练。

呼吸肌训练。头高臀低位，家人将手或沙袋放在双侧胸廓进行加压。每次 10 分钟，每周 5 次。

胸廓扩张训练。包括增加胸廓活动性训练、活动上胸及牵张胸大肌、活动上胸及肩胛带练习、纠正头前倾和驼背。每次 10 分钟，每周 5 次。

清除气道分泌物训练。咳嗽排痰训练，深吸气 - 闭气 1 秒，增加胸腹压力，使气体快速排出；哈气训练，每组 5 次，每天 5 组，可据自己情况酌情加量。

关节挛缩　患者经长时间固定或未行功能锻炼，静脉血和淋巴液回流不畅，患肢组织中有浆液纤维性渗出物和纤维蛋白沉积，可使关节内、外发生纤维粘连；如手术在关节部位，由于术后有积血和积液，若未积极处理且未进行规范化功能锻炼，也会造成关节挛缩；如人工膝关节置换术后，患膝如果不能完全伸直会造成双下肢不等长，表现在步态上就会变瘸；如关节屈曲不能达到 90°以上，患者如厕、上下楼梯都会受影响，即手术只解决了膝部疼痛，但膝关节的重要功能却不能实现。

114. 骨折植入的金属材料是否取出要根据不同病情决定

近 20 年来，随着对骨折所涉及的生物学和生物力学机制的深入研究，以及骨科材料和骨折治疗器械的不断发展，国内医生对骨折治疗的理念和技术有了长足的进步。

目前用于骨科植入的金属内固定物材料，构成成分主要为医用不锈钢或钛合金，它具有良好的刚度、强度、延展性、抗腐蚀性、生物相容性，对人体健康无害，一般没有毒性反应和排斥反应。尽管如此，医生还是建议大多数内植物尤其是用于固定负重的下肢骨折的内植物如钢板、髓内钉、螺钉，在骨折愈合后应及时取出来。这是为什么呢？

少数并发症 因为作为金属异物，少数人对它还是会产生一些并发症。①金属植入物的蚀损。虽然植入的材料都具有一定的抗蚀损性，但由于材料选择或应用不当时有可能发生蚀损，出现疼痛和无菌性炎症反应。②金属的过敏反应。有些人对金属过敏，深部组织中发生的过敏反应肉眼难以看到，主要的症状是疼痛、肿胀、植入物松动。③骨质松变。坚硬的内固定板导致正常的生理负荷不经过骨折端，而由内固定板本身通过，形成"旁路"时骨折端受到应力保护，使其失去了正常的负荷，使骨发生废用性萎缩和松变。

术后1～2年取出 临床上骨折愈合时间为3～4个月，但骨的塑形改造需要1～2年才够坚硬如常，基本达到正常人的骨骼强度，因此，内植物一般在骨折术后1～2年后取出。儿童由于骨折愈合快，取出时间更应早些。当然，随着新材料的不断发展，生物可降解材料如可吸收钉、棒、钢板已在临床逐渐应用，植入人体后在固定一段时间后发生吸收或溶解，产生水和二氧化碳类似物等无害的副产品。

哪些情况不用取 医生也会建议有些人不用取出内植物，或者取出术弊大于利，这种情况包括：①高龄老人、较多内科疾病等患者，取出术要冒很大风险。②固定在特殊部位如颈椎、肱骨干、桡骨小头、骨盆等部位的内植物，取出术暴露困难且易损伤重要神经血管组织，不取并不影响身体健康。③埋藏在骨组织内的小型内植物，如跟骨铆钉、腕舟骨双头加压钉等，如取出对骨组织损伤较大，也不建议取出。

115. 骨折愈合后的肢体痛

68岁的仇大爷，一年多前摔倒导致右小腿胫腓骨骨折，这期间经历了多次手术，在行第二次手术治疗以后右侧受伤的肢体逐渐出现了酸胀麻痛的感觉，即使骨折已经愈合，可这种酸胀麻痛的感觉一直没有消失，吃多种止痛药也无济于事，尤其是到了晚上更加明显，老人常常是整夜无法睡觉。

仇大爷自诉萎靡不振，连说话的力气都没有，疼痛位置主要在足部和膝盖，感觉酸痛、胀痛和麻木。医生检查发现，患者足部的肌肉萎缩，指甲增厚，局部毛发枯燥，右脚肌肉僵硬，不能进行屈伸动作，肌力明显减弱，而膝盖处局部有发红、肿胀现象。

这种疼痛不仅是一种症状，已经衍变为一种慢性疼痛综合征，临床称之为复杂性区域疼痛综合征（CRPS），最常发生于遭受创伤或者手术后的肢体。如果不积极治疗，还会蔓延到整个躯体。其最主要的表现是，受伤肢体局部疼痛呈烧灼样、针刺样或者搏动性，且疼痛范围超出受伤的肢体区域；同时伴有自主神经症状，如局部皮肤温度改变，发绀、水肿、骨质疏松、毛发稀疏以及肌肉萎缩。有的患者还会出现痛觉过敏，受伤的肢体不敢吹风，因为一阵风吹过脚面都会痛得死去活来；轻微的触碰，钻心的疼痛犹如过电一般从脚底传到头顶。患者白天不敢穿鞋，晚上不敢盖被子，受伤的肢体有时炙热如遇火山，有时冰冷如坠冰窖。

复杂性区域疼痛综合征的发病原因不是很明确，可能跟炎症以及中枢神经系统的疼痛感知改变有关。此病在全身都可以发生，四肢更为多见，自行缓解者很少见。治疗疼痛的方法有多种，选择治疗方法时必须考虑最初的病变、症状和体检发现、疾病的分期和治疗后的风险／受益率，可选择综合治疗方案，包括心理治疗、药物治疗、物理治疗、中医治疗、功能锻炼以及神经阻滞、交感神经阻滞，脊髓电刺激等。

在此也特别提醒医患双方，要重视积极控制术后急性疼痛，如果不及时处理会转变成慢性疼痛，对患者身体和心理都会造成不利的影响，甚至会带来认知能力和社交能力的障碍。

116. 给神经留"出路" 让截肢痛消失

截肢治疗后会有 25% ～ 50% 的患者留有持续性疼痛，这种疼痛被称为截肢痛。这种疼痛表现为无休无止的"触电感般"疼痛、麻痹、灼痛感，严重影响了患者的生活。以往止痛药治疗是唯一的选择，但只有 5% ～ 10% 的患者能够得到治愈。

截肢者患有慢性疼痛的主要起因是神经瘤。在截肢时，医生会切断包括神经在内的多种组织，其中被切断的神经会尝试向肢体末端"重新生长"，可惜肢体末端已经被截取，最终"无处可去"的神经末端只能形成瘢痕组织，即形成神经瘤，并带来神经痛。

了解了截肢痛的原理，有学者设计了一种手术方式，并将其称为目标肌肉神经再支配（TMR）手术，该手术最大的特点是让神经末梢"有处可去，有事可做"。简单来说，截肢过程中把切断的神经末梢重新指向其他直接连接肌肉的神经末梢。这样，当切断的神经试图重新生长时，它们就可以通过另一个神经末梢生长并进入肌肉中。这让被切割的神经拥有新的功能，大大减轻患者的痛苦。此外，由于有更多的肌肉信号可以利用，患者还能在截肢后接驳更复杂的假肢。经过近十年的摸索，目前这项手术已能够用于所有截除上肢或下肢的患者。比较常见的情况包括膝盖以下截肢、经桡动脉截肢（前臂水平）、膝盖以上截肢以及经肱骨截肢（肘关节以上）。

从临床效果看，这种手术方式在减少截肢术后疼痛方面非常成功，对长期受到神经性疼痛困扰的截肢者非常有效。根据过去 5 ～ 10 年的数据显示，接受这种手术的患者只有 2% 在术后仍有截肢痛，手术还可帮助患者改善假体耐受性。与传统截肢手术相比，目标肌肉神经再支配（TMR）手术已被证明有助于减少初次截肢时的幻肢痛。

117. 踝关节扭伤容易反复发生

踝关节是人体距离地面最近的负重关节，同时也是全身负重最多的关节。在人体静止时，小小的踝关节就要承受 2 倍体重。踝关节属于人体的不稳定关节，其生理特性决定了它在做绷直脚尖的跖屈动作时比较容易发生扭伤。

踝关节扭伤（通常所讲的扭脚或崴脚）是日常生活中最常见的运动系统损伤，约占运动损伤的 40%。踝关节扭伤也是临床最常见的骨科急诊，据统计可以占到骨科急诊量的 10%。绝大部分是指踝关节内翻扭伤，特别是打篮球、踢足球、越野跑、跳舞等运动的发生率更高，超过 80% 的病例会累及踝关节外侧副韧带。在日常生活中，女性较男性易于发生踝关节扭伤。研究发现，11 ～ 20 岁的年轻人踝关节扭伤的发病率最高，为每年 7.2‰，经常参加体育运动的人发病率更高。

发生踝关节扭伤的危险因素包括：关节韧带松弛、鞋不合适、地面不平整、外力致踝关节内外翻等，其中最大的危险因素是曾经发生过踝关节扭伤。急性踝关节扭伤后主要表现：关节肿胀、疼痛不适，严重者甚至无法行走，影响日常工作生活。研究显示。虽然半数以上的患者能够自行恢复，但针对运动员的调查发现，仅 26% 的运动员能在踝关节扭伤后完全恢复正常（无踝关节疼痛、力量减弱或关节不稳）。踝关节扭伤后可能出现关节反复扭伤、慢性疼痛、关节周围肌肉力量减弱及关节稳定性下降，从而容易再次扭伤踝关节，或无法恢复到受伤前的运动水平。如果踝关节不稳的因素持续存在，关节活动时关节面的相互作用应力将会有所增加，从而增加相应关节软骨的负重和损耗，长此以往会加速关节退行性改变进程，较早出现软骨损伤、关节周围滑膜增生和骨赘增生。远期甚至会影响到踝关节的负重行走能力，给患者的日常生活带来严重困扰。

为何踝关节扭伤容易反复发生？因为踝关节由胫、腓骨下端的关节面与距骨滑车构成，又称距骨小腿关节。胫骨的下关节面及内、外踝关节面共同组成的关节窝（即踝穴）容纳距骨滑车，由于距骨滑车关节面前宽后窄，当足背屈时，较宽的前部进入窝内，关节稳定；但在跖屈时，如走下坡路时滑车较窄的后部进入窝内，踝关节松动且能做侧方运动，此时踝关节容易发生扭伤，其中以内翻损伤最多见，因为外踝比内踝长而低，可阻止距骨过度外翻。由于踝关节内侧的韧带结构坚韧，而外侧的韧带相对薄弱，以致内翻扭伤时出现外侧副韧带损伤更为常见。踝关节外侧副韧带损伤时，主要涉及前距腓韧带和跟腓韧带，容易导致踝关节外侧韧带结构松弛，从而影响踝关节的外侧稳定性。临床观察发现，如果运动时再次扭伤踝关节，应警惕发展成慢性踝关节不稳定，届时有必要找运动医学专科医生进行咨询。

除了运动时容易发生踝关节扭伤外，喜欢穿高跟鞋的女性需要特别注意。穿高跟鞋时，踝关节处于被动的跖屈位，跖屈位时距骨后部进入踝穴，导致踝穴相对距骨较宽，容易出现踝关节内翻或外翻扭伤。

如何避免扭伤踝关节是一个很复杂的问题，结合运动损伤的特点，综合起来有以下几个方面需要特别注意：

选择合适的运动场地和运动鞋 体育运动中有很多急停、急转和短距离冲刺、变向的运动，如果运动场地不平、运动鞋保护不当，很容易导致运动过程中发生脚踝扭伤。中高帮的运动鞋对脚踝的保护相对较好，或者采用适当的踝关节支具，也会明显提高踝关节的稳定性。

遵从体育运动规则、远离恶意犯规 运动规则往往是为了更好地保护运动参与者，在规则允许的范围内合理运动，远离恶意犯规者，是避免主动或被动踝关节扭伤的有效方式。

热身运动不能省 踝关节是下肢负重运动中的重要关节，运动前需要充分活动全身肌肉、关节，达到预热效果，从而提高身体的反应速度、避免损伤。

运动强度适量 遵从运动规律，充分认识自身的运动能力，参加强度合适的运动项目，可以避免机体超负荷运动，减少肌肉、关节的运动强度，以免造成不必要的损伤。

运动时集中注意力 身体对抗激烈的运动容不得丝毫懈怠，特别是像打篮球、踢足球等身体接触较多的运动，如注意力不集中或身体疲劳，会导致人在运动中反应变慢，不足以应付复杂的运动场面，可能会导致意外伤害发生。

118. 脚踝扭伤的急救"POLICE"原则

踝关节的稳定主要通过周围的韧带来维持，所以韧带可能是踝关节扭伤的第一受害者。脚踝扭伤后的紧急处理曾经广为流传的是"RICE"原则：休息（Rest）、冷敷（Ice）、加压包扎（Compression）、抬高患肢（Elevation）。经过多年的临床实践和经验积累后，目前已演化成"POLICE"原则：保护（Protect）、适当负重（Optimal Loading）、冰敷（Ice）、加压包扎（Compression）和抬高患肢（Elevation）。相比较而言，现在的救治原则强调了早期康复的介入，避免因长时间休息导致的关节僵硬、骨质疏松、肌肉萎缩等并发症。"POLICE"处理原则具体如下：

保护 当发生踝关节扭伤后，首先强调对受伤关节的保护措施。应及时休息，暂时限制肢体活动，减少 / 避免受伤下肢负重，可用手杖、腋杖等辅助负重，有利于损伤韧带的修复；并尽可能将踝关节置于中立位，用简单的踝关节支具进行包扎固定，以免加重伤情。脚踝扭伤后最好请旁人搀扶，尽可能避免足部运动，条件允许的话可以购置临时拐杖或者自制拐杖来帮助缓解患足疼痛。敷药加上休息可以大大缩短治疗时间，一般脚踝扭伤需要休养2～3周。

适当负重　是保护措施的延续，应结合受伤踝关节的情况，考虑踝关节不负重或部分负重。一些研究发现，踝关节扭伤后数天进行关节活动度锻炼并给予适当的负重，可以促使踝关节扭伤更快恢复。如对踝关节伤情判断过于乐观，过早负重行走，易致关节肿痛加重；如过于谨慎，对受伤踝关节保护过度，也会导致踝关节早期僵硬、活动度减少，会人为延长损伤后的康复期。多数伤者对何时负重以及负重程度的判断可能存在误解，建议找专科医生进行咨询。

冰敷或冷敷　应敷在局部软组织损伤较明显处（即肿痛显著处），每次可以敷10～15分钟，每2～3小时可以重复一次。如果旅游途中遇到冷饮店，可立即购买冷饮用衣物包裹着冷敷患处，亦可用自带的矿泉水倒在毛巾上进行局部冷敷。如果回到旅店有冰箱条件的，可以用湿毛巾放置于冷冻室速冻后取出放置于患处，冷敷效果较好。冰敷可以刺激损伤处血管收缩，让组织液和炎症因子渗出减少，从而达到止血、减轻肿胀和镇痛的效果。踝关节扭伤后冰敷的期限，目前并没有统一的结论，多建议急性期（一般指损伤后3天或1周）尽早冰敷，切忌刚扭伤就马上用红花油、膏药或者热敷。

加压包扎　绷带包扎固定不但可以起到压迫止血的作用，防止肿胀的进一步加重，还能起到保护受伤软组织的作用，从而减少对受伤软组织的进一步损伤，减轻疼痛。如果没有绷带，可以寻找替代物，如围巾、毛巾、领带等进行包扎固定，也可以就地取材制作临时夹板，如用长树枝或板条，甚至是折叠的枕垫或毛毯，通过绳子或绷带将这些临时夹板对患处进行固定。包扎的松紧程度应该适中，过紧会阻碍血液循环导致踝关节肿痛加重，过松则起不到固定的作用。包扎时踝关节应置于中立位，如此更有利于损伤的修复。

抬高患肢　将伤侧下肢抬高，平卧时稍高于心脏水平，可促进血液回流，以减少血液流向损伤部位，从而减少软组织内出血和组织液渗出，有利于减轻踝关节肿胀，促进康复。

如踝关节存在明显肿胀、畸形，有开放性创面、出血等异常情况，应立即到附近医院进行正规治疗，对于肿胀较重的患者需拍X线片检查以排除骨折。

119. 踝关节扭伤的中西医治疗与康复训练

踝关节扭伤强调早期治疗、早期康复。可以外用镇痛药物喷剂止痛，不应剧烈揉搓，48 小时后才开始使用活血性药物，如外用膏药、乳膏。轻微的损伤可以使用弹力绷带或者短期石膏固定，如果严重损伤必须用石膏外固定。80%～85% 的患者都可以通过各种保守治疗得到良好的恢复，但是仍有 15% 以上的患者有可能变成踝关节慢性不稳定，最终需要手术治疗。目前踝关节手术的主流是关节镜微创手术，手术切口小，软组织损伤少，预后良好，大大缩短恢复期。配合专业的康复训练，术后康复情况比较乐观。

中医在多年实践中形成系统的治疗方案，注重中药外用及经络治疗。踝关节扭伤属中医"伤筋""痹症"的范畴。因外力作用，损伤筋肌骨骼，导致脉络受损。跌扑闪挫致局部气血凝滞，气滞血瘀，不通则痛。急性期可考虑应用云南白药气雾剂治疗，喷出时温度很低，不仅利用冷敷原理来减少水肿，同时寒主收引，以寒引寒，使药性尽快入体起效，防止因单纯冷敷加重寒邪损伤。关节肿胀的高峰期连续应用 2～3 天，可减轻肿胀，散瘀止痛。现代药理学研究表明，云南白药气雾剂的主要成分三七可通过影响凝血系统、血小板聚集和纤溶系统达到加强止血，减少炎症因子释放，从而达到止血消肿、散结止痛的功效。

最新的研究证据显示，慢性踝关节扭伤不仅会带来局部疼痛不适和运动受限，还会带来大脑对于踝关节，甚至下肢运动控制的改变，其中最为明显的就是健侧下肢的运动。脚踝外部疼痛、肿胀等急性期症状虽然短时间内消失，仍有约 70% 的患者会出现其他问题且长期持续，其中包括踝关节运动不稳、感觉异常、双侧运动不对称和慢性骨性关节炎等。

踝关节扭伤通过正确的康复锻炼，可有效预防再次受伤。踝关节的康复训练包括四大方面：活动度训练、柔韧性训练、肌力训练以及平衡训练。大多数训练可以在受伤 3 天后开始，康复过程要循序渐进。

活动范围训练 踝关节扭伤之后，很多人踝关节的活动范围都会比正常侧小一些，由于关节的不灵活容易导致再次受伤，所以恢复正常的踝关节活动范围很有必要。踝关节活动方向有背屈、跖屈、内翻、外翻，训练时先从被动活动开始，慢慢发展成主动活动。一般受伤 3 天后开始练习，活动踝关节至极限范围或感觉轻度可耐受疼痛为止，维持 10 秒，然后缓慢回到原位。每天练习 3 ～ 5 组，每组练习 3 ～ 5 次。

周围软组织拉伸训练 小腿及足部软组织的拉伸练习有助于放松腿部肌肉，减轻跟腱和踝关节周围软组织的张力，增强踝关节稳定性。简单的小腿腓肠肌、跟腱及足部组织拉伸动作可在伤后 3 天开始进行，合并下肢负重的高阶拉伸动作需要根据自身恢复情况确定开始时间，以不引起疼痛或轻微疼痛为宜。每项练习在伸展位保持 20 ～ 30 秒。每天练习 3 组，每组练习 10 次。

周围肌肉力量训练 肌肉力量是维持踝关节稳定的最主要因素，加强踝关节肌肉力量的训练是重中之重。肌肉力量训练方式多种多样，如弹力带抗阻训练、固定自行车的抗阻训练、踝关节等速训练等。肌肉力量练习宜循序渐进，因人而宜，简单动作在伤后 1 天即可开始，高阶动作需要根据自身恢复情况确定开始时间，以不引起疼痛或轻微疼痛为宜。

New Vision
新视野

锚钉治疗踝关节骨折合并三角韧带损伤

踝关节结构复杂，骨折机制及骨折类型亦复杂多样，多为关节内骨折且多伴有韧带损伤。内侧副韧带也称为三角韧带，是踝关节最坚强的韧带，对维持踝关节的稳定性具有重要的作用。三角韧带单独损伤较少见，多合并踝关节骨折脱位。传统的三角韧带修复治疗方法，是通过在距骨或内踝钻孔后用缝线缝合，操作相对较为繁琐，有一定的操作难度。

上海市六院骨科报道，对 35 例三角韧带损伤合并踝关节骨折患者在切开复位内固定治疗踝关节骨折的同时，应用锚钉修复踝关节骨折合并三角韧带损伤：根据三角韧带深层撕裂的部位，在内踝或距骨处钻孔拧入 1 ～ 2 枚 DePuy Mitek G II 带线锚钉。

观察随访研究认为，切开复位内固定治疗踝关节骨折的同时应用锚钉修复三角韧带损伤，以保证踝关节和距下关节的解剖复位，有利于维持踝关节的稳定性和进行早期功能锻炼，能够取得令人满意的临床治疗效果。

120. 膝关节前交叉韧带损伤的典型表现

膝关节前交叉韧带，又称前十字韧带，位于膝关节内，连接股骨与胫骨。主要作用是限制胫骨向前过度移位，它与膝关节内其他结构共同作用维持膝关节的稳定性，使人体能完成各种复杂和高难度的下肢动作。

前交叉韧带损伤后，最典型的表现就是关节疼痛，并很快会出现关节肿胀。其他表现还包括：韧带撕裂时伴有撕裂声和关节错动感，关节内出血，导致关节肿胀、疼痛，多数不能继续从事原来的运动，甚至伸直和过屈活动受限；关节松弛不稳，患者在运动中有膝关节错动感或打软腿，不能急停、急转，不能用患腿单腿支撑；运动中膝关节容易反复扭伤、疼痛，造成半月板损伤后甚至出现反复交锁。

在膝关节扭伤之后出现疼痛和明显肿胀时，应该高度怀疑前交叉韧带损伤。这时需要由专业的医生进行检查和诊断，主要包括对膝关节的体格检查和影像检查，后者中磁共振检查最为常用。医生查体时，会用专门的手法来检测韧带的稳定情况，一旦感觉到韧带松弛，会建议做磁共振检查。如果能够从磁共振片上分析得出前交叉韧带"不连续"的结论，则可确诊为前交叉韧带损伤。

确诊前交叉韧带损伤后如何治疗？目前的主流医学观点认为，对于40岁以下，运动与行走要求较高的患者，主张积极的韧带重建，恢复运动能力。前交叉韧带完全断裂的最佳治疗方案是手术重建韧带。关节镜下韧带重建手术技术成熟，创伤小，恢复快，有一定优势。对于老人或运动要求较低的患者，可以采取保守治疗，加强肌肉力量锻炼和使用关节稳定保护装置。当然年龄不是绝对因素。

121. 跟腱断裂的治疗

跟腱又称"阿基里斯腱"，取名于希腊神话中特洛伊木马屠城的阿基里斯。它位于脚跟的跟骨结节，是连接脚、小腿及大腿等关节的一个很重要的肌腱组织，它从小腿三头肌（比目鱼肌、腓肠肌内外头）的肌腱融合形成，延伸至跟骨，长约 15 厘米。人体的站、立、跑、跳和爬等下肢的主要动作都离不开跟腱和小腿肌肉，因而也是最易损伤断裂的腱性组织之一。如美国篮球明星科比、我国著名的短跑健将刘翔都是由于跟腱断裂退役的。

由于跟腱是强壮的肌腱组织，一般情况下不容易断裂损伤。导致跟腱断裂有以下两种情况：①自发性断裂，多在运动时突发断裂，多与患者的疲劳性损伤有关。②外伤性断裂，比如高空跌落或单纯踩空台阶，以致体重合并重心的转移直接落在跟腱上导致跟腱断裂。除了职业运动员，跟腱断裂好发于青壮年运动人群、中年以上非运动人群。一旦过量运动或运动强度过大，且加上运动前没有充分的热身、运动姿势不当就非常容易造成跟腱断裂，如打羽毛球、打篮球、踢足球等运动中突然的后退、跳跃、扣球等一系列动作等，均可诱发跟腱部分或完全断裂。

跟腱断裂发生时会突然产生剧痛，用手压后脚跟部分可出现凹痕，脚踝感觉乏力、局部瘀血，还伴有肿痛。踮脚尖、提后脚跟的动作，跟腱断裂的患者一般不能完成，这也是鉴别跟腱是否断裂的简单有效的方法之一。一旦怀疑跟腱断裂要立即停止运动，禁止走路，避免受伤的跟腱进一步加重；可以将踝关节固定在跖屈位，这样跟腱所受应力最小，避免进一步损伤；用冰袋冷敷患处，使局部毛细血管收缩，减少炎症介质的释放与组织液的渗出，可以明显地减轻疼痛与肿胀；尽快将患者送往医院做检查治疗。

对于老年患者，如果能接受跛行的生活，可以进行保守治疗，佩戴支具来改善功能。对中青年患者而言，多不能接受终生跛行的结果，则需进行手术。一般而言，跟腱完全撕裂后，需要至少半年以上的治疗和康复训练。

New Vision
新视野

应用富血小板血浆治疗慢性难愈合创面

慢性难愈性创面的治疗一直是医学研究的热点。慢性创面难愈合的原因在于感染或坏死组织存在，局部微循环差，蛋白水解酶破坏生长因子导致创面生长因子数量少、活性低，修复细胞膜受体与生长因子失耦联等。

创面的生长因子浓度低，无法达到启动创面修复的浓度阈值，导致慢性创面经久不愈。

传统的临床治疗方法包括换药、清创手术、负压真空吸引、皮瓣移植和局部应用各种药物等治疗，能清除局部感染灶或坏死组织，减少溃疡分泌物，但这些方法并不能在创面局部构建良好的组织修复能力，往往治疗效果不佳。因此有高达81%的糖尿病足患者是通过截肢手术后才获得创面愈合。

近年来，诸多研究发现富血小板血浆（PRP）具有抗菌和降低感染发生率的作用，对骨与软组织缺损具有很强的修复作用。上海市第六人民医院骨科采用富血小板血浆治疗慢性难愈合伤面21例，通过观察创面愈合情况、测量创面体积、计算创面覆盖率和比较细菌培养结果评价其安全性和疗效。结果显示，21例患者平均创面覆盖率为85.6%，治愈率为57.1%，有效率和患者主观满意率均为95.2%。

对于人体一些难愈合的组织损伤，如糖尿病足创面、压疮、下肢静脉溃疡、放疗后皮肤坏死、骨不连等，富血小板血浆由于具有"强大的组织修复能力"，其治疗效果与传统方法相比显得尤其明显。

富血小板血浆近几年已广泛应用于肌腱病的治疗上，美国和欧洲每年有86000名运动员接受富血小板血浆治疗。包括肩袖损伤，膝关节交叉韧带或侧副韧带损伤等肌腱软骨损伤，以及网球肘、高尔夫球肘、髌腱炎、跟腱炎等。

122. 骨折后可以适当吃鱼肉和羊肉

不少骨折患者及其家属在饮食方面经常存在一些错误的认知，如不能吃"发物"，海鲜和羊肉都是"发物"不能吃，致使患者饮食单一、食欲不振、营养不良，影响了骨折正常愈合。

中医所谓的"发物"是指引起动风生痰、发毒助火助邪之品，容易引起阴阳失衡，损害机体健康。如脾胃虚寒者，要少吃或不吃生冷瓜果和冰镇饮品，因为寒性食物易诱发和加重寒证。有过敏体质者，比如哮喘和荨麻疹患者不宜吃海鲜、鱼肉、牛奶等，吃了容易过敏，当然需要禁食，但不能一概而论。

伤口愈合与年龄、是否感染、局部血液循环、全身营养状态等都有关。鱼肉味甘、温、无毒，营养丰富，含有蛋白质、脂肪、钙、磷、铁、维生素A等。中医认为，鱼肉（不论鲤鱼或鲫鱼等）具有补虚羸、温中下气、利水消肿的作用。由此看来，根据患者个人喜好，在骨折早、中、晚期都可适量吃点新鲜味美的鱼肉，有助于补充蛋白质、脂肪、微量元素等，增加人体所需营养物质，从而更好地促进伤口和骨折愈合。

从营养学角度讲，羊肉是一种营养丰富的食品，其味甘、温、无毒，含丰富的蛋白质、脂肪，微量元素如铁、磷、钙、锌、硒等，还含有维生素B_1、维生素B_{12}、维生素B_6等。中医认为，羊肉味甘而不腻，性温而不燥，具有益气补虚、补肾壮阳、温中暖下、开胃健脾之功效，是一种补虚益气的食疗佳品，对病后身体虚弱等一切虚证均有治疗和补益作用。对骨折患者来讲，在中、后期（骨折2周后）适当吃些羊肉，具有很好的食疗价值，无需"忌口"，可根据个人喜好蒸、煮、炒、炖，做出多种花样。亦可根据保健食谱做出如海参羊肉汤、人参羊肉粥、补中羊肉粥、羊肉萝卜汤等美食。但是，骨折患者如有发热、牙痛、口苦咽干、口舌生疮等上火时应少吃，有发热、风热感冒热性病就不宜食用，以免加重病情。

123. 脊柱脊髓损伤的急救、搬运和预防

在全身各部损伤中，脊柱损伤伴发脊髓损伤对搬运和运送的要求最高，因为脊柱损伤因其不稳定而加重脊髓损伤的后果最为严重，即四肢瘫或截瘫。美、欧、澳、日等发达国家和地区，急救组织健全，其完全截瘫与不全截瘫的比例从 50 ：50 降为 40 ：60，澳大利亚减少为 30 ：70，我国唐山地震全瘫与不全瘫比例为 70 ：30。美国西北纪念医院 Meyer 报告近 10 年由于急救组织和设施的进步，完全截瘫的发生率从 75.8% 降至 22.1%。北京市 5 年回顾性调查资料表明，脊髓损伤在急救运送中二次损伤者达 22.6%，以致不全截瘫加重成为完全截瘫。

急救与搬运 脊髓损伤大多由脊柱损伤所引起，而脊柱损伤一旦伴发脊髓损伤其稳定性大多丧失（无骨折脱位脊髓损伤除外）。故急救与运送的要点是保持脊柱相对稳定，以避免使脊髓遭受再次损伤。

急性脊髓损伤急救与运送的要求：①有健全的急救组织，有经过训练的急救人员。②有急救设施，如合适的担架、救护车等。③有快速运送设施，如直升飞机、快艇、汽车等，发达国家脊髓损伤患者大多可在 2 小时内送到治疗医院。④有地区医疗组织，负责指挥急性脊髓损伤患者收治。脊柱脊髓损伤患者在发生事故的现场，最好是等待急救人员到来进行搬动及运送，因普通人和家属没有受过脊柱脊髓损伤的救治和搬运训练，又缺少担架等器材。一旦发现患者截瘫，应当至少 3 人将患者平移动至担架上，颈椎损伤更需 1 人固定头部，不使扭转。⑤担架最好是不影响 X 线拍片或进行其他检查的，例如担架的两根杠杆可以容易抽出与装进，一旦将患者移动至担架上，直至医院做各种检查最后至病房都不再需要将患者搬上搬下，减少对脊柱不稳定的影响。

一级预防 预防脊髓损伤的发生，主要是加强宣传教育，驾驶汽车或乘坐汽车一定要使用安全带，跳水先知池水深浅，骑马从前面摔下多系头向下

撞地，易致颈椎脊髓损伤；从马背上摔下，常是躯干臀部着地，易发生胸腰椎脊髓损伤，经常注意则可减少发生机会。

二级预防　伤后预防脊髓损伤加重，见前急救与运送部分的内容。

三级预防　预防并发症。脊髓损伤后全身多系统发生改变，并发症的发生机会多于任何其他疾患，例如呼吸系统由于呼吸肌（肋间、胸、腹肌）麻痹而呼吸功能减弱，不能完全咳嗽，以及交感神经麻痹，副交感神经相对亢进等因素，而发生呼吸系统的肺部并发症，如炎症、肺不张等，是早期死亡的重要原因。由于肢体瘫痪，受压部位如腓肠比目鱼肌处静脉血栓脱落而致肺梗死。泌尿系统由于尿潴留而导尿，可发生尿道感染、尿反流、肾盂积水、肾功能衰竭等，是晚期死亡的重要原因。截瘫后，皮肤感觉丧失，骶、臀部发生压疮，压疮感染坏死，难以愈合。在自然灾害如地震伤截瘫，发生尿道感染和压疮者达 80% 以上。其他如便秘、肌肉痉挛、挛缩、神经痛、异位骨化等，这些并发症应及早进行预防，以减少患者痛苦。

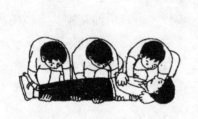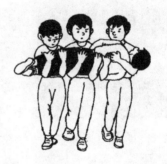

三人合力搬运脊柱损伤者的方法

124. 脊柱脊髓损伤并发症

截瘫及四肢瘫患者一般不直接危及生命，但它的并发症则是导致截瘫患者死亡的主要原因。截瘫患者多死于肺部感染、泌尿系统感染、肾功能衰竭及压疮感染。如果对并发症能有效地预防或治疗，则可明显降低死亡率。

肺部并发症　常见的并发症有肺部感染与肺不张，是早期可导致死亡的并发症之一。四肢全瘫患者，呼吸困难是最常见的并发症，此时肋间呼吸肌已麻痹，如果损伤在颈$_4$以上，膈肌亦麻痹；如无呼吸机妥善辅助呼吸，则患者很快因呼吸衰竭而死亡。颈$_4$以下损伤虽有横膈呼吸，但无力咳嗽，肺活量减少，残气量升高，致肺部易积存痰液而不易排除，再更加上交感神经麻痹而副交感神经亢进，使肺小支气管紧张收缩，排痰更为困难，这些都是四肢瘫早期易发生肺部并发症的因素。

预防：四肢瘫及截瘫患者卧床肺部血循环不畅，支气管及喉内分泌物不易排出，预防的方法是每2小时翻身1次，鼓励患者咳嗽及咳痰，经常做深呼吸运动及上肢外展活动，以扩张胸廓。每次翻身都叩击背部及胸部协助排痰。

颈$_5$节段损伤，虽然保存了膈神经（颈$_4$），但早期脊髓水肿及出血很易波及颈$_4$，至膈神经受累而呼吸极为困难，缺氧又加重脊髓损害，因此应早做气管切开，以便用呼吸机辅助呼吸。颈$_6$节段损伤进行气管切开虽不是必需的，但应做好准备，一旦出现肺部感染，排痰不畅，即应早切开。颈$_7$节段损伤，则气管切开就不是必需的了。血气分析有助于决定是否进行气管切开。

治疗：除坚持翻身，叩击背部排痰外，可应用抑制副交感神经紧张的药物、有效抗菌药物及化痰药物。由于排痰不畅而发生肺不张时，应用气管镜取出堵塞物恢复通气，气管切开者应用呼吸机需加强管理。

高热与低温 截瘫患者交感神经受损，与副交感神经系统失去平衡，皮肤排汗及体温调节功能丧失。特别是四肢瘫患者，躯干及下肢失去出汗散热功能，如因盖被等体表热散不出去，尤其在夏季室温较高时，即可出现高热，39～40℃体温持续较长时间。交感神经多在伤后1个月开始恢复。

四肢瘫患者伤后高温发热可持续1～2个月，而后逐渐恢复正常。四肢瘫患者还可出现低温，如在寒冷之冬季，长途运送，室温低及经常掀开被子翻身，由于失去体温调节功能，而受环境低温影响，发生低温，可至35℃以下。常同时伴有低血压。高热及低温的预防，在于随着室温的改变而采取适当措施，例如炎热的气候及室温高则注意预防高热，可将下肢暴露及室内通风。寒冷低温季节，则注意保暖。对高热的治疗是物理降温，酒精擦浴，通风等。对低温的治疗则是物理复温。

深静脉血栓及肺栓塞 截瘫患者下肢无自主活动，特别是腓肠肌部受压且不动时可发生静脉血栓，并导致下肢深静脉血栓，应予及时溶栓治疗，例如注射肝素等。深静脉血栓脱落可发生肺栓塞，较大者可突然死亡。预防的方法是每日应活动下肢数次，结合定时翻身，不使腓肠肌部位持续受压。

泌尿系统感染　正常人膀胱中尿液积聚至一定数量则产生尿意，逼尿肌收缩，人体主动排尿，使尿道外括约肌放松而排出。尿道外括约肌为横纹肌，属阴部神经支配，起源第 2 ～ 4 骶神经。膀胱逼尿肌的运动神经，主要为副交感神经系统。脊髓损伤的截瘫患者，尿道外括约肌失去高级神经支配，不能自主放松，因而出现尿潴留。阴部神经中枢受损，尿道外括约肌放松，出现尿失禁。对截瘫患者排尿障碍的治疗是恢复排尿反射、预防泌尿系统感染与肾功能衰竭。肾功能衰竭是晚期死亡的主要原因。

排尿反射的建立，截瘫初期 2 周应留置导尿或耻骨上穿刺。以后随着脊髓休克的过去及自主神经系统的恢复，可采用间歇导尿；继续留置导尿者亦应定时开放，鼓励患者增加腹压排尿，用拳头挤压小腹的方法需自上而下，以防压迫膀胱，使尿液反流经输尿管至肾脏，因压力升高而发生肾积水。坐位及站立排尿有助于排空减少残留尿，残留尿太多是尿路感染的重要原因。预防膀胱感染的重要方法是尽量排空尿液及间歇导尿。一旦发生膀胱感染则应留置导尿，定时冲洗膀胱，应用抗菌药物，碱化尿液。

压疮　截瘫平面以下皮肤失去知觉，脊柱损伤，下肢不能活动，迫使患者卧于一个体位不动，受压的皮肤缺血缺氧而坏死，最易发生在骶区，跟骨结节后方（仰卧）及股骨大粗隆区（侧卧）等部位，还有坐骨结节区及骶尾部（坐位压疮），足底还可发生神经性溃疡。预防方法是每 2 小时翻身 1 次，受压皮肤部位进行轻轻按摩。床单应平，床垫应软，两踝间、足跟后方上面均应有软垫。良好的护理，压疮是完全可以预防的，而较差的环境，例如在地震截瘫患者中压疮发生率竟达 80%，战伤中亦可达 75%。

对Ⅰ度、Ⅱ度压疮定时翻身，更换敷料，可以愈合。对Ⅲ度压疮皮下深层肌肉坏死，骨质外露者，应切除坏死组织，修平骨面（扩大受压面），以肌皮瓣修复之。对于骶部、大粗隆部、骶尾部、坐骨结节部的压疮，用下半臀大肌肌皮瓣可以顺利修复。

异位骨化　截瘫患者的异位骨化属于神经源性，好发于髋关节前方，发生率 16% ～ 30%。开始表现为软组织炎性反应，肢体肿胀，局部发热；几天后在肿胀区摸到坚实的肿块，关节被动活动逐渐减小，血碱性磷酸酶升高；1～2周时X线片常无表现，以后则肿块越来越硬，甚者关节僵直（关节外性），X线片显示骨化块。痉挛性截瘫患者剧烈被动活动下肢，撕伤软组织可能是诱因之一。治疗应休息，勿理疗，待局部无发热、X线片骨化边缘清楚，则骨化停止。对不妨碍关节活动的异位骨化勿需治疗；对关节活动障碍者，于骨化停止后，凿断异位骨化骨，切除一段，恢复关节活动，并不必须全部切除。

肌肉痉挛 颈、胸椎脊髓损伤为上运动神经元损伤，截瘫平面以下可发生肌肉痉挛，多见于腹部及下肢。腹部肌肉痉挛时患者有束紧感，下肢肌肉痉挛有两种类型：①屈曲型，屈髋屈膝肌肉痉挛严重，致下肢髋膝关节屈曲，影响睡眠与排便，患者最感痛苦，甚至需将下肢被动伸直后固定于床面才能入睡。②伸直型，髋、膝伸肌痉挛较重，下肢呈伸直位。还可常见股内收肌痉挛，致双下肢内收交叉影响排便清理。在不全截瘫者，走步时双腿内收交叉，呈剪刀步态。小腿三头肌痉挛致踝关节跖曲并常伴有踝阵挛，特别是在初站立时踝关节抖动，致站立不稳。

较轻的肌肉痉挛无需特别治疗，在不全截瘫加强走步活动锻炼可使痉挛慢慢缓解，在较重的痉挛患者感到疼痛苦恼者可服用Beclofan等解痉剂。对于剪刀步态，可行闭孔神经前支与内收肌切断，对踝阵挛足下垂者，可行腓肠肌腱膜切断及胫神经腓肠肌支选择性切断以减轻阵挛，对下肢屈曲痉挛者，可行选择性后小根切断以缓解之。

神经性痛 系脊髓损伤后患者感到的损伤平面以下的一种自发的疼痛，发生于完全截瘫较不全截瘫为多，在完全截瘫其脊髓损伤节段的脊髓丘脑束已损坏，其下的皮肤痛觉已完全丧失，但患者自觉截瘫的肢体痛为幻觉痛，其发生率为5%～30%，严重者影响进食与睡眠，给患者造成很大痛苦且治愈缓慢。

幻觉痛在脊髓损伤后早期（数月）或晚期（数年）均可发生，多数趋于减轻，约有9%持续加重。中青年患者神经系统退变较轻，对疼痛的适应性及耐受性较强，因而幻觉痛可逐渐减轻。老年人神经系统退变较重，对疼痛的适应与耐受较低，中枢兴奋性增高，幻觉痛缓解较慢。

幻觉痛发生机制有多种解释，如身体想象理论，激惹理论，心理因素，疼痛的双向作用及中枢神经兴奋性改变（增高）等，由于机制不清，故缺乏有效治疗方法，需从多方面入手，如针灸、推拿、按摩和药物治疗等方法。

创伤性脊髓空洞症 创伤性脊髓空洞症形成原因尚不清楚，可能并不是脊髓空洞内压的机械性压迫扩张，而更可能是营养性、循环性或自身免疫改变所致。脊髓损伤后脊髓损伤节段囊腔向上及（或）向下扩大，成为脊髓空洞症，少数发生于脊髓损伤后 1 年之内，为亚急型，多数发生在 1 年之后。在完全截瘫，空洞向尾端发展常无特殊症状；但在痉挛性截瘫，由于脊髓灰质为空洞压迫所破坏，常可变为迟缓性截瘫；向上发展的空洞引起的症状是剧烈疼痛；在颈胸交界处者，向上发展则引起上肢剧痛及肌力减弱；在不全截瘫，向上向下发展均引起疼痛与肌力减弱，直至空洞发展停止，则疼痛缓解。磁共振检查可明确诊断。

无症状的脊髓空洞无需治疗，对有症状发展中的脊髓空洞施行外科治疗。外科治疗有多种方法，但以蛛网膜下腔引流为首选。

125. 髋部骨折"偏爱"老年人

人体的骨盆是由左右髋骨和骶、尾骨以及其间的韧带连接构成，而髋骨是由髂骨、坐骨及耻骨联合组成的不规则骨骼。相对于四肢、躯干等部位的骨骼而言，骨盆的解剖结构十分复杂，立体感特别强，从力学角度来讲也非常复杂。由于骨盆与髋臼的解剖位置较深，周围有重要的神经、血管包绕和进出，同时骨盆内有着重要的脏器，因此手术时的可视性差。

东南大学创伤骨科研究所曾报告，2005 ～ 2016 年收治的 2200 多例髋部骨折患者中，60 岁以上患者占 88%，其中 80 ～ 89 岁为高发年龄占近 40%。在性别比率上，女性患者占 64%，男性占 36%，女性患者明显高于男性。数据显示，老人髋部骨折后 1 年病死率为 26% ～ 29%，2 年病死率高达 38%。老人髋部骨折常因处置不当，只有 30% 的患者能恢复到伤前的生活状态。随着老龄化社会的进程，老年患者骨折发生率每 10 年增加 30%，髋部骨折人数也呈 4 倍数量上升。

为何髋部骨折"偏爱"老年人？这多数是由骨质疏松造成的，更年期后的女性更是骨质疏松的重灾区，也就成了髋部骨折的高发人群。另外，老年人髋部肌肉的反应性减退，它不能有效抵消髋部的有害应力，如髋部受到外部较大应力的时候，肌肉反应不及时易致骨折。

骨质疏松 随着年龄增大成骨细胞的活性逐渐降低，破骨细胞的重吸收功能相对增强，这就打破了破骨和成骨之间的平衡，导致骨组织的钙含量逐渐减少，骨骼变得疏松。此时尽管骨骼的外形没改变，但骨骼的内在结构已发生改变，骨骼的弹性减少、脆性增加，表现在承受外界力量的能力减弱，甚至有轻微的外力就可能导致骨折。

骨质相对薄弱 股骨颈位于松质骨和密质骨的交界处，在这个部位密质骨相对较薄弱，是应力上的弱点。在正常站立时，双侧髋关节分别承受人体的重量，而单足站立时人体的重量就集中在一侧了，加重了髋关节的负担。

当老人跌倒时，全身重量就可能压在一侧脚上，这时最薄弱的股骨颈就首当其冲，如果不能承受这突如其来的重量就会发生股骨颈骨折。

反应能力减弱 老年人的反应能力减弱，步态变缓，遇到障碍物躲避能力下降，容易发生跌倒。

精神或行为异常 还有一些老人可能会出现精神或者行为异常，甚至出现幻视或者幻听，而迫使他去做一些危险的事情从而导致摔伤。

髋部骨折直接导致患者死亡的概率很低，但真正可怕的是髋骨骨折的并发症，常常会导致死亡。研究统计表明，髋部骨折还易合并其他部位的骨折，上肢骨折占 67.19%，胸腰椎骨折占 17.56%，下肢骨折占 12.74%。不仅如此，在髋部骨折的合并症中，心血管疾病占 43%，神经系统疾病占 19%，糖尿病占 19%，并且约一半患者合并 3 种以上的疾病。

老年髋部骨折建议尽快手术治疗。大量研究证实，老年骨折患者在伤后 24 ~ 48 小时内接受手术，术后早期进行功能锻炼，其并发症和死亡率明显降低。因此，有条件的医院应建立老年髋部骨折绿色救治通道，整合相关科室医疗资源、优化诊疗流程，选择合理治疗方案，尽早接受手术，对降低围手术期并发症具有非常重要和积极的意义。上海市第六人民医院于 2013 年开始建设老年髋部骨折救治绿色通道，对于符合手术指征的老年髋部骨折患者，自接诊开始即进行相关检查和会诊，在排除手术禁忌证之后，24 ~ 48 小时内接受手术，大大降低了并发症的发生率和死亡率，提高了诊疗效果，缩短了患者住院及术后康复时间，减轻了经济负担。

126. 不同年龄股骨颈骨折的治疗方法

儿童股骨颈骨折 儿童股骨颈骨折发病率较低，占所有年龄段股骨骨折的比例不超过 1%，多见于高能量损伤。根据 Delbet 儿童髋部骨折分型：Ⅰ型为股骨头骨骺分离，Ⅱ型为经颈型骨折，Ⅲ型为颈基底部骨折，Ⅳ型为转子间骨折，其中Ⅰ～Ⅲ型均属股骨颈骨折。与成年患者相比股骨颈骨折患儿存在骨骺损伤风险，且髋内翻畸形发生率较高。除了 2 岁以内的无移位骨折外，大多数患儿需行内固定手术，以降低骨折并发症发生率。通常 3 岁及以下可选用克氏针内固定，3 岁以上需根据骨块大小选择不同型号的加压螺钉固定。

手术治疗儿童股骨颈骨折时，为使骨折端获得良好的稳定性，有时需要将内置物穿透骺板，特别是对于发生率最高的Ⅱ型骨折，否则极易造成骨不连及骨折复位丢失。要牢记骨不连及股骨头缺血性坏死等并发症对患儿髋关节功能的损害远大于骨骺早闭。儿童骨折由于愈合时间短，限制骨折端滑动对骨折愈合的影响可能小于成年患者，但仍应谨慎掌握手术指征和手术技巧，以降低并发症的发生率。

青壮年股骨颈骨折 青壮年股骨颈骨折也多见于交通伤、高处坠落伤等高能量损伤。基于骨折线方向的 Pauwels 分型对此类骨折严重程度的评估更为准确。一般认为内固定是青壮年股骨颈骨折的主要治疗措施。在这一年龄阶段，要减少严重并发症的发生，最有效的办法就是骨折端的解剖复位和坚强内固定。选择何种方式实现这一目标，如切开或闭合复位、选择何种内固定等，尚需根据患者的具体情况采取个性化的治疗方案。目前切开复位内固定在国际上较为常用。

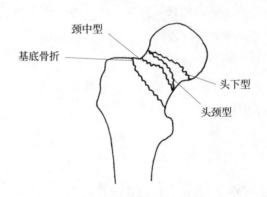

颈中型
基底骨折
头下型
头颈型

股骨颈骨折按部位分类

对于青壮年股骨颈骨折，采取闭合或切开复位内固定、保留股骨头是首选治疗方案。解剖复位是促进骨折愈合及避免并发症发生的前提，良好的复位既可为骨折端提供最大的接触面积以提高内固定的稳定性，又可避免关节囊内动脉扭曲，最大限度保留股骨头残留血供，也利于新生血管的长入，从而促进骨折愈合。内固定的选择一直存在争议，多枚平行空心加压螺钉固定仍是首选，但需要严格掌握螺钉置入技术，包括螺钉尺寸、位置、数量等。目前，3 枚螺钉固定还是主要的固定手段。与传统螺钉相比，动力髋螺钉螺旋刀片通过对股骨头内骨质的挤压作用，可减少骨质丢失，更好地提高内固定的稳定性，尤其适用于骨质疏松患者。有学者报道，动力髋螺钉（DHS）、股骨近端锁定钢板的生物力学性能显著优于单纯 3 枚平行排列的空心加压螺钉固定，但这种治疗方式尚需多中心、大样本量的前瞻性随机对照研究来进一步证实。

老年股骨颈骨折　老年股骨颈骨折多见于站立位跌倒等低能量损伤。目前对于老年股骨颈骨折早期手术、早期康复是主要趋势，特别是对于有条件的患者，48 小时内快速通道手术治疗是主要方向。对于一般状况较好、活动量大的患者应尽可能采用人工全髋关节置换术，反之则行半髋关节置换术。人工髋关节置换术是老年移位型股骨颈骨折最有效的治疗方法，通过术后早期快速康复训练，使患者尽早恢复受伤前的功能状态，以减少因长期卧床而导致的一系列并发症的发生，从而降低患者死亡率。

此类患者手术疗效取决于多种因素，包括术前患者全身营养状况、心肺合并疾病、手术时机、手术方法及术后康复训练等。术中应尽可能采用微创技术，辅以围手术期充分、有效的镇痛，以利于患者术后早期进行康复锻炼。

127. 股骨颈骨折的内固定和关节置换

目前在国内，对 65 岁以下中青年股骨颈骨折患者进行内固定治疗已达成共识。大多数学者是在保证良好的解剖复位的前提下首选闭合复位内固定，一旦出现复位困难就应采取切开复位。

对于 ≥ 65 岁这类人群，目前治疗观点比较统一，人工髋关节置换手术是主要的治疗手段。对于一般情况良好，活动量大，预期寿命长的患者采用全髋置换术，反之则行半髋置换术。通过术后早期快速康复训练，最大程度恢复到受伤前的功能状态，提高患者生活质量，降低致残率和死亡率。

股骨转子间骨折需要人工关节置换吗？髋关节置换手术对于转子间骨折

并不是一种常规治疗手段，但对于不稳定性转子间骨折伴有严重骨质疏松或内科慢性疾患的高龄患者、伴有骨关节炎或类风湿关节炎，以及转子间骨折术后内固定失败、骨不连、陈旧性骨折患者，采用人工关节置换术可允许患者早期完全负重和康复训练，无需等待骨折愈合，避免长期卧床带来的各种并发症。

陈旧性股骨颈骨折由于血运的破坏，股骨头长期处于缺血状态，发生不愈合或股骨头坏死概率同样较高。对于≤65岁患者的治疗目标是保留股骨头、恢复其正常的生活质量。目前主流的保留股骨头手术方式有内固定、转子间截骨术、内固定加骨移植等，但是没有一种方案的疗效完全令人满意，因此选取何种手术方式仍是争议的重点。

带血管的游离腓骨移植不仅提供了血运、增加了骨量，还对股骨颈提供了足够的力学支撑，大量研究证实了其有效性。应用带血管的游离腓骨移植治疗大量青壮年股骨颈骨折骨不连，也取得了非常理想的效果。

128. 股骨头骨折的早期诊断至关重要

股骨头骨折的早期诊断和急诊处理至关重要。车辆撞击形成的仪表盘损伤（所谓仪表盘损伤，是指汽车发生碰撞，驾驶者的膝部撞击汽车的仪表盘造成的一系列损伤。）是股骨头骨折最常见的损伤类型，Chiron等以仪表盘损伤为例，将股骨头骨折归纳为三种损伤机制，髋关节的位置和不同性质的外力作用决定了骨折块的大小与合并损伤：①髋关节屈曲90°强力内收。这种作用力在股骨轴向上与髋臼后壁平行，可能会造成单纯的髋关节后脱位、髋关节后脱位合并股骨头或后壁骨折。②髋关节屈曲 – 中立位内收，外力在股骨轴向上与髋臼后壁垂直，常常造成后脱位伴后壁骨折，进而给股骨头内侧半造成剪切力。③髋关节中间内收位。剪切力贯穿股骨头上下部分或者位于中央凹上方，内收越多骨折块则越小，骨块常为1/4或1/3股骨头大小。

股骨头骨折多由严重的车祸伤导致，坠落伤等暴力性损伤相对少见。因此，首先要明确是否存在其他系统的合并损伤，如胸腹联合伤、颅脑外伤等

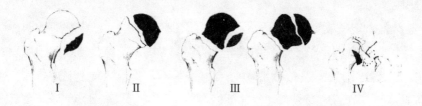

I 型，骨折块位于中央凹的下方，此时骨块的血供来自于内下方支持带血管；
II 型，骨折线通过中央凹的上方，此时骨折块的血供还来自于圆韧带血管；
III 型，任意类型的股骨头骨折合并有股骨颈骨折，这类骨折需要急诊手术，最为少见；
IV 型，合并有髋臼骨折的股骨头骨折，髋臼骨折的类型多为后壁、横形或 T 型骨折

股骨头骨折的 Pipkin 分型

更易危及患者生命。临床上对股骨头骨折的诊断通常依据病史、体格检查和影像学检查。典型的病史多为车祸伤或坠落伤，体格检查可发现髋关节疼痛、功能障碍，患者无法站立及负重行走，髋关节屈曲、外展、外旋时疼痛加重，如伴有后脱位时，髋关节固定为屈曲、内收、内旋位，下肢短缩。尤其需要注意的是，股骨头骨折合并髋关节后脱位时坐骨神经损伤并不少见，急诊需要评估坐骨神经损伤情况，这也是急诊手术重要的参考依据。髋关节前脱位较罕见，多不伴有股骨头骨折。

影像学检查包括拍摄骨盆和患髋前位、后位 X 线片，可疑合并髋臼骨折时需加摄髂翼位及闭孔斜位 X 线片。因股骨头骨折为完全的关节内骨折，故常规行髋关节三切面的 CT 扫描检查非常有必要。对于 X 线片及 CT 扫描呈阴性，但病史、症状及体征非常典型的患者，建议行患髋磁共振（MRI）检查，以明确是否有股骨头软骨或盂唇损伤，如关节内积血、髂股韧带出血等常常提示存在髋关节囊内损伤。

129. 认识"股骨髋臼撞击综合征"

股骨髋臼撞击综合征（FAI），是髋关节即股骨和（或）髋臼形态异常引起的一种综合征。髋关节运动时股骨近端和髋臼频繁地异常碰撞，导致髋臼盂唇和（或）相邻关节软骨损害，从而引发髋关节疼痛。股骨髋臼撞击综合

征是引起髋部疼痛及骨关节炎的一个重要因素。主要临床症状是腹股沟区疼痛，其次是大转子或臀部非特异性疼痛。起初多发生于外伤或剧烈运动之后，常被诊断为腹股沟牵拉或屈髋肌拉伤，此后疼痛频率逐渐增加，以致影响日常生活。25%的患者髋关节活动时会出现弹响，推测可能是因关节软骨撕脱造成。髋关节活动受限有助于诊断。

股骨髋臼撞击综合征治疗方法近年来发展迅速，治疗目的也发生改变。从以前多强调保守疗法，尽可能减缓骨关节炎发生，到目前主张有选择地采取不同治疗方案，尽可能减轻髋关节疼痛症状，避免骨关节炎发生。

保守治疗　保守疗法主要包括减少髋关节活动、物理疗法、关节内注射利多卡因或布比卡因，服用非类固醇类镇痛抗炎药物等。股骨髋臼撞击综合征患者多为髋关节活动较多的年轻人，因此症状出现早期采用保守疗法使得大部分患者的症状均会减轻，甚至消失。对于短时间内要恢复髋关节剧烈活动的人群如运动员等，关节内注射利多卡因或布比卡因可在短时间内镇痛，非常有效。但是，这些保守疗法无法治愈疾病。随着股骨髋臼撞击综合征进一步发展，盂唇及关节软骨损伤将会加剧，直至发展为骨关节炎。

手术治疗　是目前治疗股骨髋臼撞击综合征最有效的方法，主要包括髋关节切开脱位手术、髋关节镜手术以及关节镜辅助下髋关节切开手术。关节镜手术起步较髋关节切开脱位手术晚，但近期受到越来越多关注，发展迅速。以上三种手术方式各有优劣。髋关节切开脱位手术暴露清晰，术中操作空间较大，但对盂唇及关节软骨的损伤修复较难处理，术后有发生大粗隆区域骨不连的可能性。关节镜手术较微创，能够较好地修复受损的盂唇及关节软骨，但手术视野及操作范围有限。关节镜辅助下髋关节切开手术结合前两者优势，但对复杂的特别是钳夹撞击型患者的治疗，目前尚未见更多报道。

130. 发生"骨不连"的原因

　　骨折的顺利愈合有赖于良好的复位、牢固的固定及骨折部位充足的血供。骨折正常愈合过程的终止被称为骨不连。美国食品药品管理局（FDA）将损伤和骨折后至少 9 个月，并且没有进一步愈合倾向已有 3 个月，称为"骨不连"。

　　骨不连是骨折最常见的严重并发症之一，不仅延长治疗周期、增加治疗成本，而且严重影响患者生活质量和患肢功能。导致骨折不连的原因有很多，包括全身因素和局部因素：全身因素包括年龄、营养状况、吸烟史、药物使用及感染情况等；局部因素包括骨折固定的稳定性、骨折端的血供及骨折端相互接触的情况。

　　骨不连按血运情况一般分为肥大型与萎缩型两类：肥大型骨不连主要是因缺乏稳定的力学环境而致（骨折固定不充分），而周围的血运良好或丰富，其病理分型主要有 3 种：象足型、马蹄型、营养不良型；萎缩型骨不连不仅存在固定不充分，同时还存在骨折周围骨膜剥离过多或其他致血运不佳等因素。

　　造成四肢长骨骨不连的原因主要包括：骨折固定不牢固、骨折端接触不充分和周围血供缺失等。有学者曾观察了 38 例骨不连患者，均由髓内钉固定失败而引起。髓内钉固定失败因素主要包括：髓内钉主钉断裂 17 例（44.7%），髓内钉松动 19 例（50%）和锁钉断裂 2 例（5.3%）。髓内钉断裂的位置位于两个远端锁钉孔的近端。引起断钉的主要危险因素包括：不稳定骨折（如多段骨折或粉碎性骨折）、使用直径偏小的髓内钉、过早负重及髓内钉插入操作技术不当等。

　　有很多外科的处理办法可用于治疗骨不连，如更换接骨板、髓内钉、加压外固定支架以及锁定钢板等。文献报道，更换髓内钉可以获得良好的骨连接愈合率。Furlong 等对 24 例股骨骨不连患者只更换髓内钉而未进行其他额外手术，结果骨连接愈合率达到 96%。Galpin 等报告 50 例胫骨骨不连患者通过更换髓内钉治疗，术后 6 个月所有患者均获得骨连接愈合。但也有许多生物力学分析及临床研究证实，髓内钉固定骨折端不能获得稳固的旋转固定，且具有引起再固定失败的危险。因此，应尽可能避免这种潜在的固定失败情况的再发生。

"奇思妙想"治疗股骨近段骨不连

由于大腿肌肉丰富，股骨骨折端所受到的肌肉牵引力大，加上肢体活动产生的较大剪力、旋转应力，用普通钢板及单边外固定支架均不容易使骨折得到稳定的固定，因此容易形成骨不连。

自 2003 年 4 月至 2007 年 2 月，上海六院骨科使用倒置 LISS 接骨板（LISS-DF）固定并辅以自体植骨治疗股骨近段骨不连 17 例，取得了良好的效果。

LISS 接骨板上特殊设计的锁定螺孔使螺钉拧入后与接骨板成为一个整体，使其兼备了内固定支架的作用，具有良好的成角稳定性；多角度的锁钉方向提高了抗拔出性，这些均显著提高了骨折固定的稳定性，明显降低骨折复位 I 期和 II 期丢失的可能性。LISS 接骨板不与其下的骨皮质直接接触，最大限度地保留了骨膜和骨骼的血供。LISS 接骨板的这些优点使其有可能成为治疗骨不连的有力武器。由于 LISS 接骨板固定增加了骨折固定的稳定性，而自体植骨又提高了骨折端的成骨能力，因此，使用倒置 LISS-DF 固定并辅以自体植骨治疗股骨近段骨不连能显著提高骨折愈合率，是一种简便、有效的方法。

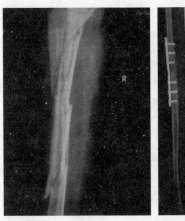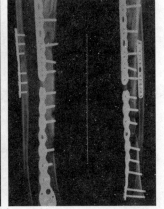

外伤后胫腓骨粉碎骨折，内固定术后胫骨中段骨坏死骨不连伴感染

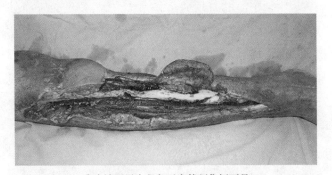

术中清理见大段象牙白状硬化坏死骨

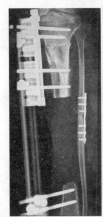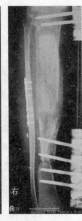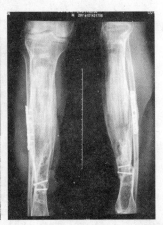

坏死骨不连段切除，胫骨近端截骨迁移。术后 5 个月迁移到位，新生骨生长钙化良好。术后 7 个月断端清理后拆除外支架，骨愈合

131. 不同年龄股骨颈骨折不连接的治疗方法

股骨颈骨折不连接的治疗，对创伤骨科医生一直是个巨大挑战。尽管股骨颈骨折多发生于老年骨质疏松患者的低能量损伤中，且髋关节置换可获得良好的临床疗效，但当其发生于骨质正常的年轻患者时，由于致伤原因多为高能量损伤（如机动车事故等），并易出现骨折粉碎，往往移位明显，伤后对骨折的复位/固定不足易导致骨折不连接。虽然近年来内固定技术及材料获得了长足发展，但移位骨折骨不连的发生率仍高达10%～30%（较无移位骨折高出6倍多）。股骨颈骨折一旦发生骨折不连接治疗起来会十分棘手，而且还会导致一系列严重并发症，对医生和患者来说都是"噩梦"。

目前股骨颈骨折不连接的治疗主要有保留髋关节与不保留髋关节两种方法：前者包括转子间外展截骨及空心钉或倒置微创内固定技术（LISS）结合吻合血管游离腓骨移植，后者则是人工髋关节置换。

虽然转子间外展截骨完美解决了股骨颈骨折不连接的力学问题，但是其属于病灶旁截骨术，并未解决"病灶"（骨不连接处）的生物学问题，而且更为重要的是股骨颈骨折不连接不只是一个力学问题，而是一个复杂的力学–生物学问题，因此，单纯的力学（内固定）或生物学（植骨）方法都不足以解决该难题，必须将两者联合运用。空心钉或倒置LISS结合吻合血管游离腓骨移植正是满足了解决这一复杂力学–生物学问题的有效方法，而且也克服了转子间外展截骨的四大缺点。有学者曾在2002年报道该术式治疗50岁以下股骨颈骨折骨不连患者，经过7年多随访，其骨不连愈合率达91%，股骨头坏死率9%。2010年上海市六院骨科报道了改良的该术式治疗股骨颈骨折骨不连，经过2年多随访，其骨不连愈合率达92.3%，股骨头坏死率为3.8%。可见该术式治疗青壮年股骨颈骨折不连接有良好的临床疗效，可以有效避免或延迟人工髋关节置换。

除保留自身髋关节方法外，不保留自身髋关节的方法就是人工髋关节置换。尽管髋关节置换在老年患者取得了相当不错的临床效果，对于55岁以上的股骨颈骨折不连接患者，股骨颈严重短缩且不能耐受较长时间负重患者，一般推荐全髋关节置换；但对于 60 岁以下且 55 岁以上的股骨颈骨折不连接患者，若有保留自身髋关节愿望且无髋关节骨性关节炎表现者，可尝试采用空心钉或倒置 LISS 结合吻合血管游离腓骨移植治疗。

总体来说，在年龄较大的股骨颈骨折不连接患者，人工髋关节置换能取得良好效果，是一种理想治疗方法。但对青少年股骨颈骨折不连接患者而言，即使是表面置换也不推荐使用。

132. 锁定钢板内固定治疗四肢骨不连

通常，骨不连的治疗比新鲜骨折的治疗更困难，但所遵循的原则是一致的，都需要保护和维持骨折端的血液供应，并选择有效、稳定的固定方法。

临床对骨不连的治疗一般采用清理硬化骨、更换内固定以及松质骨植骨等手术方法，多数病例可达到骨愈合的效果，但对一些复杂骨折所致骨不连，常规内固定方式常常出现再次手术失败。利用锁定钢板稳定固定的特点，将锁定钢板内固定用于骨不连的治疗已有相关文献报道。由于锁定钢板内固定明显增加骨折固定的稳定性，可大大改善骨折的治疗效果。

2003 年 2 月到 2006 年 10 月上海市六院骨科应用锁定钢板治疗四肢长骨骨折骨不连 61 例，取得了良好的临床效果。锁定钢板目前主要是指 LISS 和 LCP。这 61 例骨不连患者中以青壮年男性居多；在骨不连的分布部位上多见于下肢长骨（91.8%）；骨不连发生的原因包括感染、外固定失败、钢板螺钉以及髓内钉断裂等，但以内固定失败居多（77%）；因此改善或增加内固定的稳定性，在治疗骨不连特别是因内固定失败导致的骨不连是有效的。上海市六院骨科团队在 2005 年曾报道采用 LISS 钢板治疗胫骨和股骨骨不连 9 例，随访 6 ～ 16 个月，平均 8 个月，骨折均在术后 4 ～ 6 个月牢固连接，平均愈合时间 4.7 个月，无内植物松动等并发症。采用锁定钢板技术治疗因髓内钉固定失败而造成的骨不连具有确切的疗效，尤其是针对干骺端附近的骨不连。锁定钢板固定联合植骨不仅可获得稳定的固定，而且也具有骨诱导和骨传导性，骨连接愈合率高，术后并发症发生率低。

在手术治疗骨不连时要求彻底清理骨折端的瘢痕组织和硬化的骨折端，根据骨折端缺损情况，可以选择自体骨移植，或结合同种异体骨、人工骨等进行植骨。由于自体骨移植不存在免疫排斥反应，不像同种异体骨需要加工处理，也不会传播疾病，能够最大限度地发挥骨生长因子的作用及保留存活的骨生成细胞，其生物学潜能最大，骨诱导作用及骨生成作用强，成骨效果最好，故至今仍奉为骨移植的"金标准"。

133.骨髓干细胞治疗骨不连研究进展

近年随着对骨折愈合机制和骨髓间充质干细胞（BMSC）功能的深入研究，应用骨髓间充质干细胞治疗骨不连取得了可靠的理论依据和临床试验结果。

骨折愈合主要包括炎性期、软骨痂形成期、硬骨痂形成期及重塑形期，骨不连可看作是骨折愈合中断而导致的结果。一般认为，骨折愈合主要取决于成骨细胞及破骨细胞的协调作用，成骨细胞主要完成骨折愈合，破骨细胞则实现骨塑形和重构。骨髓间充质干细胞是中胚层组织共同的前体细胞，在特定诱导条件下可分化为成骨细胞、成软骨细胞、成脂细胞等，这些细胞是骨折愈合过程中不可或缺的重要部分。

在动物实验证实，骨髓与骨髓间充质干细胞移植促进骨折愈合的基础上，很多学者开展了相关临床试验研究，并取得优良结果。Hernigou 等报道选取 60 例非感染性胫骨骨不连患者，在骨不连处植入 20 毫升浓缩骨髓，经成纤维细胞计数评估骨祖细胞数及计算机断层扫描对比骨髓植入前和植入后 4 个月矿化骨形成体积证实，植入骨不连骨缺损处的骨髓骨祖细胞达到一定浓度时，骨不连疗效很好。Gole 等选取 20 例胫骨骨不连患者并经皮注入自体骨髓于骨不连处，4～6 周重复 1 次，临床及 X线片显示有 15 例达到术后恢复，自首次注射治疗开始的平均愈合时间为14 周，充分证实自体骨髓移植治疗胫骨骨不连伴轻微骨缺损，操作简单，疗效可靠。

西京医院用"再生骨"修复大段骨缺损

随着交通事故、高处坠落等高能量损伤发生率日益增多，肢体大段骨缺损（通常指大于 6 厘米）的发生率可达四肢骨创伤的 15.0%，其修复一直是国际性医学难题。

空军军医大学（原第四军医大学）西京医院骨科裴国献教授团队采用组织工程"再生骨"技术，救治了一名大段骨缺损患者。经过 2 年的康复，患者骨缺损已完全修复。这是世界首例通过组织工程方法修复的长度达 12 厘米的负重骨骨缺损病例，实现了组织工程再生骨修复大段骨缺损这一国际性难题的重大突破。

组织工程再生骨，即采集患者自身细胞，通过培养获得足够数量细胞后，复合到能与人体相容的多孔生物材料上，形成组织工程骨复合物，再植入患者体内骨缺损处进行修复。也就是在体外根据患者骨缺损形状与尺寸，定制构建一个个性化的、带有细胞活性的再生骨。在体外定制构建出的组织工程再生骨具有细胞活性，因而植入体内后相当于自体骨移植，无排斥反应，无须使用抗排异药物，具有活性高、血循环丰富等优点，可以更快修复骨缺损，促进骨愈合。

第三部分

骨科术后康复训练

134. 人工关节置换术后康复的"黄金时间"

人工关节置换术后的康复锻炼很重要，关系到关节置换术的效果。如果说好的关节置换手术是获得良好效果的基石，那么规范、有效的术后康复锻炼就是获得良好效果的保证。关节置换术的康复贯穿于手术治疗的始终，术前合理康复评估和治疗不仅可以为手术创造良好条件，而且将为术后康复打下坚实基础。

康复评估及康复心理治疗　康复评估是康复过程中的重要环节，客观评定不仅对康复计划的制订至关重要，而且通过评估可以观察功能障碍程度，为患者坚持康复治疗提供信心。康复过程是一个漫长的过程，不能坚持就不能获得良好效果。康复心理治疗的重要性在于通过语言治疗等方法，不仅能够缓解患者对手术的焦虑与恐惧，还能进一步促进患者坚持治疗的信心，通过与家属的共同努力，使患者重拾恢复正常生活和工作的希望。

肌肉力量训练　肌肉是关节动态平衡的基础。肌肉力量训练应从手术前开始，并一直持续到手术后功能康复。人工关节的康复主要围绕肌肉力量和关节活动度进行。

股四头肌：是大腿前方的那块肌肉，也是膝关节活动最重要的动力系统。股四头肌最常用的锻炼方法是"勾脚抬腿"：①勾脚尖。②蹬脚后跟，尽量将膝关节绷直。③抬起下肢，脚后跟距离床面约 20 厘米，坚持 5 ～ 10 秒，放下。勾脚抬腿锻炼 5 ～ 10 次为一组，每天可进行多组。

臀中肌：目前大多数人工髋关节置换手术的操作都可能损伤部分髋关节周围的肌肉，所以一般需要等到术后 6 周肌肉组织愈合后再开始臀中肌的锻炼：患者向健侧侧躺，患肢向侧上方抬起，距离床面约 20 厘米，坚持 5 ～ 10 秒，再放下。侧抬腿锻炼 5 ～ 10 次为一组，每天可进行多组。

关节活动度训练　关节的基本功能就是运动，因此关节活动度训练是人工关节置换术的关键内容。关节活动度训练也应当从手术前开始，通过牵张关节周围软组织可以减少手术中的松解量，减少手术损伤，降低手术中血管神经损伤并发症的发生，为术后康复训练提供良好的条件。手术后通过手法、持续被动活动（CPM）等方法，不仅可以有效缓解手术后的疼痛，而且还可以逐渐恢复关节的活动范围。术后早期是关节活动度恢复的关键时段，此时训练可以事半功倍。

人工膝关节置换术：膝关节能伸直（平躺时膝关节下方基本贴上床面），膝关节屈曲达到 110°左右。膝关节伸直是必须达到的，如果术后伸直困难，可以通过压腿锻炼来帮助伸直。每个患者屈曲活动度不同，给自己设定的目标值也不同。一般应至少达到 90°以上，这样便于从坐位站起来。

人工髋关节置换术：髋关节术后早期因为担心存在脱位的风险，因此不主张患者进行过大的活动度锻炼，反而要求患者在术后 6 周内限制髋关节屈曲不超过 90°，6 周以后才开始逐渐加大关节活动度锻炼。目标活动度为可以自行穿裤子、鞋袜。

作业治疗（任务治疗） 人体内每个关节的功能不同。膝、髋关节置换术的主要目的是恢复无痛的步行能力，因此在手术后条件允许时，在康复医师和治疗师的指导下从借助平衡杠、助行器的部分负重行走，逐渐过渡到完全负重行走。上肢各关节都是为发挥手的功能而存在，因此上肢各关节置换术后除进行相应关节的训练外，始终要把恢复手的功能放在首要的位置。

全身训练 术前及术后都应当进行全身的训练。尤其是老年人，应当重视心肺功能的训练，以提高患者抵御手术打击的能力，预防由于卧床所导致的坠积性肺炎、泌尿系统感染及压疮等。由于肢体的动作都是链式运动，任何一个关节运动模式的改变都会影响其他关节，并最终通过运动中枢（大脑）修正各个关节的运动模式。因此，在训练时要重视临近关节的训练。

物理因子治疗 冷疗可以有效缓解术后的肿胀和疼痛，因此一般在术后早期应用。热疗可在术后 1 周开始使用，有消炎消肿、缓解疼痛等作用。经皮神经肌肉电刺激可用于手术后镇痛，电刺激还可以用于肌肉控制能力的训练，促进肌肉功能的恢复。光疗可用于促进切口愈合。

人工关节置换术后不同阶段康复锻炼的要点有所不同，康复训练一般为半年至一年。

康复锻炼强度要把握好度。术后住院期间，医生会帮助患者缓解疼痛，比如术后 2 ～ 3 天，一般会给患者放置镇痛泵，还会配合使用一些其他途径的镇痛药物，包括口服、外用、静脉输液、肛栓等，以尽可能减轻患者术后的疼痛。目前的镇痛技术已经可以将大多数患者术后疼痛程度控制在可以耐受的程度。

出院后，康复锻炼难免会出现疼痛。当康复锻炼强度过大时，疼痛可能会比较明显，甚至影响睡眠。在这种情况下，应适当减少康复锻炼的量，配合使用镇痛药物。如果在康复锻炼后关节局部温度比较高，可以用冰敷减轻疼痛。

关节置换术后家庭护理要切记：①预防跌倒。因术后 6 周内要扶助行器或借助双拐下地活动，所以要在卫生间放置防滑垫子，保持地板干燥，穿防滑鞋等防跌倒措施。②预防脱位。人工髋关节置换术后 6 周内需要避免脱位，具体方法是：避免坐矮凳子；准备一个合适高度的马桶架；翻身时在两腿之间夹一个厚枕头，避免髋关节过度内收导致脱位；预防感染。术后 2 周拆线。一般术后 3 周伤口才能沾水，术后 1 个月后方可沐浴。

135. 人工关节置换术前准备不可忽视

人工关节置换手术发展到现在已经是一个非常成熟、常规的骨科手术了，手术操作、手术前后的管理都已经形成了规范。准备接受人工关节置换手术的患者不用过于紧张和担心，这个手术的成功率是非常高的。为了进一步确保手术的安全和成功，术前进行充分的准备还是必要的。

降低感染风险　目前国际上大量研究报道的数据统计显示，人工关节置换术后感染的发生率为 1% 左右，髋关节置换术后感染发生率低于膝关节置换，其中大部分发生在术后 1 年以内。有许多因素可能会导致术后感染的概率增加，其中有些因素是可以改善的：如果有口腔牙齿等方面的问题，应在手术前去口腔科进行处理；如果有脚气，应该请皮肤科处理，并在手术前每天使用消毒液进行清理；如果有皮炎、皮肤破损等问题，应进行相应的诊治，保证手术前皮肤破损干燥、无渗液。

调整用药　若患者因为其他疾病需要长期使用激素或免疫抑制剂，应在手术前到相应专科就诊，看能否调整剂量或暂停使用（激素的用量调整需要一个缓慢的过程，不能马上停用，以免出现危险）。

避免穿刺治疗　避免手术前一个月进行患侧膝关节的玻璃酸钠注射等关节穿刺治疗。

戒烟 吸烟会增加术后肺部并发症发生率，也会增加感染风险。

骨科手术前还应重视各种慢性疾病的管理，以保障手术安全。

控制血糖 如果有糖尿病，需要在手术前将血糖控制好。血糖目标值为：空腹血糖在 8 毫摩 / 升以下，餐后血糖在 10 毫摩 / 升以下。

平稳降压 如果患者长期服用降压药，术前应到心血管科就诊，将血压平稳控制好。如服用利血平，应更换其他降压药。

其他心脑血管疾病 如果半年内出现过心绞痛或心梗、脑梗，应考虑推迟手术。

136. 人工髋关节置换术后康复分步走

人工髋关节置换术后通过专业的康复锻炼，可使新的关节和周围肌肉重新匹配，达到关节应有的活动范围和灵活性，也能很快地获得最佳治疗效果。

术后体位 采取平卧状态，患髋外展 15°～ 30°，踝关节中立位，防止髋关节脱位，被动活动膝、踝关节，并开始下肢肌肉收缩练习。

术后 1 天 主动活动健侧关节，并进行患侧踝关节和足趾的主动背伸和跖屈练习，以及股四头肌的等长、等张收缩锻炼，按摩髌骨周围、膝关节及小腿后部，同时进行深呼吸、引体向上运动，防止肺部并发症。

术后 2 天 在医生指导下进行髋关节轻度屈伸练习，髋关节屈曲应 ＜ 60°，以防活动过度导致假体脱出，时间限定在 30 分钟之内。

术后 3 ～ 7 天 加强股四头肌等长收缩，并保持 10 ～ 15 秒，重复 10 ～ 20 次。膝下垫枕以膝部为支点，小腿抬离床面做伸膝动作，保持 10 秒，重复 10 ～ 20 次。患侧髋、膝关节被动活动，关节持续被动运动，从 0°～ 30°开始，逐日增加 5°～ 10°，直至 90°。1 小时 1 次，每天 2 次。此外，还应在他人帮助下进行床上移动训练，训练均在患肢外展、中立位下进行。

患者在术后 1 周可使用关节被动活动器（CPM）进行锻炼，既可使刚刚置换的人工关节提前进入角色，有效防止周围软组织粘连，又可预防下肢深静脉血栓。使用关节被动活动器开始活动度：30°～40°，每天2次，每次30～60分钟，逐渐增加10°，达到100°～120°为止。每天3～4次，每次重复10遍进行以下锻炼：①屈伸膝关节：屈曲膝关节使自己的脚跟滑向臀部，然后伸直，注意不要让膝关节向两侧摆动。②臀部收缩：平卧位使臀部肌肉绷紧，保持5秒钟。③外展练习：平卧位伸直腿尽量向两侧分开，然后收回，注意不要完全并拢。

术后第2周 助力下直腿抬高30°，保持10秒，重复20～30次，逐渐过渡到主动直腿抬高，健腿支撑站立平衡练习，平行杠内健腿支撑三点式步行及转体，扶双拐行走，以健腿支撑三点式步行为主。

术后第3周 仰卧位双下肢空踩自行车运动20～30次，患髋屈曲90°以内，10次为一组，每组间休息1分钟。此外，也要进行股四头肌及髋外展肌渐进抗阻训练，"四点支撑""半桥"运动保持10秒，重复10～20次，坐、站重心转移及步行训练。

患者在此期间下床站立，并开始练习行走，行走扶拐杖或助行器以防跌倒。在行走时健肢在前先行，患肢跟上，再移动拐杖向前。每天2～3次，每次10～20分钟，注意保持两腿分开与肩同宽，转弯时髋关节随身体一起转动，避免髋关节突然旋转。

定期复查 6个月内避免患髋内收内旋，术后3个月，扶双拐逐渐过渡到单拐，弃拐时间因人而异，一般6个月后行走平稳且无疼痛时可弃拐行走，每年复查3～4次。

术后1个月左右，状况基本稳定的患者可进行以下的康复锻炼：

平地步行 每次100～300步，每天2～3次。走路不在多，要走正确。平地步行时要大胆让患髋负重，切记避免意外跌倒。一般不用拐杖，以免延迟独立行走期。

站立练习 开始的时候一定要有人在身旁帮助，直到有足够的力量站立。进行站立练习时，一定要扶着床旁或墙上的扶手。每天3～4次，每次10遍。

站立抬腿 双手握住扶手抬起患肢，注意抬腿时膝关节不要超过腰部，每天2～3次。

站立外展 注意保持下肢伸直位向外抬起，慢慢收回。每次2～3遍。

站立后伸　将患肢慢慢后伸，注意保持上身直立，每次2～3遍。

注意事项：①在坐、站、躺时避免交叉腿和膝。术后1个月内，不要交叉腿站立，不要内八字站立；转身时不要固定住脚只转动上半身，应同时转动身体和双腿；不要跷二郎腿。②坐位时保持双足分开。③术后3个月内，不要盘腿坐、跪拜；坐位时保持双膝在髋以下水平，不要坐高度小于50厘米的矮板凳；也不要坐太软容易凹陷的沙发，可以用枕头垫着坐。④不要坐着弯腰取物，尽量让别人代劳，或者借助外物；从坐位起立时，向椅子的边缘滑动，然后用助行器或拐杖支撑站起。⑤避免弯腰动作。可以考虑购买长柄鞋拔或软鞋，这样无需弯腰就可以穿脱鞋袜。⑥卧位时，在双腿之间放一个枕垫，使关节保持在适当的位置。⑦加高厕位，使如厕时膝盖保持在髋以下。

患者出院后，在家庭布置方面做到：①床不能太高，合适的高度是坐在床沿时双脚可着地。②床垫子不要太软，硬度要跟病房的床相当。③如果平常没有人在家里照顾患者，那么应把日常生活用品放在随手可及的地方。④将有固定靠背的椅子放置在厨房、卧室、浴室及其他需要使用的房间，以便让患者坐着进行日常操作。

137. 人工髋关节置换术后康复注意事项

肿胀　人工髋关节置换术后，足、踝、膝和大腿水肿是正常现象。消肿最简单有效的方法是将腿抬至比心脏高的地方，保持45～60分钟，每天2次。如果正常睡觉并且白天将腿抬高，肿胀仍未消退，应及时求助于医生。这时可能需要穿弹力裤袜以消除肿胀。白天请别人帮助穿裤袜，晚上睡觉时脱掉。用肥皂和水洗裤袜，洗净后挂起来自然干燥。

坐　每次坐下休息，不要超过30分钟。站起来走一走，改变身体姿势。长途乘车旅行时，每30分钟停车一次，下车走动。这样可以防止血液瘀积，消除肿胀，且有助于降低关节僵硬度。

走路　经常在平地上走动。走动时使用助行器或拐杖以防跌倒，直到医生准许不使用为止。如果天气允许，可以到户外走动。下雨时，可在家里走动。

睡觉 最好睡硬板床，不得使用水床，直到医生批准使用为止。

上下楼梯 手术后在家休养的最初几周，每天可在旁人帮助下上下楼梯一次。上楼梯时让家人站在身后保护，下楼梯时站在身前保护。上下楼梯时要抓紧楼梯扶手。

性生活 人工髋关节置换手术后 4～6 周可恢复性生活。患者最好是在下方，腿分开，稍稍弯曲，避免髋部过度弯曲或扭动。腿切勿向内侧转动。休养几个月后，可恢复任何舒适体位的性生活姿势。

驾车 一般要在手术后 6 周，经医生允许后才能驾车，如果还有疼痛现象则不能驾车。

水中行走 这是骨科康复中常用的方法，在游泳池中做水中行走运动，不仅可以放松身体，而且可以增强髋部和腿部的肌肉力量。但在医生准许并且手术刀口愈合之前，不得做水中行走运动，一般要在手术后 6 周方可进行。池水高度应在胸部。扶住池壁，行走 15～20 分钟，每周运动 3～5 次。

关节痊愈后的活动 关节置换术的目的是恢复患者的运动能力，但剧烈运动可能会损伤新关节。保持身体运动，使肌肉和韧带保持支撑关节的力量。应避免可能导致关节承压过大或伤害关节的活动，如身体接触类体育运动。控制体重，关节痊愈后可恢复跳舞、游泳和其他活动。开始从事任何新运动之前，最好征求医生的意见。

预防感染 感染可能通过血液传染到关节，因此必须预防感染，发生感染后必须进行及时治疗。以后接受任何手术或牙齿治疗之前，需要服用抗菌药物。向所有医生说明自己接受了人工关节置换手术，其中包括牙医。最好每半年看一次牙医，防止牙齿引起的感染。如果认为自己发生感染，应及时就诊找医生诊治。

人工髋关节置换术后在患者体能允许的情况下，可以练习蹲马步，其主要作用是增加下肢肌肉力量及关节活动度，改善平衡能力和应急反应能力。

蹲马步练习方法：两腿平行开立，两脚间距离 3 个脚掌宽度，然后下蹲；脚尖平行向前，不要外撇；两膝向外撑，膝盖不能超过脚尖，大腿与地面平行；同时胯向前内收，臀部不要突出，这样能使裆成圆弧形，俗称圆裆。含胸拔背，勿挺胸，胸要平，背要圆。两手可环抱胸前，也可以扶拉床等，要避免跌倒。虚灵顶劲，头往上顶，头顶感觉如被一根线悬住。下蹲的深度可以逐渐增加，坚持时间刚开始可以为 5 分钟，以后逐渐增加。

138. 股骨头缺血性坏死的术后康复

股骨头缺血性坏死手术后的康复是一个系统工程，不仅要照顾全面，长期坚持，而且还要因人而异，康复中的每个阶段都应当有明确的康复目标。

住院期间的康复目标　住院期间的康复主要分为两个阶段：术前阶段主要是对患者进行康复指导，熟悉手术及康复的过程，消除术前的恐惧及焦虑情绪，并进行初步的康复训练，为术后的康复训练奠定基础。术后阶段主要是应用各种手段消除疼痛、肿胀，恢复关节的活动度，维持神经对肌肉的控制。注意住院期间术后康复训练不能影响切口的愈合。

出院后的康复目标　出院后要继续维持和加强关节活动度训练，并增加肌肉力量及协调性训练，使髋关节逐渐恢复功能。

全面康复训练和治疗应循序渐进，因人而异，避免容易造成股骨头塌陷的运动。康复方法和技术主要包括关节活动度训练、肌力训练、步态训练及冲击波等物理治疗等。术后早期康复的要点是尽早恢复髋关节的功能。

术后 4 天以内　此期疼痛较重，渗血、出血在这一时期较多，应做好伤口加压包扎，并抬高患肢，做卧床保健操、踝关节和趾关节主动运动及股四头肌静力性收缩，每天 1～2 次。膝关节被动屈伸活动。

术后 4 天至 1 周　此期患者的伤口疼痛还较重，另外由于停用镇痛药物，患者可能会感觉疼痛更明显。这时可以通过训练，缓解疼痛的症状。患者体力逐渐恢复，可以进行步行训练。何时能够下地要咨询医生，下地时要应用拐杖，减轻患者下肢的负重并预防跌倒。锻炼中做到"早活动，晚负重"。

术后 1 周至出院（2 周）　此期锻炼为运动开始期，目的在于改善血液循环，尤其是促进静脉回流，促进侧支循环建立，减少粘连，增进肌肉力量。该期以主动练习为主，增加髋关节和膝关节主动屈伸活动及股四头肌抗阻练习、上肢支撑能力练习。

术后居家康复：

第1周　在家逐步增大髋关节和膝关节主动屈伸的运动幅度，开始做髋关节主动内收、外展运动，髋关节和膝关节屈伸肌群的抗阻练习、起坐练习和坐姿练习等，可以坐在床沿使两小腿下垂。

第2周　增加髋内收、外展肌群的抗阻练习，斜板站立练习，要避免患侧髋关节伸直或过伸。增加髋关节屈伸的关节活动范围包括：扶杆双足站立，做踝关节主动的屈伸、内翻、外翻运动及下蹲起立；增加扶杆站立，做双下肢交替踏步运动、平行杆内步行和用双腋杖做四点步行。

第3周　开始做双下肢同时负重的扶杆站立练习，扶双腋杖站立练习，增加髋膝关节的活动度。

第4周　练习双腋杖步行，进行健腿支撑三点式步行，患肢不负重，之后逐步改为单腋杖步行、手杖步行练习。逐步提高下肢负重能力、耐力和行动能力及日常生活能力训练，包括变速行走、跨越障碍、上下楼梯、如厕、沐浴等训练。

注意事项：①关节痊愈后的活动。股骨头缺血性坏死手术的目的是减轻疼痛，恢复髋关节的功能。活动中要避免增加髋关节负重的活动，游泳、骑自行车等为最佳运动。②预防塌陷。塌陷是股骨头缺血性坏死发展中不可逆转的病理结局，当突然出现患髋疼痛及活动障碍，要警惕股骨头塌陷发生，此时要及时去看医生。

139. 腰椎间盘突出症的术后康复

腰椎间盘突出症手术后康复手段是否适当不仅影响疗效，而且在某种程度上能避免腰椎间盘突出症的复发。

住院期间的康复目标　住院期间的康复目标在于通过宣教，让患者了解腰椎间盘的解剖和生物力学，了解腰椎间盘突出的损伤机制，避免术后复发的风险。教会患者正确移动身体的方法，预防腰椎前凸消失的正确坐姿和减轻疼痛的坐姿，使患者在脊柱稳定性训练中能够通过腹横肌进行腹肌功能锻炼，最终能够独立完成家庭训练计划。

出院后的康复目标　出院后要继续维持和加强腰椎功能训练，并增加肌肉力量及协调性训练，使患者恢复正常的生活和工作。

全面康复训练和治疗应循序渐进，因人而异。康复方法可以综合应用卧床休息、腰背肌功能锻炼、腰围保护下下床活动锻炼以及冷热疗、电疗、光疗等物理治疗等。腰椎间盘突出症术后患者不同时期的康复手段不同，术后早期以卧床休息和床上功能锻炼为主。

术后 4 天以内　术后患者一般在床上的时间较长，要注意每 2 小时在医护人员协助下翻身 1 次，能缓解术后的不适感觉，并预防皮肤受压迫、破溃。不宜自行强力扭转翻身，以保证腰部的筋膜、韧带、肌肉的良好愈合，避免损伤软组织。

疼痛控制：疼痛控制是骨科术后早期康复的主要内容。此阶段的疼痛主要源于手术，切口疼痛尤其明显。这时医生常用的镇痛方法有镇痛泵、止痛针、口服止痛药物等方法缓解。冷疗有明显的止痛效果，还兼有消肿作用。

卧床休息：手术后严格卧床休息，最好是硬板床，上铺一定厚度的棉垫。卧床休息以侧卧位为主，如果必须采用仰卧位，则要避免手术切口受压。在卧床时，可行仰卧抬脚、空中蹬车活动，避免神经根粘连。

全身功能训练：为预防便秘、肺部感染等并发症，深呼吸和咳嗽练习很重要。经鼻深吸气，然后由嘴深呼气。重复 3 次并咳嗽 2 次，可以辅助应用呼吸刺激器。呼吸训练要及早开始，不但可以预防坠积性肺炎等并发症，而且可以增强患者的体力。

下床练习：采用椎板开窗法或椎板切除术进行手术，不影响脊柱的稳定性，术后 3 天可在适宜的腰围保护下下地做轻度活动。但下床时，应先仰卧位戴好腰围后，然后向健侧或较轻的一侧侧卧，同时屈髋、膝关节，由他人扶起坐于床边，待适应后再下地行走。

术后 4 天至 1 周　可以开始腰背肌锻炼。最先进行五点支撑法，然后在五点支撑锻炼的基础上，待腰背肌稍有力量后改为三点支撑法。待仰卧位锻炼适应后，开始进行俯卧位飞燕式锻炼。

术后 1 周至出院（2 周）　继续上述功能锻炼，幅度以患者能忍受为度。

术后居家康复：

卧硬板床　术后要卧硬板床休息，配合应用软垫。最好采用仰卧位，在腰部垫一个 5 ～ 10 厘米高的软枕，这样可以维持腰部的生理曲度。

注意腰部保暖 穿高腰裤子，上衣要与裤腰有重叠，做好腰部保暖。

避免久坐 避免一个姿势久坐，每半小时至 1 小时改换一下体位。当需要较长时间乘车、乘飞机或久坐开会时，要佩戴腰围保护。但腰围佩戴时间不宜过长，久坐后应及时解除，回到家也最好不要佩戴。

功能锻炼 ①体前屈练习：身体直立，双腿分开，两足同肩宽，以髋关节为轴，上体尽量前倾，双手可扶于腰两侧，也可自然下垂，使手向地面接近。做 1 ～ 2 分钟，还原，重复 3 ～ 5 次。②体后伸练习：身体直立，双腿分开，两足同肩宽，双手托扶于臀部或腰间，上体尽量伸展后倾，并可轻轻震颤，以加大伸展程度。

140. 人工膝关节置换术后康复锻炼很关键

研究发现，在人工膝关节置换术后膝关节功能顺利恢复正常的因素中，后期康复锻炼占到 70%，而成功的手术仅占到 30%，可见术后康复锻炼的重要性。人工膝关节置换术后，患者需要经过长时间的康复锻炼才能恢复正常的膝关节功能，并非手术后即可恢复正常状态。如果不进行专业的康复训练，极有可能依旧是"废腿"一条，甚至功能不如术前。

住院期间的康复主要分为两个阶段。术前阶段主要是对患者进行康复评估和指导，熟悉手术及康复过程，消除术前的恐惧及焦虑情绪，并进行初步康复训练，为术后的康复训练奠定基础。术后康复阶段主要是应用各种手段消除疼痛、肿胀，恢复关节活动度，维持神经对肌肉的控制。注意住院期间术后康复训练中不能影响切口愈合。出院后要继续维持和加强关节活动度训练，并增加肌肉力量及协调性训练，使人工关节逐渐适应日常工作和生活需要。人工膝关节置换术后患者早期康复的重点是缓解手术所致疼痛和肢体肿胀、恢复并维持良好的关节活动度。

术后 4 天以内 术后患者应当注意不要将包扎手术切口的敷料打湿，如果血液浸透敷料要及时告诉医生，等待处理。引流管一般会在手术后 2 天左右拔掉。此阶段患者在床上时间较长，要注意每 2 小时翻身 1 次，缓解术后的不适感觉，并预防皮肤压迫、破溃。

疼痛控制：疼痛控制是人工关节术后早期康复的重要内容。此阶段的疼痛主要来源于手术，切口疼痛尤其明显。这时医生常用镇痛泵、止痛针、口服止痛药物等方法缓解患者的疼痛。冷疗有明显的止痛效果，还兼有消肿作用。踝泵不仅可以缓解由于肌肉紧张所导致的疼痛，还有消肿、预防深静脉血栓形成的作用。一般踝关节主动屈伸 10 次为 1 组，清醒时 1 小时 1 组即可。

关节活动度训练：膝关节置换的患者术后 4 天主要是训练伸直膝关节。患者平躺在床上时，在足踝下垫枕，切忌在膝关节下垫枕。这时候患者常常会因为疼痛希望能够休息一下，但每天垫枕的时间不应少于 6 小时，尤其是手术前就有屈曲挛缩的患者。术后 6 小时后可以坐起，患肢应伸直。能完成 3 个直腿抬高后可下地，健肢先下地，双手扶患侧大腿，帮助患肢下地。站起时双手扶椅，健肢屈膝着地，患肢完全伸直，由健肢完成由坐位转换为站立位的体位转移。

肌肉力量训练：术后早期下肢肌群力量的训练以静力性收缩为主，重点训练股四头肌，恢复股四头肌的神经支配，帮助下地站立。

主动压膝动作训练：患者面向上平躺，自己用力绷紧臀部和大腿前方的肌肉，尽可能地使腘窝贴近床面，训练伸展髋关节的臀大肌和屈髋伸膝的股四头肌。每次用力坚持 1～6 秒钟，训练 10～20 次，每天坚持训练 3 组。

直腿抬高训练：可以用膝关节支具保持膝关节伸直，抬高至足跟离开床面 10～15 厘米以上，每次保持 1～6 秒。每组 20～30 次，每天锻炼 3 组。

全身功能训练：为预防便秘、肺部感染等并发症，深呼吸和咳嗽练习很重要。经鼻深吸气，然后由嘴深呼气，重复 3 次并咳嗽 2 次。可以辅助应用呼吸刺激器。呼吸训练要尽早开始，不仅可以预防坠积性肺炎等并发症，而且还可以增加患者体力，使患者加速康复。一旦体力许可，应当教会患者正确上下床，并逐渐开始下地训练，以恢复正确的站姿为主。站立训练过程中要循序渐进，避免出现体位性低血压，预防跌倒。

人工膝关节置换术后最需要关注的是肌肉力量锻炼，尤其要重视股四头肌的锻炼。一般可通过下蹲、直腿抬高、蹬自行车等方式进行锻炼。膝关节置换术后的功能锻炼因人而异，以不疲劳、循序渐进、持之以恒为原则。

踝关节及足趾屈伸运动：术后 12 小时开始。方法：患肢固定，踝关节足趾匀速屈伸一次为一组。速度为每分钟 8～10 组，每次练习 3～5 分钟，每天 3～4 次。

股四头肌等长收缩训练：术后第 1 天开始。方法：患肢固定，患者仰卧或坐卧，膝关节伸直，绷紧大腿肌肉，以感到髌骨上下滑动为有效。每分钟 3～5 组，每次 10～20 分钟，每天 3～4 次。

直腿抬高训练：术后第 2 天开始。方法：患者仰卧，健侧膝关节屈膝，患侧膝关节伸直，踝关节中立位，抬高患肢高度 10～20 厘米，每次 10～20 分钟。每天 2～3 次。

被动屈膝训练：术后第 2 天开始，防止粘连。方法：在医生的指导下，进行关节活动度练习，一般从屈膝 30°开始，每天 2 次，每次 60 分钟。根据自身耐受情况，循序渐进。

术后 4 天至 1 周　此期患者的伤口疼痛还较重，另外由于停用镇痛药物，患者可能会感觉疼痛更明显。这时可以通过训练以缓解疼痛，冷敷可以有效缓解这个阶段的疼痛。引流管拔掉后，在维持膝关节伸直的基础上，逐渐增加患者的屈膝功能（一般达到 0°～90°范围）。患者体力逐渐恢复，可以进行步行训练。何时能够下地要咨询医生，下地时要应用助行器或拐杖，减轻患者下肢的负重并预防跌倒。在情况许可的情况下，逐渐开始上下楼梯的训练。

床边摆腿：是增加膝关节活动度和肌肉控制的有效方法。患者坐在床边，腘窝处置于床边，腘窝以下部分悬空，利用肢体的重量，帮助膝关节屈曲；如果阻力较大，可以将健肢压在患侧腿上，可以进一步增加膝关节的活动度；健肢用力可以帮助手术腿活动度超过 90°。另外，一定要同时训练健肢。通过摆腿进一步促进肌肉的神经控制，为下地和步行做准备。

矮椅训练：患者有一定活动度（超过 80°），想进一步增加关节活动度，可以让患者穿好鞋，坐在较矮的椅子上，患肢足着地，固定在地面上。用健肢的脚后跟踢患肢的脚尖，逐渐增加膝关节的屈曲度并维持。通过变换椅子的高度可以实现膝关节的进一步屈曲。

术后 1 周至出院（2 周）　在巩固床上肌肉力量、关节活动度训练和步行训练的基础上，重点进行日常生活和工作能力训练。上下楼梯：遵循"好腿上天堂、坏腿下地狱"的原则。例如上楼时健肢先上，然后患肢跟进；下楼时患肢先下，健肢支撑，然后跟下。

出院后要保持与医生联系，在医生的指导下改造居家环境，并重新适应新环境，进行居家上下床、坐、站、下蹲、上下楼梯等动作的训练。康复训练过程中要避免过量，如果训练后或第二天早晨醒来有明显的肌肉酸痛，身体疲乏，一般是训练量较大所致，应适当减量。

正常情况下，做完人工膝关节置换手术后，原来的骨刺、骨赘得到了清除，关节间隙得到了恢复，下肢力线得到了纠正，走路、上下楼梯等基本不会再痛了。但疼痛的消失需要一个过程，时间长短因人而异，并且与术后患肢早期康复锻炼密切相关。大多数患者在术后 3～4 天就能下地，术后 2～3 周以后就能正常走路，而且不会感到疼痛，但也有少数患者可能需要数月才能达到这种效果。

141. 冻结肩手术后的康复

冻结肩患者行关节镜手术或全麻下手法松解术，术后康复至关重要，患者必须配合医生的康复指导，才能让治疗的效果达到最佳。

术后 1 天以内　①疼痛的控制。全麻下手法松解术后给予非甾体类抗炎镇痛药口服以控制疼痛，效果欠佳者可给予肌内注射非甾体类抗炎镇痛药，如特耐等；如果止痛效果欠佳，要给予强痛定肌内注射进行止痛。②功能锻炼。术后 2 小时开始进行以下功能锻炼。

双手爬墙：患者面朝墙站立，双足并立，足尖挨墙。双上肢向前伸，用手掌扶住墙，然后通过各手指的倒换，使手掌贴着墙面而向上爬行。健肢带动患肢，向上举。举至极限时，他人可以用双手推患者双侧肩胛骨，促使患者双上肢上举。此时会出现疼痛，疼痛以患者能忍受为度。疼痛难以忍受时，原位停留 1～2 分钟，待疼痛稍微缓解后继续上爬。到最高点时，在中指尖部墙面画一横线作为标记，保留肢体该体位 1～2 秒钟后，通过手指的倒换慢慢滑下。再次重复前述动作。

前屈患手摸对侧耳朵：患侧上肢上举，上臂紧贴同侧耳朵，患手摸对侧耳朵，并由前向后滑动。

挽背健手拉患手：患者双足并立，挺胸收腹。患手挽到身后，手背贴于躯体，用健手拉住患手尺侧，向对侧和上部牵拉。拉到极限，放松重复以上动作。如为双侧患者，双手交替进行。

以患者能忍受为度，每个动作做到极限位置，术后第 1 天做 1 次，以上 3 个锻炼动作各做 10 次。

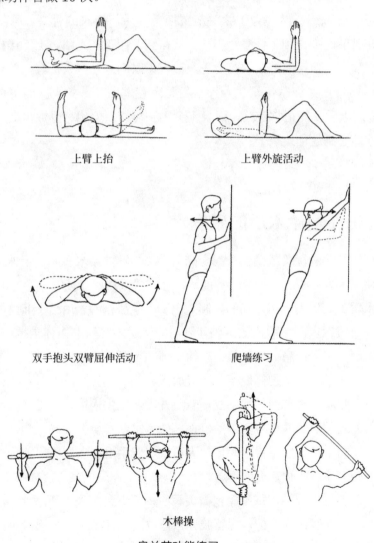

上臂上抬   上臂外旋活动

双手抱头双臂屈伸活动   爬墙练习

木棒操

肩关节功能练习

术后第 2 天至 1 周　①疼痛控制。术后第 2 天至 1 周，每天可以选用中频电磁疗、超声波、微波、红外线等理疗方法，以消炎、消肿止痛，促进伤口愈合。也可以给予静脉滴注活血化瘀止痛药物，并同时口服非甾体类抗炎镇痛药如西乐葆（塞来昔布）、莫比可（美洛昔康）等，以减轻疼痛，预防再次粘连。②功能锻炼。继续进行以上功能锻炼，每天 2 次，每次每个动作 10 次。也可每天进行患肢超过头顶部的滑车练习，每小时 10～20 次。

术后居家康复

疼痛控制：出院后 3 周内常规口服非甾体类抗炎镇痛药。

功能锻炼：出院后 1 个月内坚持双手爬墙、前屈患手摸对侧耳朵及挽背健手拉患手功能锻炼，每天 2 次，每次每个动作 10 次。

针灸推拿按摩：针刺治疗可以调理气血，使肩部经络疏通，起到活血化瘀、祛风止痛作用。温针灸疗法更佳，是一种针刺与艾灸相结合的方法，使温热作用通过针柄沿针身传导至穴位，同时艾灸火的热量可以辐射到体表，给人体以温热性刺激，通过经络腧穴的作用，温经散寒作用较强。既有针刺促使气血调和、通经活络的作用，又有艾灸调和气血、舒筋通络、解郁止痛等作用，达到良好的治疗效果。《医学入门》载："药之不及，针之不到，必须灸之。"艾叶作为温针灸治疗中主要燃烧产生热能的药物，具有通经活络、祛除阴寒、回阳救逆等作用。

推拿按摩可以起到活血散瘀、消肿止痛、舒筋活络、解除痉挛、松解粘连、通利关节、祛风散寒的作用。在早期宜采用轻手法，目的是改善血液、淋巴循环，消除水肿，缓解疼痛，保持肩关节的功能。待疼痛减轻后可增加主动运动。常用的手法主要为能作用于浅表组织和深部肌肉的一些手法。冻结期则采用稍重手法并结合被动运动，目的是缓解疼痛，松解粘连，扩大无痛活动范围，恢复肩胛带肌肉功能。

预防复发：出院后睡卧时不要露肩当风，使用空调或电扇时不要对肩而吹，避免局部感受风寒；长期从事肩部运动者，注意劳逸结合，避免肩部劳损；急性发作时，避免做肩外展旋转活动及提取重物；注意防潮湿、阴冷，避免感冒；适当体育锻炼，禁忌做大甩手回环运动，可以做上下垂直和左右交叉摆动、前屈患手摸对侧耳朵、挽背健手拉患手和爬墙运动。

注意事项：

非甾体类抗炎镇痛药的应用　术后需要口服必要的非甾体类抗炎镇痛药，主要有两个目的：①减轻疼痛，为功能锻炼创造条件。②消除局部无菌性炎症，防止再次粘连。最新的研究表明，非甾体类抗炎镇痛药有防止肌腱粘连的作用。

保持锻炼质量　功能锻炼作为恢复功能的一种重要手段，在操作中要注意掌握幅度。不是锻炼次数越多越好，只要每个动作做到极限、到位，达到作用即可。尤其是术后早期，过度锻炼会造成新的损伤引起出血，可能诱发再次粘连。因此要注意锻炼的质量，而不要过度增加锻炼的数量。

支具外固定　患肩术后需固定于外展位 6 周，外展位可降低肩关节张力。方法是先佩戴肩部外展支具，然后在腋下放置海绵包裹，使患肢保持外展前屈位，肘关节屈曲位，最后用搭扣妥善固定，不要随意拆卸。

手部功能锻炼　手术当天患者腕关节及手指关节需进行主动伸屈活动，用力、缓慢、尽可能张开手掌，保持 2 秒，用力握拳保持 2 秒，反复进行。可借助握力球进行锻炼。

肩部被动内收、外展、上举练习　患肢屈肘，用健肢托住患肢肘部，使患肢内收、外展、上举，活动应控制在肩关节平面以下，然后复原，每组 10 ~ 20 次，每天 3 次。锻炼后给予冰敷治疗，冰敷时间不能超过 30 分钟。冰敷可以使局部血管收缩，降低组织耗氧量，微血管通透性下降，减轻局部组织充血水肿。

142.下肢骨折后康复要点

下肢骨折固定术后 1 个月内，是康复治疗的关键时期。这是因为早期合理康复治疗不仅可防止肌肉萎缩、筋膜粘连、关节囊挛缩，还可促进下肢静脉回流，增加软组织和骨内血液循环，加快骨折端口愈合。

定时翻身，至少 2 小时翻身一次。对于无法活动的患者，每次翻身的时候，要注意保持患者腰、背、臀的平直。对于可以自己活动的患者，要鼓励自己翻身，这也是一种锻炼。

指导卧床患者做"咳嗽锻炼"。患者久卧病床，肺中容易积聚痰液，久之还会引发肺部感染。和其他骨科大手术后一样，应鼓励患者做呼吸操，具体方法是先深呼吸，然后用力咳嗽，每天可以进行几次，可防止肺部感染。此外，还可空心扣掌拍打患者背部，这个动作也有助于排出积痰。

卧床也要坚持运动锻炼。有的患者是一条腿受伤，可是没受伤的腿长期"陪着"不动，到伤愈下地的时候会发现站着都困难，这显然会延缓康复进程。此外，有些患肢也应该适量运动。患者实在没法动的，家属要帮其肌肉进行被动运动，比如不时让患者脚尖蹬直绷紧，这样可以有效活动小腿肌肉，防止肌肉萎缩，还可以帮患者活动踝关节、伸直膝盖、翘起脚尖等。对于骨伤患者来说，治疗固然重要，但康复锻炼也起着很大的作用。

143. 预防骨科大手术后深静脉血栓形成

深静脉血栓（DVT）和肺血栓栓塞症（PTE）统称为静脉血栓栓塞症（VTE），因在发病机制上相互关联，两者作为同一疾病为静脉血栓栓塞症在不同部位和不同阶段的两种重要临床表现形式。

深静脉血栓是指血液在深静脉内不正常地凝结，属静脉回流障碍性疾病。好发部位为下肢深静脉，常见于骨科大手术后，可分为下肢近端和远端深静脉血栓，前者位于腘静脉或以上部位，后者位于腘静脉以下。下肢近端深静脉血栓是肺血栓栓塞症栓子的主要来源。肺血栓栓塞症是指来自静脉系统或右心的血栓阻塞肺动脉或其分支所致肺循环和呼吸功能障碍疾病，是骨科围手术期的重要死亡原因。

骨科大手术，特指人工髋关节置换术、人工膝关节置换术和髋部周围骨折手术。骨科大手术可造成静脉损伤、静脉血流停滞及血液高凝状态，如不采取有效的预防措施，术后患者容易发生静脉血栓栓塞症（VTE）。骨科大手术围手术期深静脉血栓的高发期是术后 12～24 小时，这一阶段深静脉血栓并没有明显的临床表现，但后果严重，对深静脉血栓的预防应尽早进行。

骨科大手术后静脉血栓栓塞症（VTE）的发生率

手术方法	DVT 总发生率	下肢近端 DVT 发生率	PTE 总发生率	致命性 PTE 发生率
全髋关节置换 （THR）	42%～57%	18%～36%	0.9%～28.0%	0.1%～2.0%
全膝关节置换 （TKR）	41%～85%	5%～22%	1.5%～10.0%	0.1%～1.7%
髋部骨折手术 （HFS）	46%～60%	23%～30%	3.5%～11.0%	2.5%～7.5%

注：DVT，深静脉血栓；PTE，肺血栓栓塞症；VTE，静脉血栓栓塞症。

　　静脉血栓栓塞症的危险因素包括：①继发性危险因素：手术、创伤、既往静脉血栓栓塞症病史、老年、瘫痪、制动、术中应用止血带、全身麻醉、恶性肿瘤、中心静脉插管、慢性静脉功能不全等，其中骨科大手术是静脉血栓栓塞症的高危因素。②原发性危险因素：抗凝血酶缺乏症、纤溶酶原缺乏症、因子 V Leiden 突变、因子Ⅻ缺乏症、凝血酶原基因 G20210A 突变、高半胱氨酸血症、蛋白 C 缺乏症、蛋白 S 缺乏症等。当行骨科大手术患者伴有其他危险因素时发生静脉血栓栓塞症的危险性更大，其发生静脉血栓栓塞症的危险分度情况见下表。

骨科大手术患者静脉血栓栓塞症（VTE）的危险分度

危险度	危险因素
低度危险	手术时间＜30 分钟，无危险因素，＜40 岁
中度危险	手术时间＜30 分钟，无危险因素，40～60 岁
	手术时间＜30 分钟，有危险因素
	手术时间＞30 分钟，无危险因素，＜40 岁
高度危险	手术时间＜30 分钟，有危险因素，＞60 岁
	手术时间＞30 分钟，有危险因素，40～60 岁
极高度危险	骨科大手术、重度创伤、脊髓损伤
	手术时间＞30 分钟，有多项危险因素，＞40 岁

注：危险因素指既往静脉血栓栓塞症（VTE）病史、肿瘤、高凝状态

　　骨科大手术患者需常规采取措施预防静脉血栓。

　　基本预防措施　①手术操作轻巧、精细，避免损伤静脉内膜。②规范使

用止血带。③术后抬高患肢，防止深静脉回流障碍。④对患者进行预防静脉血栓知识教育，鼓励患者勤翻身、早期功能锻炼、下床活动以及做深呼吸和咳嗽动作。⑤术中和术后适度补液，避免因脱水而增加血液黏度。

物理预防措施　足底静脉泵、间歇充气加压装置及梯度压力弹力袜，均利用机械性原理促使下肢静脉血流加速，避免血液滞留，降低术后下肢深静脉血栓发病率，与药物预防联合应用疗效更佳。单独使用物理预防措施适用于合并凝血异常疾病、有高危出血风险的患者。对于患侧肢无法或不宜采取物理预防的患者，可在对侧肢实施预防。建议应用前筛查禁忌。

以下情况禁用物理预防措施：①充血性心力衰竭，肺水肿或腿部严重水肿。②下肢深静脉血栓症、血栓（性）静脉炎或肺栓塞。③间歇充气加压装置和梯度压力弹力袜不适用于腿部局部情况异常（如皮炎、坏疽、近期接受皮肤移植手术），下肢血管严重的动脉硬化或其他缺血性血管病、腿部严重畸形。

药物预防措施　有出血风险患者应权衡降低深静脉血栓的发生率与增加出血危险的关系。

低剂量普通肝素：普通肝素可以降低深静脉血栓和肺血栓栓塞症的发生率，但应高度重视以下问题：①肝素会延长活化的部分凝血酶原时间，增加出血并发症和严重出血的危险。②需要监测以调整剂量。③肝素会造成血小板计数减少，甚至会导致血小板减少症。④长期应用肝素会导致骨质疏松。

低分子肝素：低分子肝素的特点包括：①较少与血浆蛋白结合，生物利用度接近 90%，结果预测性更好。②严重出血并发症较少，较安全。③无须常规监测。

磺达肝癸钠：高度选择性 Xa 因子抑制剂，较依诺肝素更显著降低骨科大手术后静脉血栓栓塞症发生率，安全性与依诺肝素相似。

维生素 K 拮抗剂：用于深静脉血栓的长期预防，主要缺点包括：①一般情况下，服药数天才能够达到一定的抗凝效果。②很难控制，为保证剂量不过高或过低，需要常规监测国际标准化比值（INR），控制 INR 在 2.0～3.0；INR＞3.0 会增加出血并发症危险。③易受许多药物及富含维生素 K 食物的影响。目前临床上最常使用的药品为华法林。

药物预防措施的禁忌证：绝对禁忌证：①大量出血：指能够改变患者治

疗过程和治疗结果的出血，对于大量出血病例，如未开始抗凝，应推迟；如已经开始，应立即停止，同时停止康复训练，并予以制动。明确的活动性出血或多发创伤病情不稳定的患者是抗凝的禁忌证。②骨筋膜室综合征。③肝素诱发血小板减少症。④孕妇禁用华法林。⑤严重头颅外伤或急性脊髓损伤。

相对禁忌证：①既往颅内出血。②既往胃肠道出血。③急性颅内损害／肿物。④血小板减少或凝血障碍。⑤类风湿视网膜病患者抗凝可能引起眼内出血。

选择深静脉血栓药物预防的时间窗应权衡风险与获益：理论上，越接近手术给药，血栓预防的效果越好，但同时发生出血并发症的危险越高。对于大部分接受低分子肝素预防的骨科大手术患者，术前给药和术后给药抗凝疗效相似，但术前给药出血风险相对较高。术后开始预防的时间距离手术越近，抗凝疗效越显著，但同时也会带来更高的出血风险。物理预防措施不会增加出血风险，可以在骨科大手术前、术中或术后应用。

骨科大手术后凝血过程持续激活可达 4 周，术后深静脉血栓的危险性可持续 3 个月。与人工全膝关节置换术相比，人工全髋关节置换术术后所需的抗凝预防时限更长。因此，在骨科大手术后深静脉血栓预防时间一般不少于7～10 天，必要时可延长至 28～35 天。

第四部分
运动与强筋健骨

144. 运动锻炼八大好处

大量研究显示，任何人都可以从运动锻炼中获益，包括健康人、有潜在疾病风险的人以及已罹患疾病或残疾的人群。

降低早亡的风险 每周进行 150 分钟中等强度的有氧运动，即可显著降低早亡的风险，与每周中等强度运动不足 30 分钟人群相比早亡风险下降 30% ～ 35%。不过，虽然运动量进一步增加时早亡风险也进一步下降，但是其下降幅度有限——当每周中等强度有氧运动达到 420 分钟（7 小时）时，早亡风险也只下降了 40%。

有利于心肺和血管健康 坚持规律的中高强度有氧运动的人心血管疾病的风险显著降低，冠心病、脑卒中的发生率更低，血压、血脂指标控制更好，心肺功能也更强。不管是普通人群还是肢体功能障碍人群都是如此。

有利于代谢健康 2 型糖尿病患者运动也有助于控制血糖。运动对年轻人的代谢健康也有好处，年轻人每周进行 3 次或以上高强度有氧运动可以获得更好的代谢水平。

有利于控制体重和保持能量平衡 研究显示，人们往往需要每周坚持 150 ～ 300 分钟（5 小时）中等强度有氧运动（比如每小时 6.5 千米的快步行走）才能保持体重稳定，而如果希望减轻体重则需要在此基础上增加运动量或控制饮食摄入量。规律运动也有助于青少年控制身体脂肪含量，青少年肥胖可以通过每周至少 3 ～ 5 次、每次 30 ～ 60 分钟的中等强度运动来减少身体脂肪含量。

有利于肌肉骨骼健康 每周 90 ～ 300 分钟（5 小时）中、高等强度有氧运动、肌肉力量锻炼有利于保持肌肉骨骼健康。骨关节炎、类风湿关节炎等关节病患者通过运动锻炼可以改善肌肉力量、增加关节稳定性、减轻疼痛和改善躯体功能。长期坚持规律运动还可以降低髋部骨折的风险。

改善机体功能和预防跌倒 坚持运动的中老年人发生机体功能障碍的风险更低，而已发生机体功能障碍的中老年人也能够通过运动锻炼来改善机体功能。有跌倒风险的老年人通过运动锻炼能降低跌倒的风险。研究显示，每周进行 90 分钟肌肉力量和平衡能力锻炼以及 60 分钟中等强度有氧运动（步行）可以减少跌倒。

降低罹患肿瘤风险　研究显示，需要每周进行 3.5 ～ 7 小时中等强度运动才能显著减少罹患结肠癌、乳腺癌的风险；而每周 150 分钟（2.5 小时）的运动量并没有显示出降低结肠癌和乳腺癌风险的作用。癌症患者通过运动锻炼也可以改善生活质量。

有利于精神健康　运动能降低患抑郁症风险。规律的运动也有助于缓解青少年的焦虑和抑郁症状。

145. 运动是良药　平稳是法宝

常见的运动方式有三种：有氧运动、肌肉力量锻炼、强化骨质锻炼。除此之外，还有平衡能力锻炼和柔韧性锻炼。该如何科学合理地运动？一句话，运动是良药，平稳是法宝。

有氧运动　又称耐力运动。有氧运动是运动锻炼的最常用方式，也是首要推荐的运动方式。有氧运动时身体的大块肌肉呈节律性运动，它会使人的心率、呼吸增快，有助于增强心肺功能，在每个人所有运动量中有氧运动应当占大多数。常见的有氧运动如快步行走、跑步、骑车、跳绳、游泳。

有氧运动包括三个要素：①强度。即所耗费体力的多少。最常被提及的是中等强度（所耗费体力与快走相当）和高强度（所耗费体力与跑步或慢跑相当）。②频率。即一段时间内（如 1 周）运动的次数。③持续时间。即每次运动的时间，建议每次运动时间不少于 10 分钟。虽然有氧运动由这 3 个要素组成，但研究显示，与某个单独的要素相比，对人体健康影响最大的还是运动总量（比如 1 周内中等强度运动有多少分钟）。

肌肉力量锻炼　包括抗阻力训练（如俯卧撑、引体向上、勾脚抬腿、"小燕飞"、平板支撑）和举重训练（如卧推、举哑铃、提重物），使人体肌肉对抗外力或自身重力进行锻炼。

肌肉力量锻炼也包括三个要素：①强度。即所对抗的外力或重量。②频率。即一段时间内（如 1 周）锻炼的次数。③重复次数。即每次锻炼过程中对抗外力或自身重力的次数。由于每个肌肉力量锻炼动作只局限于锻炼某几块肌肉，所以在进行该项锻炼时要注意锻炼全身所有主要肌肉群，包括腿部、髋部、腰背部、腹部、胸部、肩部和胳膊等部位。

肌肉力量锻炼并不一定非要去健身房。准备一个软垫，利用自己身体的重量，在家就可以进行：平板支撑可以锻炼腿部、髋部、腰背部和腹部肌肉；俯卧撑可以锻炼胸部、肩部和胳膊肌肉；勾脚抬腿可以锻炼大腿前方肌肉——尤其适于膝关节不适或膝关节病患者；"小燕飞"可以锻炼腰背部肌肉，尤其适于久坐或腰背部不适人群。

强化骨质锻炼　也叫负重锻炼。是使骨骼承受重量（通常是身体自身重量），如跳绳、跑步、快走、举重等。骨质强化锻炼其实也可以归入有氧运动或肌肉力量锻炼类型中。

146. 评估有氧运动强度的两种实用方法

有氧运动是运动锻炼的主要方式，这里的运动强度也是针对有氧运动的。有两种方法可以评估有氧运动的强度：

直接测定强度法　通过测定运动所耗费体力（即能量）对运动强度进行分级。代谢当量（MET），即运动所消耗能量与相同时间内休息情况下所消耗能量的比值，是衡量运动所耗费体力的单位。

低强度：耗费体力为 1.1MET 至 2.9MET 的运动。

中等强度：耗费体力为 3.0MET 至 5.9MET 的运动。速度为每小时 5 千米的快走的体力消耗为 3.3MET，即为一种中等强度。

高强度：耗费体力为 6.0MET 以上的运动。速度为每小时 10 千米的跑步的体力消耗为 10MET，即为一种高强度运动。

评分法　这是一种较为简单的方法。将运动强度根据所需耗费体力的情况进行评分，休息状态（毫不费力）为 0 分，所消耗的体力达到人体极限程度的运动强度为 10 分。

中等强度：是指所耗费体力达 5 或 6 分的运动，可以感觉到呼吸和心跳加快。高强度：是指所耗费体力达 7 或 8 分的运动，可以明显感觉到呼吸和心跳加快。

可以根据每周有氧运动的量将运动活跃度分为如下 4 个等级，不同等级的运动量对人体健康所产生的效果不同：

不活跃　除了基础活动外没有其他运动。基础活动是指日常生活所需的低强度运动，如站、慢走、拎轻物，可能会夹杂有短时间的中、高强度运动，如爬几级台阶、快走或小跑一小段路等。但由于这种中、高强度运动每次的时间过短，并不能计为一次有效的中、高强度运动。这种等级的运动对人体健康几乎没有帮助。

轻度活跃　有一定量的中等强度有氧运动，但 1 周的总量不足 150 分钟。这种等级的运动会对人体健康产生一定程度的益处。

中度活跃　1 周的中等强度有氧运动总量达 150 ～ 300 分钟。这种等级的运动会对人体健康产生很大程度的益处。

高度活跃　1 周的中等强度有氧运动总量达 300 分钟以上。这种等级的运动会在中等活跃运动的基础上对人体健康产生更大的益处。

要想通过运动更好地促进人体健康，要注意以下三点：①要使运动达到一定强度，即中、高强度有氧运动。②每次运动的时间不能过短，建议每次不少于 10 分钟。③总量需达标。每周 150 分钟中等强度有氧运动基本目标，更高一级的目标应为每周 300 分钟中等强度有氧运动（或与之相当的高强度运动。1 分钟高强度运动大约相当于 2 分钟中等强度运动）。

147. 不同人群运动量不同

青少年　骨骼发育离不开户外运动。钙、磷、镁等微量元素是骨骼发育所需的基石，在均衡饮食的前提下，儿童可适量增加奶制品、精肉、海产品的比例，为骨骼发育提供充足的原材料。维生素 D 是骨骼发育过程中重要的调节因子，其来源为紫外线照射合成以及经口摄入。但是由于小学生们户外活动时间有限，加之北方冬季漫长、光照贫乏，经由紫外线照射合成往往满足不了机体所需。如果维生素 D 缺乏，大量补钙不但没有效果，更可能适得其反。因此，儿童有必要服用一些维生素 D 补充剂，而能够做到均衡饮食的儿童往往无需额外补充钙质。此外，适量的体育运动非常必要，一方面提高身体素质和灵活性减少受伤概率，另一方面促进钙质的吸收，刺激骨骺的发育。因此，在身体发育的关键时期，学习再忙也需要保持一定的运动。

青少年人应该每天至少运动 60 分钟。大多数青少年应当是中等强度或高强度有氧运动，高强度有氧运动每周不少于 3 天。一部分青少年应当是肌肉力量锻炼，每周至少有 3 天进行肌肉力量锻炼，还应当注意强化骨质锻炼。

成年人 为了基本的健康获益，每周应至少进行 150 分钟中等强度或 75 分钟高强度有氧运动。为了额外或更多的健康获益，每周应至少进行 300 分钟（5 小时）中等强度或 150 分钟（2.5 小时）高强度有氧运动。应将每周的运动量合理分散到不同时间段：一般应每周至少 3 天进行运动锻炼，每次不少于 10 分钟，从而避免一次过度运动所导致的损伤和过度疲劳。所有成人都应当有意识地坚持进行全身各个主要肌肉群的力量锻炼，包括下肢肌肉、腰背部肌肉、上肢肌肉、颈肩部肌肉等。每周至少有 2 天进行中或高强度肌肉力量锻炼。

60 岁以上老年人 成人的运动推荐意见也同样适用于老年人。以下两条也适用于老年人：①如果老年人因为慢性病等原因无法完成每周 150 分钟中等强度有氧运动，也应当尽其所能地运动。②合并有慢性疾病的老年人应根据自身情况调整运动量，尤其是患有严重关节疾病或处于关节病急性加重期或心、肺功能不良的患者，应在专业人员指导下制定运动方案。

孕妇及产妇 平常活动量不大的孕妇和产妇在怀孕和产后阶段每周应至少进行 150 分钟中等强度有氧运动；平常活动量大的孕妇，在专业人员指导下，可以在怀孕期间和产后继续以往的运动锻炼或根据情况适当调整。

运动要顺应自然规律，掌握好适合自己的运动方式和强度，能有效预防运动损伤。运动锻炼应掌握三个原则：

循序渐进 不仅是运动强度，还有运动总量，都要遵从"循序渐进"的原则。

避免运动损伤 注意选择合适的运动场地。运动前应进行适当的热身运动，并佩戴必要的防护器具。注意避免"周末过度运动"现象：平时工作忙顾不上运动，把运动锻炼全集中在周末，这样容易发生运动损伤，也容易造成过度疲劳。

过量运动可能不利于健康 研究同时也显示，当每周达到 300 分钟中等强度运动量后，如果再进一步增加运动量，健康收益增加的幅度会越来越有限。对一些涉及超大运动量人群的研究，比如职业运动员，结果显示长期超大量运动反而会对人体健康产生不利影响，如增加房颤、冠心病、恶性室性心率失常等的发病风险，因此建议每周高强度运动量不要超过 300 分钟。由于这类的研究并不多，证据并不十分充分，因此这个结论尚没有被广泛认可。但超大量运动可能反而不利于健康，这一点是肯定的。

老年人本身韧带肌腱组织弹性变差、关节活动范围小，再加上骨质疏松症、肌肉萎缩，如果运动时不注意很容易受伤。最常见的受伤部位就是肩部和膝部，其次是脚踝、肘关节，如网球肘、肩袖损伤、膝周肌腱损伤、软骨损伤、韧带撕裂等，应加以警惕和防范。

148. 跑步前有必要做好准备工作

许多人都以为跑步很简单，不就是撒开腿跑吗？没什么难的。其实，并不是这么一回事。为什么有的人随意跑了伤了关节，甚至把身体"练垮"了呢？为避免不必要的损伤，跑步应做哪些准备呢？

跑步前的两项准备 ①装备。一般跑步不需要特殊的专业装备，但合体柔软的服装和舒适的运动鞋应该要配备。②身体。避免在空腹、进食后 1 个小时内进行跑步，身体状况不佳时如慢性病急性发作、下肢关节退变急性疼痛时也不要跑步。

跑步场地的选择 中老年健身跑步宜在居住小区或小区周边，应避免在交通情况复杂的地方跑步。因为老年人协调能力下降，无法对跑步途中突发情况，如突然出现的人、宠物或者车辆等做出快速的应对。此外，应选择空间宽敞、地面平整处跑步。

跑步速度和距离 每个人的体质状况并不一样，有些人的身体天生就适合长跑，而有的人更适合慢跑，且要注意跑步方式，跑步的量要适中，不能一味追求量而不顾自身的体力承受力。跑步不是越多越好，而是循序渐进。老年人应以慢跑为主，以跑步时不出现明显的胸闷、心慌、气急为好。跑步距离以第二天无明显疲劳感为准，如出现疲劳感，应该调整跑步的距离。

跑步结束后的调养　跑完步后不要马上坐下来休息，应慢慢地走动5～10分钟，最好进行一些适度的拉伸，这样可以降低肌肉的张力，使肌肉变得放松与柔软，降低延迟性肌肉疼痛。不要在跑步一结束后就马上洗澡。因为跑步时心跳加快，血液大量流向肌肉，跑步结束后心率和血液流动虽有减缓，但需要一段时间才能恢复到正常水平，如果在这时洗澡就会导致大量血液流向皮肤和肌肉，致使身体其他重要器官供血不足，容易出现眩晕、浑身无力的现象。建议在跑步结束半个小时后洗一个温水澡，可以缓解肌肉疲劳。

意外伤痛的处置　很多老年人特别是一些本身存在骨关节炎者，跑步后可能出现膝关节肿胀、关节积液、关节疼痛，有些会因不经意的关节扭伤后发生上述症状。一旦发生该种情况，可对肿胀的关节进行适度冷敷以缓解肿胀，也可以适当服用消炎镇痛药物可帮助缓解疼痛。如果还没有好转，就需要找专业的骨科医生进一步诊治。

149. 健走姿势也有讲究

健走对人有很多的益处，然而，如果走得不对，就会走出滑膜炎、关节腔积液，甚至走出骨折。因为健走并不是平常的走路，是介于散步和竞走之间的一种有氧健身运动，只有学会正确的健走姿势，掌握适宜的健走强度，才能预防疾病获得健康。健走的科学性主要体现在健走姿势和健走强度两个方面。

健走姿势　基本要领有 16 个字：身体直立、曲臂摆动、中轴扭转、合理步幅。

身体直立：指头顶百会穴上提，保持耳朵、肩峰、股骨大转子在一条线上。简单说，就是在自然行走的基础上，抬头挺胸，腰背挺直，颈肩放松，轻轻收腹、下颌微微内收，双眼平视前方。

曲臂摆动：双手放松如握空拳，肘部自然弯曲 90°；双臂以肩为轴，前后自然摆动；摆动手向上动时不超过肩，向下摆时不超过腰部。

中轴扭转：伴随着摆臂，躯干以身体中线为轴自然扭转。中轴扭转的目的是加强腰部的锻炼。

合理步幅：迈步时脚后跟先着地，逐步过渡到脚尖；脚尖朝前，大腿肌群主动发力带动小腿跟上。比较合理的步幅＝身高×0.45。比如身高1.6米的人，步幅最好在72厘米；身高1.7米的人，步幅最好在77厘米。

大步走的益处有两个：①腰部的扭转程度会加大，进而会更好地锻炼腰腹部。②可以使下肢70%的肌肉都调动起来，锻炼强度增强了，能够燃烧更多脂肪，还能促进下肢血液循环，提高机体代谢能力。

健走速度　不经常运动或体力稍差的人，可以根据自身情况走得稍慢一些，步频最好能够达到每分钟80～100步，等身体适应后逐渐提高健走速度；对于身体能力比较好的人，为达到更好的锻炼效果可以走得稍快一些，步频控制在每分钟110～130步。

健走强度　以主观判断为准。如果健走时心跳加快、有点喘、微微出汗，不能唱歌，但还能和同伴聊天就是适宜的中等强度了。

健走总量　每天健走总量在10000～15000步，过多反而容易出现损伤。

健走时间　如果利用碎片时间健走，每次至少要10分钟才能达到锻炼效果。一天当中如果能有一次持续健走达到30～60分钟将更有效果。

150. 善待膝关节把握四个关键期

膝关节是人体最大、最复杂的关节，也是最大的承重关节。在人的一生中膝关节的磨损是不可避免、无法逆转的。从学会走路的那一天起，膝关节就不停地被磨损消耗。尽管它在人们的生命中发挥着极其重要的作用，它的健康却往往被大家所忽视。很多人直到被各种关节病痛困扰时，才想起呵护自己的膝关节，并为年轻时的不当行为后悔不已。人生有四个重要时期必须要善待膝关节：

成长期：18岁前，防止运动损伤。

在18岁之前膝关节处于发育阶段。处于发育期的青少年应采取循序渐进的锻炼方法。适量运动的初衷是帮助人体维持能量摄入和消耗的平衡，促进骨骼肌肉的良好发育。因此，青少年的体育运动应保持适量，并做好热身运动，避免过度跑、跳、蹲，防止运动损伤。另外，合理补充含钙丰富的食物，有益于骨骼发育。

生长痛　青少年骨骼生长发育迅速，代谢产物易在膝关节处堆积，夜间膝关节附近或小腿前侧常出现疼痛。生长痛是青少年生长过程中正常的疼痛，度过生长周期就会自动好转。注意休息，对疼痛部位进行按摩或热敷可缓解疼痛。生长痛多是断断续续的，若持续性疼痛，要及时就医。警惕骨肿瘤、儿童白血病、青少年关节炎等疾病。

胫骨结节骨骺炎　11～15岁男孩多发，剧烈运动后骨关节处有肿胀、压痛、红热，伸屈膝或蹲起时疼痛加重。胫骨结节骨骺炎可自行痊愈，无须药物治疗。建议患者注意休息，避免跑、跳、蹦或长久步行。

黄金期：18～30岁，避免过度运动损伤。

到了青壮年，膝关节处于"完美状态"，迎来它的黄金期。许多年轻人运动起来可以说不知疲倦，往往对可能出现的运动损伤认识不够。黄金期的膝盖虽然自我修复能力强，运动功能最强盛，适当的体育锻炼是必要的，但切不可盲目自信地过度运动，逞一时之快，最终造成关节的损伤。这个年龄段容易出现的问题如下：

"跑步膝"　跑步方式不当易引起一些膝关节的问题，俗称"跑步膝"。典型症状是膝盖附近疼痛，长时间保持膝盖弯曲如坐、上下楼梯或者走小坡路时疼痛更明显。预防"跑步膝"，首先要选择合适的塑胶跑道，穿舒适的跑鞋，尽量减少膝盖在跑步中的撞击和磨损；跑步前必须做好热身运动，提高不同肌群之间的协调性，避免肌肉力量紊乱而形成的额外损伤；长时间剧烈运动时可佩戴护膝。

前交叉韧带损伤　大多是篮球、足球等专业运动损伤。普通人在柔道、滑雪、羽毛球运动中剧烈扭转时，也易出现前交叉韧带断裂。

半月板损伤　多由扭转外力引起，当一腿承重，小腿固定在半屈曲、外展位时，身体及大腿猛然内旋，内侧半月板在股骨髁与胫骨之间受到旋转压力，导致半月板撕裂。

脆弱期：30～45岁，增加膝关节稳定性。

30 ～ 45 岁膝关节软骨产生了早期轻度磨损，出现膝关节酸痛的频率增加，膝盖遭遇脆弱期。软骨的磨损不仅会破坏软骨表面，从而影响膝关节的活动；磨损下来的碎屑还会对膝关节周围的结构造成刺激。随着人体代谢功能下降，对这些磨损碎屑的吸收能力也会下降。因此，随着年龄增加，要根据自身的身体状况调整运动强度和运动量，让膝关节达到一个新的功能平衡。

这个时期，膝关节容易出现内外侧副韧带损伤。尤其是经常穿高跟鞋的女性，膝关节的正常受力模式被人为地改变，更容易对膝关节内外侧副韧带造成损伤。在这个时期膝关节保健的重点是要避免爆发性强、动作幅度大且频率过高的运动，同时要重视膝关节周围肌肉力量和协调性锻炼，以增加膝关节稳定性。

退化期：45 岁以上，注意减轻膝关节负担。

这时期骨质开始逐渐流失，膝关节的坚固程度也开始下降。随着人体自我修复能力的下降，磨损下来的碎屑无法完全吸收逐渐存积在膝关节里，形成一个个小球状的"游离体"，会进一步加重膝关节的退化。在这个时期膝关节进入一个持续退化的"生态环境"，稍微受到不良刺激就会产生一系列病症，例如滑膜炎、痛风性关节炎、骨关节炎等。

针对膝关节退化期的主要问题，建议：①健康饮食，控制体重，避免肥胖，以减轻膝关节的负担。②穿厚底而有弹性的软底鞋，以减少膝关节所受的冲击力，降低膝关节的磨损程度。③减少骑车、爬山、爬楼梯等磨损膝关节的运动，坚持每天锻炼膝关节的力量，如直腿抬高、侧抬腿等动作。

151. 肌肉锻炼应注意事项

肌肉是锻炼出来的！对于那些平时不运动的人，建议先从身体负担小又简单的方法做起，并将有氧运动与无氧运动结合起来。比如散步、慢跑、游泳等有氧运动，可满足肌肉对氧气的需求，举哑铃、俯卧撑、仰卧起坐等无氧运动，可增加肌肉含量，防止肌肉衰退。

增加肌肉强度及肌原纤维　由于肌细胞自从出生后就数目恒定，因此决定肌肉强度的主要是每个肌细胞里肌原纤维的量。肌原纤维是细胞内的结构蛋白，它不能直接从细胞外输入，只能在细胞内合成。怎样增加肌原纤维的量呢？循序渐进最大负荷的训练可促进增加肌原纤维。简单地说，当用接近最大负荷训练时，原有的肌原纤维几乎承受不了该负荷，因此刺激了肌纤维上的细胞在运动恢复期启动蛋白合成系统合成更多的肌原纤维，以便在下次能担当该负荷，这也就是所谓的过补偿现象。反复的最大负荷刺激 – 肌原纤维合成过补偿 – 再刺激 – 再过补偿，最后导致了肌原纤维数量和肌肉强度的增加。这也是循序渐进的原理所在，肌原纤维的增加也导致肌肉体积的增加。

增强肌肉的耐力促进体脂转移　研究表明，循序渐进的中强度持续有氧耐力运动可促进体内脂肪转移。脂肪是肌肉中红肌纤维的主要能量来源，而红肌纤维与耐力运动息息相关。耐力运动能促进皮下脂肪向肌肉内脂肪转移。转移的效率和程度，与运动的方式、强度、时间长度和训练状态等有关。一般认为，循序渐进的中强度持续有氧耐力运动（如长跑或自行车运动）效果较佳。

重视腿部肌肉锻炼　人老腿先老，所以中老年朋友更要重视锻炼腿部力量，储蓄健康的根基。腿部不仅是人类极为重要的力量源泉，腿部力量更是人们健康的指示器。下蹲、骑固定自行车或平板运动试验是衡量心脏健康的方法。呼吸、循环系统的锻炼也主要取决于腿部力量。因为以上肢为主的锻炼方式负荷太小，部位也局限，不能达到提高内脏能力的强度。例如，深蹲的训练功率是卧推的 4 倍、弯举的 10 倍。

初到健身房开始运动时，最好不要选择深蹲、举重这些运动来健身塑形。深蹲的压力非常大，膝盖内的软骨是有弹性的，但在极度压缩后膝盖内的支架结构就会断裂，如同一块只能承受 2 千克的玻璃给其增压施重到 10 千克玻璃很快就会破碎。膝盖中的小结构软骨在深蹲时会被直接压力摧毁导致受伤，而俯卧撑、卧推这类推举运动最伤肩。

152. 损伤关节的几大坏习惯

久坐　长期久坐会导致肌肉僵硬或无力，从而失去了肌肉保护关节的作用。年轻人的肌肉功能在久坐后可以很快恢复，但老年人的肌肉在拉伸后短时间内很难恢复。建议平时要加强肌肉力量的训练，保持关节的稳定性。

缆车上山、步行下山 传统的观点认为登山费力，因此很多人选择缆车上山、步行下山。相对于上山而言，下山对膝关节的损伤更加严重。一方面下山时股四头肌收缩，牵拉着膝盖骨沿股骨运动，对膝关节的磨损更严重；另一方面下山时缺少重力缓冲，身体的瞬时重力会加载至一侧关节。正确的保护膝、髋关节的做法是，选择坐缆车下山。

"跪膝" 有些患有膝骨关节炎的中老年人认为"跪膝"可以缓解膝关节炎疼痛。长期保持这种错误的体位，髌骨的压力会压在股骨上，这就相当于两块骨头间的软骨直接压到地面上，会增加软骨损伤风险。

反复蹲起 常常见到一些膝部不适的人，通过反复蹲起缓解腿部的不适症状，并自称通过磨损可以修整关节。反复剧烈的蹲起运动对髌股关节和胫股关节的损伤较大，会引起更严重的软骨或半月板损伤，影响关节"寿命"。

长期屈膝 老年人打太极拳不仅可以增强体魄，还可以改善肌肉力量及下肢关节活动度，增强姿势稳定和平衡。虽然太极拳的运动幅度不大，但长期屈膝的姿势会引起膝关节疼痛。因此，掌握好太极拳的正确姿势是保护膝关节的关键。既要让下肢关节保持适当的压力，打拳姿势也不能下蹲太低。

经常爬楼梯 有些中年人为了在繁忙的工作中维持一定的运动量，经常去爬楼梯。殊不知，上下楼梯是最伤害关节的一种生活方式，尤其是对髌股关节的伤害最大。在上下楼梯步伐交替的过程中，单腿需要承受 4～5 倍的体重压力。

经常用跑步机 跑步作为一项有氧运动，可能是所有健身爱好者的必选内容。然而，很多人喜欢在跑步机上选择恒定的速度和坡度。这种长时间、恒定坡度的跑步会增加局部关节软骨的应力，最终造成该区域损伤。因此，建议在跑步机上运动时动态变化跑步模式。

不科学的徒步及登山 徒步及登山是有利于腿部肌肉和心肺功能的有氧运动方式。科学的徒步及登山需要选择科学的登山鞋、登山手杖以及护膝。登山鞋和登山手杖可以分散膝关节的负重，护膝可以维持关节的稳定性。错误的徒步及登山方式会让关节"折寿"。

在水泥地上跳绳 关节软骨的厚度大约 2 毫米，作用是缓冲压力。正如运动员在塑胶跑道上跑步一样，是在利用专业跑道缓解软骨的应力。在水泥地上跳绳，身体下落时水泥地的反作用力会对关节和脊柱造成冲击伤害。正确的做法是在木板地、草地或塑胶地面上跳绳。

运动前不热身 非专业性的运动爱好者在运动前往往缺少科学合理的热身运动。肌肉从静止到活跃需要一个唤醒的过程，才能有效保护关节。缺少热身过程的运动会增加肌腱、软组织拉伤的风险。一旦关节缺少肌肉的保护，便会面临损伤的风险。

长时间跳广场舞 有的老人可能本身就有高血压、糖尿病，长时间跳广场舞易导致膝关节退行性病变加重或伴有内侧半月板损伤。

肩痛一律爬墙甩肩锻炼 老年人在小区健身时喜欢频繁做一些上举的动作，包括单杠或吊环中的转肩、棒球的投球、举重抓举等，这反而会加重肩关节的负荷，造成或加重肩袖撕裂。

长时间做"小燕飞" "小燕飞"是一种不错的运动，但中老年人不宜长时间做。因为老年人关节椎间盘老化，有关节增生、椎管狭窄，过度的伸展会加剧关节的挤压和碰撞，增加椎弓的应力造成骨折，同时让椎管更狭窄。另外，长时间做仰卧起坐也不适合。仰卧起坐要把双腿卷起来练腹肌，力度太大，会增加腰椎部位的负荷，让老年人椎间盘退变更严重。

长时间头颈部绕圈 很多老人经常做头颈部绕圈练习，认为这样对颈椎好，也有利于缓解颈肩部的酸痛。老年人如患有重度动脉硬化甚至颈动脉斑块形成，头颈部剧烈旋转可能出现头晕、恶心呕吐，甚至跌倒，导致意外事件发生。

153. 保护膝关节不等于多休息少活动

最近，国外《骨科与运动物理治疗杂志》的一篇文章关注跑步到底会不会引发关节炎。该研究表明，休闲跑步者的关节炎发生率仅为3.5%，竞技跑步者的关节炎发生率为13.3%，久坐不动人群的关节炎发生率为10.2%。看来，久坐不动以及过高强度的跑步都可能会引发关节问题，休闲跑步的人群中患病率最低。

老年人应避免长时间跑、跳、蹲，减少或避免爬楼梯、爬山、上下坡等。同时要控制体重，因为肥胖是骨关节炎的危险因素，而减轻体重可以改善关节功能，且可减轻关节疼痛。

有氧运动　推荐每天进行 30 分钟以上的有氧运动，每周进行 5 天或者 5 天以上。有氧运动通常指全身各部位一起参与的运动，必须持续至少 10 分钟。包括快步走、休闲慢跑、游泳、骑自行车以及椭圆机、跑步机等。对于老年朋友来说，不必一次完成 30 分钟的活动，可以一天分 3 次进行，每次 10 分钟左右。

柔韧性锻炼　良好的柔韧性对于关节健康也十分重要。比如可以一手扶着椅子或桌子单腿站立，另外一只手拉着同侧的脚尖或脚踝以弯曲膝关节。通过拉伸来增强关节周围组织的柔韧性，避免受伤。

平衡性训练　平衡性训练可提高关节稳定性，并可防止跌倒并减少跌倒相关损伤。有个简单的方法，叫单足站立，这是一个可以随时做的简单训练动作：在一个比较稳固的椅子后面用单足站立，尽力保持平衡，维持这个动作 10 秒，重复 10～15 次。换一条腿再重复这个动作。

肌肉力量锻炼　通过增强膝关节周围肌肉力量的锻炼，从而增强关节的稳定性，有利于关节的健康。常用方法有股四头肌等长收缩训练，臀部肌肉训练，静蹲训练和抗阻力训练。

154. 最伤颈椎的五个不良生活习惯

生活中，有一些常见的动作非常容易给颈椎带来不必要的伤害：

背单肩包　长期背单肩包会使人的肩膀长期处于一侧负重的状态，时间长了，就会使肩膀出现一高一低的现象，为了防止包带滑下来，人们往往会不自觉地将一侧肩膀向上挺一下并向内用力。长期如此不但可能导致颈椎酸痛，甚至还可能使脊柱发生侧弯。因此，如果要背重物的话最好选用双肩包。如果必须要使用单肩包，最好两侧交替着背或斜挎着背。

窝在沙发里　有些人在休息的时候往往习惯窝在沙发里"葛优躺"，认为这样很舒服。实际上，窝在沙发里颈椎通常处于半仰着的状态，不利于保持生理结构，久而久之就可能发生颈椎劳损。

低头玩手机　人们在使用手机的时候不得不长时间低着头，这样一来颈椎就需要承受更重的头部重量，而且肩颈也长时间处于过度紧绷的状态。用不了多久，颈椎病就会找上门来。低头玩手机时手机和视线应该保持齐平或者稍低，头部要保持直立。玩手机最好不要超过 15 分钟，隔一段时间就活动一下头部，缓解颈椎压力。

趴着午睡　有些人喜欢中午趴在桌子上打个盹，这不利于颈椎健康。在条件允许的情况下，午休最好平躺，如果条件实在不允许也要做好防护措施：①可以坐在椅子上，在腰后垫个垫子，身体微微往后仰，简单休息一会儿即可。②趴得越低对颈椎的伤害越大，因此睡觉时应该将办公座椅的高度调低，尽可能减少下伏的幅度，从而降低不良姿势对颈椎的伤害。③选择一张高背椅坐着睡，带上护颈枕，让颈椎有所依靠。④每次午睡的时间不要过长，最多 30 分钟。⑤睡醒后，用 5 分钟的时间来伸展四肢，做一些护颈运动，效果就更好了。

头和肩夹着手机打电话　有些人由于工作繁忙，习惯将电话夹在头和脖子之间通话。虽然话筒的重量是微不足道的，然而，对于颈椎来说它所带来的危害却是巨大的。从生理结构来说，人体颈椎的侧弯角度不可能太大，要想用脖子夹住电话，必须使颈椎比平时更加弯曲才行，这对颈椎来说是一个难度极高的动作。这样一来，颈椎一侧的肌肉、筋膜和韧带都被被动牵拉，而另一侧的肌肉则不得不极力收缩。颈椎就会处于一种不正常的扭曲状态中。颈椎向一侧过度用力，可能导致颈部肌肉痉挛和过度疲劳，造成脖子酸胀、疼痛，颈椎病的发生概率也会因此增大。因此，即使工作再繁忙也要用正确姿势接、打电话。接、打电话的时候让颈椎保持中立，使其处于最为放松的状态，不要前倾，单手握住话筒使其靠近耳朵和嘴巴。如果接、打电话的时间很长，又担心对工作效率造成一定的影响，不妨选用蓝牙耳机，把颈椎解放出来。

155. 开车或坐车时注意保护颈椎

一般情况下，身体前倾的坐姿很容易使开车者的脊椎处于一种紧张状态，但开车时由于精神高度集中所以很难察觉到身体的不适。时间长了，椎间盘就会发生退变，椎间关节发生错位，导致颈椎病或腰椎病等。很多司机朋友开车时间长了就会感觉头晕、头痛，其实这就是颈椎椎间关节发生错位，刺激脊神经或压迫椎动脉所致。但很多人并不在意，错误认为是普通的头疼脑热，吃几片药就好了。保护颈椎要注意一些细节：

调节好坐椅高度。因为坐椅调节不当，就会使颈椎处于不良姿势。比如有些人喜欢将坐椅调得很高，这就容易使颈椎处于前探的状态。颈椎前探姿势可增加颈椎的负荷，也容易造成颈椎的损伤。正确的方法是，驾驶座位的靠背向后倾斜约110°，臀部尽量靠后坐，后背完全靠在靠背上，驾驶座位和方向盘的间隔距离不要太大。

开车时一定要注意姿势。避免因长时间一个姿势而引发颈椎损伤，最好每开车1小时就停下来，走出驾驶室在外面稍活动一下颈部，或靠在座位上放松放松；也可双手十指交叉抱住后颈向前用力、头部向后用力，以锻炼颈部肌肉，增加肌肉和韧带的平衡稳定性。

开车时要处理好起步、刹车等细节问题。开车时突然加速或减速，由于惯性，会使颈椎发生与加速或减速方向相反的甩动，这种前后方向的如同甩鞭式的被动动作，最容易造成颈椎椎间关节错位，尤其容易造成寰枢椎椎间关节错位。

坐车时如何保护颈椎？坐车时背部一定要靠紧椅背，不要分神，不要睡觉，因为车子突然加速或减速时，最容易出现"甩鞭式"的动作损伤颈椎。

当然，突发的交通事故是不能绝对避免，其中追尾事故是造成寰枢椎椎间关节错位的最大元凶。在追尾事故中，人体在靠背或座椅的带动下突然向前或者向后时，头部通常无法跟上身体的运动节拍，这种身体和头部不协调的运动最终都会施压到颈椎，从而导致颈椎损伤。

要防止追尾撞击事故中的颈椎伤害，最好的办法就是在乘车过程中尽量保持整个身体（包括头部）与座椅的充分接触，不要分神。一旦发生车祸或碰撞，在感觉颈椎或腰椎受到了冲击，出现头晕、头痛、呕吐、站立不稳等不适时应及时就诊。

156. 简单易学的颈椎保健操

介绍几种简单易学的颈椎保健操，通过日常预防锻炼，可以对颈椎起到保健作用，也可以部分缓解颈椎病患者的不适。

仙鹤点头 先做预备姿势（立正姿势，两脚稍分开，两手撑腰）。练习时，低头看地，以下颌能触及胸骨柄为佳，还原至预备姿势。动作宜缓慢进行，以呼吸一次做一个动作为宜。

犀牛望月 取站立位，双脚分开与肩同宽，双手自然下垂，颈肩放松，颈椎缓慢向上拔伸，头颈左旋，双眼向左侧后上45°眺望，再最大幅度用力拔伸颈部，保持此姿势约5秒钟，然后还原体位。再向右侧回旋头颈，并向右后上方45°眺望、拔伸，然后还原体位。重复同样动作。呼吸一次做一个动作，重复10次。

金龟摆头 预备姿势同"仙鹤点头"。练习时，头颈向左侧弯，左耳尽力靠向左肩，还原至预备姿势。头颈向右侧弯，右耳尽力靠向右肩，还原动作。要配合呼吸，缓慢进行。

金龙回首 取站立位，两脚分开与肩同宽，双手自然下垂，颈肩放松，颈椎缓慢向上拔伸，头颈左旋，双眼随之向后下方尽力望右侧足后跟，再最大幅度用力拔伸颈部，保持此姿势约5秒钟，然后还原体位。再向右侧重复同样动作，双眼改为向左侧足后跟尽力望。如此为1次，此动作需重复10次。

神龟探头 模仿乌龟向前探头。取站立位，颈部、双肩放松，颈椎缓慢自主向上拔伸，再缓慢前屈，至最大幅度后，保持此姿势5秒钟，再恢复中立位；然后颈椎缓慢后仰，达最大幅度，保持姿势5秒钟，再恢复至中立位。如此为1次，此动作需重复10次。

以上动作按节律反复进行，主要是练习颈部的伸屈与侧弯功能。每个动作可做两个8拍（按做操口令），每天可进行1～2次。还有一些简单的锻炼方法：

转动颈部 每隔1小时，低头让下巴尽量靠近胸部，然后缓慢地360°旋转颈部，重复数次。

抬升运动 将双手放到椅子边缘支撑身子，使腿部和臀部向上抬高，保持这个动作 5 秒钟,重复几次。可以锻炼肩部肌肉,放松颈部。

摇转双肩 / 收缩肩部　取站立位或坐位,双手自然下垂,同时双肩依次由中立位向后、后上、前上、前到中立位做最大幅度缓慢摇转 10 次,再由前向后相反方向缓慢摇转 10 次。

坐直,将双手放到腿上,此时让双肩向后靠拢。保持这个姿势 15 秒钟后放松,然后再重复几次。

取站立位,双脚分开与肩同宽,双手在身后相握,用力向后拉伸,双肩上耸,同时头颈缓慢向上拔伸,头尽力后仰,颈肩背部肌肉用力收缩,此姿势保持 5 秒钟,然后颈肩部肌肉放松,恢复中立位。如此为 1 次,重复 10 次。

157. 颈椎病简单自我保健按摩法

颈部按摩是依据中医经络分布及经气运行理论,循经"督脉",通过按摩相应腧穴及经络的传注,达到疏通经络、调和气血、改善循环,从而起到治疗和预防颈椎病的作用。

按摩百会穴　用中指或示指按于头顶最高处正中的百会穴,由轻到重按揉 20 ~ 30 次。双手五指微曲分别放在头顶两侧,稍加压力从前发际沿头顶至脑后做"梳头"状动作,20 ~ 30 次。按摩百会穴并梳摩头顶,可以益气醒脑、提神镇痛。

按压风池、大椎及肩井穴　风池穴,位于后颈部,两条大筋的外缘陷窝中,相当于耳垂平齐;大椎穴,后正中线上,第 7 颈椎棘突下凹陷中,以左(右)手中指指腹进行按压;肩井穴,大椎与肩峰连线中点,肩部筋肉处,以左(右)手中指指腹按于对侧肩井穴,两侧交替进行。按压顺序先风池,再大椎、肩井,各穴由轻到重各按压 10 ~ 20 次,可以祛风散寒、活血通络。

拿捏颈肌　将左(右)手上举置于颈后,拇指放置于同侧颈外侧,其余四指放在颈肌对侧,双手用力对合,将颈肌向上提起后放松,20 ~ 30 次。可以解痉止痛、调和气血。

摩擦颈项 手掌置于颈后部，左右往返摩擦颈项部，重复操作 10 次。

手部穴位按压与互击 按压合谷（合谷穴位于手大拇指与示指的虎口处），先将左手拇指指尖放在另一手的合谷穴，拇指用力掐揉 10 ～ 20 次。双手交替进行。

手掌侧击。后溪穴位于微握拳第 5 指掌关节横纹头，属于手太阳小肠经。击打后溪穴，可以起到改善末梢血液循环，放松颈项肌肉群，缓解头颈痛的作用。

十指及虎口互击。都属八邪穴，各交叉互击 36 次。可以改善末梢循环状况，缓解手麻等不适。

158. 肩关节功能锻炼的常用方法

肩部疾患的患者应在各个方向上多牵伸手臂和肩部，包括前屈、后伸、外展和旋转，活动范围可能从较小开始逐渐增加到较大范围。由于疼痛会限制活动，只有保持关节不断活动，粘连才不会进一步发展。功能锻炼应遵循"三适当"原则：适当的强度、适当的幅度、适当的时间。进行肩关节功能锻炼前应先局部热身，可洗热水澡，或用热毛巾焐热患肩，持续 10 ～ 15 分钟。

钟摆拉伸法 患者站立并轻弯腰，让患肢下垂并画圈，沿顺时针方向和逆时针方向各 10 圈，每天 1 次。若症状好转，则可增加画圈的直径。靠近栏杆或桌子，双手握住栏杆或桌沿，反复下蹲和站立，被动牵伸肩部。还可通过手持一定重量的物体（如水瓶、哑铃等）画圈，增加拉伸锻炼强度。

毛巾拉伸法 两手从背后握住毛巾的两端，先将毛巾保持水平位，然后用健手向上牵拉毛巾，使患肢向对侧运动。每天 10 ～ 20 次。若症状好转，可通过将毛巾搭在健侧肩膀上，双手握住毛巾两端牵拉的方法来增加锻炼强度。

双臂爬墙法 面对墙壁站立，与墙壁保持 1/3 手臂的距离，让患侧手指接触墙壁，从腰部水平开始，如同爬墙一样向上移动手指，直到感觉肩部疼痛，并标记手指位置。然后缓慢将患肢放下，必要时可用健肢帮忙。每天

10 ～ 20 次。

滑轮运动　将滑轮扣在门上或绑在头上方固定的地方，健侧手臂抓住上面的手柄，受伤手臂抓住下面的手柄。健侧手臂向下拉，使受伤手臂随之向上举。拉至最大高度后，坚持约 1 秒后，慢慢放下，再次反复动作。受伤手臂尽量放松，不要倾斜身体。

侧举运动　用受伤的手臂抓住杆子的一端，健侧手臂抓住杆子另一端手柄部位后，健侧手臂使劲将受伤手臂慢慢向身体侧方推至最大限度，向上举起。这一姿势坚持约 5 秒后，慢慢回到最初的姿势。运动时应伸直腰部，注意手肘不要弯曲，身体不要向健侧手臂一侧倾斜。

横跨身体拉伸法　取站立或坐立位，用健手握住患侧手肘，将患肢举起横跨身体，并轻轻加压以牵拉患肩。每次拉伸持续 15 ～ 20 分钟。

腋窝拉伸法　用健侧手臂将患肢举起放在与胸部平齐的台面上，然后稍屈膝，使腋窝展开，然后缓慢加大屈膝幅度从而拉伸肩关节。每天 10 ～ 20 次。

外旋拉伸法　双手握住橡皮筋屈肘 90°，使上臂贴于身体两侧，然后小范围外旋患肢 30°～ 45°，持续 5 秒。一组 10 ～ 15 下，每天 1 次。

内旋拉伸法　站在关闭的门旁，用一橡皮筋勾住门把手，患侧手抓住橡皮筋的另一端，屈肘 90°，朝身体一侧牵拉橡皮筋至 30°～ 45°，持续 5 秒钟。一次 10 ～ 15 次，每天 1 次。

后伸练习　两上肢尽量伸向后背，直到疼痛不能忍受。每组 10 ～ 20 次，每天 3 次。

耸肩练习　双肩同时用力划圈样耸肩，每组 10 ～ 15 次。每天 1 次。

扩胸运动　双手放在门缘两侧作为支点，身体向前倾斜从而拉伸胸部。每组 10 ～ 20 次，每天 3 次。

159."小燕飞""五点式""半桥式"的正确做法

腰背部肌肉是维持腰椎稳定性的重要结构之一，强壮的腰背部肌肉就像脊柱强有力的保护伞，有助于维持及增强脊柱的稳定性，可以有效地预防急慢性腰部损伤和腰痛的发生。曾经有过急慢性腰肌损伤、腰肌筋膜炎或者腰椎间盘突出症等腰椎疾患的人，加强腰背肌的锻炼对于疾病康复很关键。

　　腰背肌锻炼的方法有很多种，这里推荐一种最简便实用的方法。这种方法适用于不同年龄的患者和健康人群，不需要专门的时间和场地，每天都可自我完成，基本没有不良反应。

　　"小燕飞"锻炼时可以俯卧床上，去枕，双手背后，缓缓用力挺胸抬头，使头胸部离开床面，同时膝关节伸直，两大腿用力向后也离开床面，持续5秒钟左右，然后肌肉放松，重新俯卧于床上。休息3～5秒为一个周期，再接着锻炼。循序渐进，一般每次做20～30个，每天坚持练习一两次就可以了。对于腰肌力量较弱或者肥胖的人士，如果做起来比较费力，可以只抬起头胸部，这样会比较容易一些。

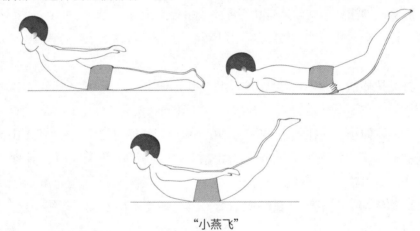

"小燕飞"

　　"五点式"仰卧在床上，去枕，屈膝，双肘部及背部顶住床，腹部及臀部向上抬起，依靠肩、双肘部和双脚这五点支撑起整个身体的重量，持续5秒钟左右，然后腰部肌肉放松，放下臀部。休息3～5秒为一个周期。

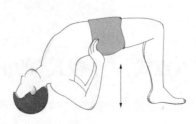

"五点式"

"半桥式"仰卧，两腿屈曲，抬起臀部，挺胸、挺腰，持续 5 秒钟左右，然后腰部肌肉放松，放下臀部。休息 3～5 秒为一个周期。

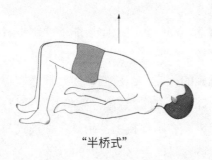

"半桥式"

腰背肌锻炼时的注意事项：①腰背肌锻炼的次数和强度一定要因人而异，应当循序渐进，每天可逐渐增加锻炼量。如锻炼后次日感到腰部酸痛、不适、发僵等，应适当地减少锻炼的强度和频度，或停止锻炼，以免加重症状。②锻炼时不要突然用力过猛，以防因锻炼腰肌而扭了腰。这是一种静力性的训练，只需要缓缓用力就可以了。③如果已经有腰部酸痛、发僵、不适等症状时，应当停止或减少腰背肌锻炼，在腰腿痛急性发作时应当及时休息，停止练习，否则可能使原有症状加重。

160. 跑步机上跑步不要超过 40 分钟

很多人热衷于在健身房里用跑步机跑步，或者购置跑步机在家里一跑就是一个钟头。在跑步机上跑步和在地面上跑步的四点不同：

更加安全　跑步机会提供很好的减震功能。在跑步的时候膝关节承受着人体最大的压力，特别是在非塑胶地面上跑步，而且由于地面的不平整或弯道等给膝关节带来更多的压力。长时间在不平整的地面上跑步会导致膝盖、脚踝等受伤。

更加省力　跑步是需要两只脚中的一只脚用力蹬地发力，提供一个向上和向前的力，让人体有一个向前速度和向上的高度，在这个过程中整个人需要在空中腾空一瞬间。然而在跑步机上跑步就可以省略一部分向前的力，因为跑步机的马达会给在跑步机上的跑步者一定的向前作用力，因此在跑步机上跑步会比在地面上跑步省力。在跑步机上跑步基本上可以看作克服自身重力的跑步，而在地面上跑步就不仅仅是克服自身重力的跑步，还需要克服户外的风速、地面摩擦力等外界因素。

可以实现人机对话　在跑步机上跑步能够让跑步者知道自己的速度、时间、心率、消耗热等数据，可以根据自己的身体情况来调整适合的运动量。

更好地训练出正确的跑姿　跑步应该达到锻炼核心肌群的作用，从而预防或治疗腰椎和颈椎等脊柱疾病。这就需要将发力部位从下肢向腰背部转移，将骨盆和肩胛旋转起来。在跑步机上使用其各种模式，如坡度变化、速度变化、组合变化等，就更容易体会部位发力的感觉。

跑步机最大的问题在于它是定速的，速度稍微慢一步，就会从跑步机上掉下来了或者摔倒。一直按照同一个速度，一跑就跑半个钟头、一个钟头，膝关节自然就受不了。跑步对膝关节的撞击比较大，如果膝关节和肌肉的协调性跟不上的话，会对膝关节的半月板、软骨形成震荡损伤。应尽量采用变速跑，快慢结合，并且注意运动时间和跑步姿势，避免运动损伤。

上跑步机之前都要先热热身，压腿、下蹲、拉伸肌肉、屈伸关节等提高肌肉温度，使肌肉变得柔软。

上跑步机后应从慢走、慢跑等动态热身开始，逐步加大运动量，如果体力跟不上，设定的速度又很快的话就容易摔倒。此过程以 10～15 分钟为宜。如果是以减肥为目的，运动时间以 40 分钟为宜。跑步是有氧运动，全身都会参与其中。如果含胸弓背，或者一直扶着把手，不但起不到运动的效果，而且还会加大腰椎的压力，时间久了就会造成腰肌劳损。因此，在跑步机上锻炼时，一定要收腹挺胸、收紧腰背部肌肉。在跑步机上运动要穿好鞋子。慢跑鞋分量轻，鞋底软，应作为首选。下跑步机时也应该逐步减慢速度，以免出现眩晕感而摔倒。

161. 要旅游不要"旅游膝"

中老年人在旅游期间发生的膝部损伤，常常是在半月板已退变、变性或者陈旧性损伤的基础上，出现伴有明显临床症状的进一步损伤，可以合并韧带损伤、髌股关节炎、滑膜皱襞综合征、骨性关节炎、软骨损伤等，统称为"旅游膝"。这些患者往往记不起有明确的外伤史，但进一步询问时却都有旅游史，旅游期间或之后出现关节不适、疼痛，甚至关节活动障碍等情况。

中老年人旅游的目的应以休闲、锻炼身体为主，真正使旅游达到身心愉快的目的，不要一味追求参观景点和观光点的数量，每天起早贪黑赶行程。

出行前做好准备工作。旅游前一定要做好自身适应性的准备工作，包括近期身体状况的评估，切忌大病初愈或感冒、腹泻时仍安排旅游；个人还应结合平时健身、锻炼的强度，选择相应强度的旅游项目和旅游时间；旅游时穿着应休闲，最好选用相应运动项目的服装、鞋袜，还应配备旅行背带、护膝等；带好平日常用的药品，骨关节炎患者更要带好平时口服药和外用药；旅游步行时每 1 小时左右应该休息一会儿，缓慢活动四肢、腰背，揉搓大腿、小腿肌肉。爬山时应注意定时坐下休息一下。

旅游后出现膝部不适或者疼痛时，回家后应休息数天，局部做理疗，贴敷药膏。如 1 ~ 2 周后仍不见好转，尤其是出现关节伸直或者屈曲受限等情况时，应及时到正规医院的骨科或运动医学专科就诊，避免延误病情。

162. 选择适合自己的放松运动

平躺，选择床、躺椅、地面等地方，双腿伸直，微微分开。如感到不舒适，双腿可稍做弯曲的姿势。如果头部不舒服，可在颈下放置枕头或类似物品。如果背部不舒服，可放置一些衣物等，以达到舒适目的。

手部放松 将手臂自然置于身体两侧，双手离开身体约 4 ~ 5 寸距离，手掌向下，或将双手自然置于腹部，肘部贴于地面。

腿部放松 自然闭上双眼，既不要过于紧张，也不要过于放松。

呼吸节律 注意呼吸过程中胸腹部发生的各种变化。留意呼吸引起的规律性变化，用鼻缓慢深长地吸气，吸气时胸腹部会微微鼓起；用嘴呼气，呼气时胸腹部会微微收缩凹陷。

放松腹部肌肉 用鼻缓慢深长地吸气，稍稍深一些用口吐气，但不能用力过大，使腹部与肋骨间的呼吸肌更多一些轻松。

释放重量 用鼻缓慢深长地吸气，稍稍深一些用口吐气，让自己身体的重量全部释放在地板上或床上。

放松神经系统 在留意自身的呼吸节律时，神经系统也会慢慢降低其兴奋水平，产生一种安静的感觉。

肌肉自我拉伸 适当地延展脊柱拉伸颈背部肌群，扩胸拉伸胸大肌，伸懒腰拉伸腹肌，弓步拉伸髂前肌和小腿肌群等，缓慢充分，持续 30 秒。

如果平时工作紧张或允许做放松活动，还可试试以下这些小动作同样可以起到放松身心的作用：

适度站立 长时间坐着不运动，人的肌肉就会僵硬、不灵活，对健康无益。所以平时工作累的时候可以站起来休息 15 分钟，这样有利于身体的血液循环。

时常眨眨眼睛 电脑族、办公族经常盯着电脑，紧张工作，一看就是一天，眼睛干涩难受，最好定时眨眨眼睛，转动眼球，并适当按摩眼部肌肉，可以缓解视疲劳。

时常伸伸脖子抖抖肩 久坐容易导致颈肩背痛，平时可以晃动脖子，前三下、后三下、左三下、右三下，然后再抖抖肩膀，这样可以预防颈肩背痛的发生。

偶尔跺跺脚 很多办公族都喜欢跷二郎腿，但这样不利于血液循环，偶尔站起身跺跺脚，可有效缓解疲劳，利于健康。

163. 骑自行车康复比较靠谱

作为有氧运动，骑自行车需要下肢各关节协调活动从而起到改善关节活动度的作用，同时这项运动调动了下肢各肌群主动收缩活动，从而有助于增强下肢肌力，尤其是股四头肌的肌力。更重要的是，由于骑自行车时躯干受到很好的支撑，有效避免了身体对下肢关节的较大压力，从而大大减少了由于负重运动导致的关节挤压与磨损。除此以外，骑自行车还可以刺激软骨自身代谢、促进血液循环、强化微血管组织、改善心肺功能。

在康复领域中，还有专门的康复器械来完成骑自行车这项运动——下肢功率自行车。这种康复设备与一般自行车相比有三大优势：①有精确的运动检测系统，包括心率的检测、运动强度的检测、训练时间、消耗热量数值等，可以有效避免因运动强度过大导致心肺负荷过大而出现运动不耐受的现象。②有不同阻力档位进行调整，患者可以在恒定阻力下进行有效的运动锻炼，防止因速度过快而损伤关节，或由于速度的惯性减弱了锻炼效果。③装置了小腿固定支架及安全绑带，可有效避免在运动过程中产生不良姿势或在运动中出现滑倒现象，最大程度地保证了运动安全。

目前功率自行车广泛应用于神经康复、骨骼康复、心肺康复及慢性运动系统疾患康复中，主要适应证包括：下肢关节活动受限、肌力下降及协调功能障碍，心肺功能疾病等。功率自行车也有禁忌证：下肢骨折且骨折不稳定者；休克、神志不清或明显不配合者；生命体征不稳定者；身体衰弱，难以承受训练者；有大出血倾向者；严重心力衰竭、心肌梗死者；患有静脉血栓，运动中有可能脱落者；剧烈疼痛，运动后加重者。

骑自行车其实是对于预防疾病发生及促进功能康复很有帮助的一项运动，但也不能盲目锻炼。如果确实想通过骑自行车运动进行功能康复的话，最好请康复医生制定个性化的康复运动方案。

164. 要游泳不要"游泳肩"

游泳时使用肩关节更加频繁，无论是哪种泳姿，都需要借助上肢力量前行。游泳动作会让肩部的肌肉和肩袖反复负重，特别是如果存在肩峰下撞击或其他形式的机械因素刺激，会导致肩峰下滑囊炎和肩袖损伤。临床上所见绝大多数"游泳肩"患者，就是因为游泳者有肩峰下撞击的病理因素，同时游泳运动量过度引起。

"游泳肩"早期症状往往会表现出休息时或夜间肩部疼痛、活动能力下降、肩部力量减弱等问题，后期会出现持续性疼痛、冻结肩等症状。所以对于游泳爱好者来说，一旦出现游泳后的肩部疼痛，建议休息 1～2 周，休息后肩关节疼痛、僵硬症状不能缓解，需要到运动医学专科门诊就诊，以明确是否患上"游泳肩"。游泳运动前的热身训练可有效预防肩关节损伤的发生。

准备活动要充分 如头前屈、后仰、左右旋转背 10～15 次，以活动颈部；两肩上耸、两臂画圆和做扩胸运动各 10～15 次，以活动肩部、胸部；两腿伸直屈体弯腰双手触脚尖、屈膝、屈髋做下蹲、起立交替动作各 10～15 次，以活动膝部。

注意保持正确姿势 身体呈平浮状态，身体放松，动作舒展，手脚动作配合协调到位，游泳速度均衡，不宜过快过猛。

合理控制游泳时间 每次游泳时间不宜过长，一次最长不应超过 1 个小时。此外，如果感觉肩部不适应该及时停止游泳，上岸休息。

事先适应池水温度 下水前，在池边或岸边先用凉水把四肢及胸腹背部擦湿，以便逐渐适应水温，这样可有效避免游泳动作变形及抽筋现象发生。

游泳过后出现肩痛，有些人试图通过长期的抗炎药和康复理疗来治疗，这些措施并不能从根本上解决问题，长此以往可能导致更为严重肩袖损伤。

如果游泳后肩部疼痛及肩关节活动受限症状严重，要及时到医院就诊，让运动医学专科门诊的医生给予专业的指导。治疗"游泳肩"要停止所有诱发疼痛的活动或训练，保守治疗上除了应用抗炎药和冰敷，还有肩峰下注射治疗，在此期间的康复方法要咨询专科医生，接受正确的康复锻炼。当保守治疗无效或被诊断为肩袖损伤时，应尽早接受肩关节镜手术治疗。

如果已经出现肩膀酸痛仍然坚持游泳，不及时就诊，可能导致更加严重的肌肉和肩袖损伤。

165. 骨骼健康离不开维生素 D

维生素 D 缺乏已经成为全球性的公共健康问题。目前，国内临床常用的维生素 D 及类似物有维生素 D_2、维生素 D_3、骨化三醇、骨化二醇、阿法骨化醇、帕立骨化醇、卡泊三醇等。

维生素 D 维生素 D_2 和维生素 D_3 统称为维生素 D。维生素 D_2 来源于植物或真菌经紫外线照射的产物，维生素 D_3 来源于动物，人体维生素 D 主要来源是皮肤中 7- 脱氢胆固醇经紫外线照射转换成的维生素 D_3。食物中除野生多脂肪海鱼（如野生三文鱼）外，仅少数植物含有微量的维生素 D（如受阳光照射后的蘑菇）。维生素 D_2 和维生素 D_3 本身没有活性，需要在体内经过肝、肾两步羟化，转变成活性形式才能发挥重要的生理作用。

主要用于预防和治疗维生素 D 缺乏。对不能充分日光照射或富含维生素 D 食物摄入不足者可补充维生素 D，维生素 D_2 或维生素 D_3 均可。以前有说法推荐选用维生素 D_3 作为维生素 D 的补充剂，2018 年中华医学会骨质疏松和骨矿盐疾病分会的《维生素 D 及其类似物临床应用共识》指出：维生素 D 是防治骨质疏松症的基本健康补充剂。维生素 D_2 和维生素 D_3 在疗效和安全性方面无显著差别。

中国营养学会膳食维生素 D 参考摄入量

年龄段	维生素 D 推荐摄入量 （IU/d）
＜ 65 岁	400
≥ 65 岁	600
孕期、哺乳期	400

注: 引自中国居民膳食营养素参考摄入量速查手册, 中国标准出版社, 2014

建议先诊断再用药。如果仅是维生素 D 缺乏，那么充足的日光照射是预防维生素 D 缺乏最安全、价廉和有效的手段。对不能充分日照或维生素 D 营养不足者可补充维生素 D。如果诊断为老年骨质疏松症的患者，那么补充钙剂和（或）维生素 D 只能作为基础措施之一，还要与抗骨质疏松药物（如双膦酸盐类药物）联合应用。

活性维生素 D 维生素 D 在体内经过肝、肾两步羟化后形成 1,25 双羟维生素 D[1, 25 $(OH)_2D$]，这是体内维生素 D 的主要活性形式，又被称为"D 激素"或"活性维生素 D"。如骨化三醇就是活性维生素 D_3，可直接作用于成骨细胞，也可以与肠道等靶器官组织的受体结合从而影响骨形成和骨吸收，并维持骨组织与血液循环中钙、磷的平衡。

活性维生素 D 类似物　与维生素 D 结构相似且具有活性维生素 D 样作用的化学物质，即活性维生素 D 类似物。近年来，有许多此类药品被不断开发并应用于临床，目前国内比较常用的是骨化二醇、阿法骨化醇、帕立骨化醇、卡泊三醇。

骨化二醇是维生素 D₃ 在肝脏一步羟化后的产物，需在肾脏内羟化后形成 1，25 双羟维生素 D₃ 而具备活性。阿法骨化醇只需要在肝脏进行一次代谢，就可以被迅速转化成有活性的 1，25 双羟维生素 D₃ 了。帕立骨化醇、卡泊三醇是人工合成的具有生物活性的维生素 D 类似物，它们都是骨化三醇类似物，可直接与维生素 D 受体结合，本身具有活性。

活性维生素 D 及其类似物在临床上常被用于佝偻病和骨软化症、骨质疏松症、甲状旁腺功能减退症、接受血液透析的慢性肾功能衰竭患者继发性甲状旁腺功能亢进（如帕立骨化醇）、皮肤疾病（如卡泊三醇）等。活性维生素 D 及其类似物更适用于老年人、肝或肾功能障碍的患者以及 1α 羟化酶缺乏或减少的患者。

有研究表明，骨折不愈合及延迟愈合可能与维生素 D 缺乏有关。补充维生素 D 不仅有利于骨折修复，对骨折后肌力恢复也有一定作用。

166. 吃对食物　强健骨骼

人的骨骼大概在 35 岁时就开始退化了，骨骼里面的营养物质会慢慢流失，出现骨质疏松等问题。为了益寿延年要好好保护自己的骨骼，吃对食物对强健骨骼很有益处。

含钙量比较高的食物　骨骼的形成及成长需要大量的钙，如果没有及时得到充足的钙，骨骼就会出现一些问题。生活中含钙量较高的食物有各种动物骨头、牛奶、鱼肉及鸡蛋等，再搭配一点蔬菜水果，每天都需要补充一点。通过食物补钙是最有效的。

含胶质较高的食物　骨骼之间有很多韧带连接，所以在关注骨骼健康的时候，也要照顾到韧带的健康。想要韧带好，需食用含胶质较多的食物，比如牛筋、猪蹄及猪耳朵之类的食物。

蛋白质含量较高的食物 蛋白质对于骨骼而言也是非常重要。蛋白质含量比较丰富的食物是肉类，如牛肉、鸡肉、猪肉，还有鸡蛋及鱼虾。

富含维生素 C 的水果 适当多吃些富含维生素 C 的水果，像猕猴桃、柑橘、芒果、葡萄等，可以起到保护膝关节和骨骼的作用，降低骨量的耗损。

含硫丰富的食物 硬骨、软骨和结缔组织的修补和重建都要以硫为原料，且硫元素还有助于钙的吸收。所以，膝关节疼痛的人可以多吃一些含硫丰富的食物，如芦笋、鸡蛋、大蒜、洋葱等。

含组氨酸的食物 组氨酸具有清除体内过量重金属的功效，对于缓解膝关节疼痛也有帮助。含组氨酸比较丰富的食物有稻米、小麦和黑麦。

限制嘌呤摄入 膝关节炎患者要禁食动物内脏、虾、蟹、浓肉汤、食用菌类、海藻类、凤尾鱼、沙丁鱼、蛤类、豆类及啤酒等高嘌呤类食物。

多吃碱性食品 如蔬菜、水果（青梅和柠檬）等，可以起到降尿酸的作用。西瓜、冬瓜不但是碱性食品而且有利尿作用，对痛风患者更有利。发酵的面食、放碱的粥类，因含碱性物质可促进尿酸排泄保护肾脏，可适当食用。

为了方便记忆了，也可以说平时应适当多吃"五色"食物：

红色食物

三文鱼 当饮食中的 ω3- 脂肪酸减少时，导致发生关节炎的酶就会比较活跃。三文鱼中不但富含 ω3- 脂肪酸，可抑制侵蚀软骨的酶产生，控制炎症的发展，而且含有大量的钙质和维生素 D，有助于骨骼健康。

樱桃 富含花青素，可控制和改善关节炎症状。据美国俄勒冈州健康与科学大学的研究发现，每天喝两杯酸樱桃汁有助于减轻骨关节炎症状。

红辣椒、草莓 维生素 C 是关节健康的重要营养成分，它不但是一种抗氧化剂，可防止软骨、韧带和肌腱的老化，延缓关节炎的进程，而且可减轻疼痛。红辣椒和草莓均含有大量的维生素 C，有助于预防关节炎。

黄色食物

生姜 生姜有抗炎和抗氧化功效，有助于预防关节炎。中医认为，生姜能温经散寒、活血止痛，可治疗风寒湿痹引起的关节冷痛。

木瓜、南瓜、橘子 这类水果蔬菜含有丰富的胡萝卜素类强抗氧化剂 β- 隐黄素。β- 隐黄素可在体内转化成维生素 A，有助于预防关节炎。

绿色食物

西蓝花、花椰菜、卷心菜 这些十字花科蔬菜含有丰富的有机硫化物和萝卜硫素，有助于提高软骨基质的支撑作用，强化韧带细胞的强度，增加润滑黏液的分泌量，遏制关节炎的进程。

猕猴桃、冬枣 这类绿色水果含有大量的维生素 C，经常摄入可起到保护关节的作用。

黑色食物

主要指黑芝麻、香菇、黑豆、木耳、紫菜、海带等食物，因为这类食物含非常丰富的钙。中医认为黑色入肾，肾主骨，多吃黑色食物可强筋健骨。

白色食物

牛奶、奶酪、酸奶以及豆浆、豆腐等豆制品，被称为天然钙源。随着年龄的增长，中老年患者可因钙质的丢失而发生关节退行性病变，增加钙质的摄入可保养关节，预防关节炎的发生。

第五部分
与门诊医生面对面

167. 老寒腿为何能"预测天气"

老寒腿，医学上称为膝关节骨性关节炎，是一种中老年人易患的反复发作、久治不愈的退行性骨关节疾病。每逢天阴下雨或气候转凉，甚至提早于天气变化之前，关节就会"犯阴天"疼痛加重。

一般寒冷降温的时候，体内生理机制也会对这种变化做出调整：天气寒冷时，人的血液循环减慢，炎症介质易堆积，造成局部的刺激性疼痛；炎性介质长期刺激，会造成关节结构性改变；关节炎患者关节及周围血管神经功能不健全，血管舒张、收缩缓慢且不充分，皮肤温度升降迟缓，周围微小血管舒缩障碍、麻痹，因而对气候的变化不能适应；潮湿时，湿度增高的刺激使关节的神经敏感性增强；突然降温时的寒冷刺激可使肾上腺素分泌增多，而肾上腺素则可增加血液的黏度，这些都可增加关节滑液的黏度，从而增加关节阻力；阴天、下雨或刮风时，气压降低，可使关节组织间隙液体积聚，导致细胞内压及关节腔内压相对增高，以上诸多因素叠加都可引起关节疼痛加剧和肿胀。寒冷可能是骨性关节炎的一个诱发因素，但不是主要原因。

这种现象并非骨关节炎患者所独有，很多风湿病都可能出现，包括类风湿关节炎、强直性脊柱炎、系统性红斑狼疮等几十种疾病。

预防老寒腿需要注意：①控制体重，避免膝关节负担过重。②日常生活中勿劳累过度，注意科学运动方式，避免关节受创伤。③平时运动量不宜过大，让关节得到充分休息。④给膝关节一个温暖干燥的环境，保持工作或居住环境干燥，注意腿部保暖，穿厚裤子或戴护膝，避免腿部直接被冷风吹。可视情况经常热敷，改善膝关节的血液循环。

168. 泡脚能治"老寒腿"吗

热水泡脚可以让腿部舒服一点，特别是用生姜或辣椒煎水、艾草煎水泡脚，可加快血液循环。如果是骨性关节炎等疾病，用热水泡脚只能给当下带来舒服的感觉，并不能彻底解决疾病根源，所以出现腰腿痛症状首要应到医院检查，明确病因才能进行针对性的治疗。如果是下肢动脉出现问题，用热水泡脚可能不仅解决不了问题，反而会耽误病情。

对于中老年人"养生先养腿"。民间有一种说法是"少不养腿，老来受罪"，腿部保养应注意以下几个方面：

适度甩腿　一侧手臂轻靠墙体，对侧的腿以胯部为轴轻轻甩动5遍，换另一条腿。早、中、晚3次，可以改善微循环。

搓揉腿肚　双手掌紧夹一侧小腿肚，边转动边搓揉，每侧搓揉20次。

干洗腿　用双手紧抱一侧大腿，稍用力从大腿向下按摩一直到脚踝，然后再从踝部按摩至大腿根，重复10～20遍。

踮脚除疲劳　将双脚并拢提起脚跟，保持1～2秒钟，然后放下脚跟。这为一次，每天连续做数十次，能有效而快速地减轻疲劳。

169."好腿上天堂，坏腿下地狱"是什么意思

患有腰腿痛或髋膝关节疾病时，上下楼梯使用手杖的原则是"好腿先上，坏腿先下"，这就是"好腿上天堂，坏腿下地狱"的来源，比较方便记忆。

手杖为单侧手扶持的助行工具，适用于上肢和肩部肌力正常的偏瘫患者和单侧下肢瘫痪患者，对于一些没有伤病且腿脚不便利的老年人也可使用。手杖的功能在于增加步行时支撑的面，以减缓下肢或身体骨骼结构所必须承担的负荷，手杖可以使患肢避免负重、帮助维持身体平衡，让日常生活更安全。一般健侧手使用手杖时可以减少患侧下肢所承受重量的20%～25%，可分担患者脚部的载重，减少因下肢肌肉无力所产生的跛行现象，如退行性关节炎的患者。对膝上截肢的患者，借着手杖增加患者载重的力臂，可降低残肢与义肢间的反作用力。降低走路转弯时所需的肌肉力量，对于周围血管病变的患者可以减轻下肢血液循环的压力。

手杖要用好腿一侧的手握着，比如左腿伤了，用右手拄手杖；右腿伤了，用左手拄手杖。

三点步行法：绝大部分伤肢患者的步行顺序为，伸出杖，然后迈出患足，再迈出健足；少数患者为伸出手杖，迈出健足，再迈出患足。

两点步行：即同时伸出手杖和患足，再迈出健足。这种方法步行速度快，适合于伤肢程度轻、平衡功能较好者。

170."跪膝法"能磨掉骨刺吗

网上流传着一种锻炼身体的方法，叫"跪膝法"。有的人为了治疗膝关节骨关节炎，也采用"跪膝法"来锻炼，认为通过跪行、爬山、上下楼梯、长时间的行走和跑步等可以磨掉骨刺，这是绝对错误的。

正常关节表面有一层软骨，用以保护其下的骨组织不被磨损，关节软骨不断被磨损导致其下的软骨下骨不断异常增生而形成骨刺。过量的运动非但不能磨掉骨刺，反而会加剧磨损，使剩余好的软骨和正常的骨头也被磨掉了，临床症状加重，甚至会造成骨缺损，给以后的关节手术造成很大麻烦。

171. 长"骨刺"是钙补多了吗

"骨刺"又称骨赘，最常见的发生部位位于负重的关节周围，比如颈椎、腰椎、膝关节以及脚后跟。骨刺常常因为关节出现疼痛、活动受限、积液、肿胀等不适，通过 X 线片而发现。骨刺的本质是在本不该出现骨头的地方形成了"骨头"，也就是软组织的钙化，所以它也是骨质增生的一种，常被统称为骨质增生。

骨刺的产生就如同头发变白、皮肤松弛长皱纹一样，在人的成长过程中难以避免，所以骨刺或骨质增生的程度常被用来反映颈椎、腰椎以及关节的老化情况。多数情况下，骨刺不会造成疼痛不适，但在某些部位例如颈椎、腰椎，骨质增生或骨刺形成于神经周围，可能造成神经受压，成为颈椎病、腰椎退变或腰椎管狭窄症导致神经症状的原因之一。

实际上，骨质增生不等于钙多。骨刺形成的原因和骨质疏松一样，根本的原因都是身体的老化。如果不补充钙剂，会使血液内的钙含量下降，加重骨质疏松，带来代偿性的骨质增生。

172."脚后跟痛"是肾虚吗

老年人常常会发生脚后跟痛，痛得厉害的时候连路都不能走。去医院一拍X线片发现跟骨下面长了骨刺，就很自然地认为脚后跟痛是骨刺引起来的。

事实上，骨刺仅仅是表面现象，真正的原因是骨质疏松。跟骨是一块以松质骨为主的骨头，是在早期就比较容易发生骨质疏松的骨头。当跟骨骨质疏松了以后，人在站立和行走的时候身体的重量还是依旧会压在上面，这样骨头外面的皮质骨就要承受更多的力量，久而久之就会生骨刺。就好像手掌用多了会生老茧一样，骨头表面生的老茧在医学上就叫做骨刺。新长出来的骨刺比较硬，走路的时候硌得慌，总是会有些疼痛，经过一段时间慢慢适应了也就不痛了。从治疗角度来讲，根本的还是要治疗骨质疏松。

中医认为，肾为先天之本，主骨生髓。肾虚则人体机能下降，颈肩腰腿痛的发生与肾关系密切，但是脚后跟痛并不能认为就是肾虚了。如果想接受中医药治疗，必须经中医师辨证后才可以对症治疗，切不可盲目地自行采取各种所谓的"补肾"疗法。

介绍几种简单的穴位按摩方法，有助于远离腰腿痛和足跟痛的困扰。

按揉或艾灸肾俞穴　肾俞穴为肾的背俞穴，具有益肾强腰、滋阴壮阳、明目聪耳的作用。肾俞穴在第2腰椎棘突下，后正中线旁开1.5寸，与肚脐水平正对的腰部。可采用双手握拳，拳眼对准穴位轻轻捶打，30～50次；或双手拇指按揉穴位3～5分钟，以局部出现酸胀感为度，或采用艾条温和灸20～30分钟。

艾灸关元穴　关元穴在下腹部，前正中线上，肚脐下3寸。关元穴是人体一个重要的温补元气的穴位，为人体元阴元阳封藏之处，具有温阳益气、培本固原的作用。艾灸关元穴可培补元气，增强人体对寒冷环境的适应能力。可采用艾条温和灸20～30分钟。

按揉或艾灸足三里穴　足三里穴位于小腿外侧，外膝眼下4横指。足三里穴是针灸治病、保健最常用的一个穴位，为人体养生保健的第一大穴。中医认为脾胃为后天之本，足三里穴属胃经，具有健脾和胃、补中益气、温中补虚、扶正培元的作用。按揉或艾灸足三里穴可强壮机体，增强机体抵抗力。可用拇指指腹点揉5～15分钟，或采用艾条温和灸20～30分钟。

173. 走路"胯骨响"是什么病

有人走路时经常发现胯骨部位发出"咔咔"的响声，而且伴有一定程度的疼痛。有的人就会害怕是不是得了股骨头坏死？

弹响髋，是指髋关节在主动伸屈活动和行走时出现听得见或感觉得到的响声。主要表现：①腹股沟处疼痛或臀部深处痛，髋关节屈曲内旋时更加明显。②髋关节屈曲内收内旋等活动受限，关节闪痛、交锁。③X线片可见股骨头颈处发育异常。④髋关节在主动伸屈活动和行走时，出现听得见或感觉得到的响声。这可能是得了髋关节撞击综合征、股骨大粗隆滑囊炎等。

单纯的"弹响"不一定是病态，如果没有症状，可以先休息放松，不要特别紧张担心。如果伴有疼痛就需要明确诊断，考虑是否患有髋关节撞击征等髋关节疾病的可能。有时候是运动轨迹和肌肉比例不正常导致的，应该加强比较弱的那块肌肉的肌力锻炼，等到轨迹正常了、力量均衡了，"弹响"就会消失。如果很严重的话，可能是关节里的软骨磨损得厉害，那就是典型的病理现象。

临床上可以通过两种方法解决此问题：①保守疗法，包括改变髋关节的运动方式，即避免过度屈曲髋关节和减少运动量来减轻撞击，以及应用非甾体类抗炎药物来缓解症状。但这只能暂时缓解疼痛，并不能消除撞击因素，因此不能阻止关节退变的进展。②利用关节镜手术。恢复股骨头颈的正常形态，维持关节正常功能，还可以同时处理可能存在的关节软骨损伤，清除撕裂的盂唇碎片，解除关节交锁，并行盂唇成形或缝合术等。

174. 什么是"青枝骨折"

生长发育是儿童期的重要特征，骨骼也不例外。儿童骨骼中胶原和水分的含量多，无机物含量少，骨质柔韧，在外力的作用下可能会发生弯曲，而非像成年人那样直接断裂。在外力较大的情况下，还可能出现骨骼的一部分出现皱褶、断裂，而其他部分还保持完整，就像幼嫩的树枝被弯折时那样，这种情况在医学中被称为"青枝骨折"。同时，由于儿童的关节囊厚而强韧，抵御外力的能力超过骨质，因此，除桡骨头半脱位等特定发育阶段的现象外，儿童在暴力创伤中更易骨折，而不易发生脱位。然而，随着年龄增长及骨质坚硬，到了青少年期各种关节脱位的比例则会明显上升。

175. 牵手为何发生了"桡骨头半脱位"

在骨科急诊，小儿被家人"牵手"导致桡骨头半脱位的病例很常见。肘关节由尺骨、桡骨上端和肱骨下端构成，桡骨头被周围的滑膜和环状韧带包裹固定，防止桡骨头脱离它应该在的位置。由于儿童的桡骨头发育尚不完全，环状韧带薄弱，很容易发生桡骨头半脱位，尤以5岁以下小儿常见。

小儿的手或上肢突然受到牵拉时，手臂上的桡骨头就会被拉离其原本的位置，这时周围组织就会"跑"进去挤占桡骨头的地方，妨碍它回到原位，这样就发生了桡骨头半脱位。一般以下这些动作有可能引发桡骨头半脱位：抓住小儿的手以避免他摔倒；抓住小儿的手或手腕试图拉起跌倒的孩子；抓住小儿的手套进上衣的袖子里；拉着小儿的手或手腕来回摆动；猛拉一下小儿的胳膊催他走得更快等。

"桡骨头半脱位"，一般会有以下表现：①大哭呼痛。突然发生的剧痛，小儿会在瞬间大哭，大一点的孩子会告诉家长"整只手臂"都痛。②拒绝触碰。为了缓解疼痛，小儿会尽可能不动受伤的那只手，也会拒绝其他人触碰。③弯曲患肢。小儿会让受伤的胳膊里半屈状态，一般不会出现肿胀。

当小儿出现桡骨小头半脱位时，应该就近求助骨科医生。一般而言，桡骨头半脱位的诊断并不困难，有明确的牵拉损伤史，孩子手肘部位疼痛、哭闹、受伤的一侧无法抬举或取物、桡骨头处有压痛等即可诊断。一般情况下桡骨头半脱位无需手术，只需手法复位即可。复位成功数分钟后，孩子疼痛就会得到缓解，停止哭闹，患侧也可以做抬手、摸耳朵、举高等动作。复位后一般不需固定，但家长不可再暴力牵拉，以免再次发生桡骨头脱位。

176. 拇外翻会遗传吗

拇外翻，俗称大脚骨病，是足部常见疾病。通常双侧发病，随着年龄增加拇外翻患病率有增加趋势，65岁老年人患病率为12%～56%，女性多发，男：女发病比例为1：15～1：19。拇外翻患者外观上表现为拇趾外翻，有时伴拇趾旋前，第一跖骨内收；当穿较窄或表面较硬的鞋子时，第一跖趾关节内侧会受到挤压和摩擦，形成拇囊炎、拇内侧皮神经炎，导致该处红肿、疼痛；重度者穿任何鞋子都会疼痛，不能步行，严重影响患者的生活质量。拇外翻患者表现为拇外翻角及第一、二跖骨夹角（IMA）增大，根据拇外翻角的大小将其分为轻度（15°～30°）、中度（30°～40°）及重度（40°以上）。

大脚骨病在中年女性中很常见，预防大脚骨病的发生是关键。平时应重视健康的生活习惯，穿头部宽大的鞋有助于避免大脚骨病的发生。

拇外翻的发生发展与先天性因素和后天性因素具有密切的相关性，其中遗传因素最为明确，调查显示50%～90%的患者有家族遗传史，为常染色体显性遗传。

177. 婴幼儿"鸭步"是病态吗

发育性髋关节发育不良（DDH）是髋臼与股骨头形态及关系发育异常性疾病的总称，包括单纯髋臼发育不良、髋关节半脱位及全脱位，可能在新生儿出生时已经存在或者出生后继续发育才表现出来。在我国新生儿中约有1‰的发病率，男女比例1：5。该病可能导致双下肢不等长、患侧肢体较短，从而引起婴幼儿步态异常，如跛行、鸭步等。

因婴幼儿年龄、脱位程度、单侧或双侧发病等不同，疾病的临床表现也有所不同。新生儿及婴儿时期常表现为关节活动障碍，患肢常呈屈曲状，活动较健侧差，蹬踩力量位于另一侧，髋关节外展受限；患肢短缩，患侧股骨头向后上方脱位，常见相应的下肢短缩；皮纹及会阴部的变化，臀部及大腿内侧皮肤皱褶不对称，患侧皮纹较健侧深陷，数目增加；女婴大阴唇不对称，会阴部加宽。幼儿期则以跛行步态较为常见，一侧脱位时表现为跛行；双侧脱位时则表现为"鸭步"，患儿臀部明显后突，腰前凸增大；患肢短缩畸形，同时有内收畸形。

不同类型的髋关节发育不良可随时间而加重，如不能得到及时的诊断和干预，髋臼发育不良可演变成半脱位或全脱位。诊断年龄越大，病理改变越重，治疗方法也会更加复杂，并发症也越来越多，故早诊早治是关键。

178. 骨质疏松吃钙片会引起结石吗

钙和其他的矿物质是骨头进行新陈代谢的基本原料，但是仅仅有原料还不够，特别是年纪大了整体的新陈代谢功能在减弱，一方面吸收能力会下降，另一方面如何把吸收的钙有效沉积到骨里面也必须考虑。如果肝肾功能正常，但骨密度检查发现仅骨量减少，这时只需要吃普通钙片就可以了，当然还要注意均衡膳食营养，适当地做一些散步、快走等运动。如果肝肾功能下降，或者骨密度检查结果已经到了骨质疏松症的程度，则除了补钙之外，还要服用一些活性维生素 D 和抗骨质疏松症药物。

按照中国营养学会推荐的标准摄入钙，甚至超过一些量，是不会引起结石的。临床上有研究资料显示，长时间钙摄入量不够反而容易产生结石。因为饮食当中的钙摄入量严重不足时，人体为了维持血钙稳定，就会把骨头里面的钙溶解出来以补充血钙的不足，这种生理性调节往往矫枉过正。每次从骨头里溶解出来的钙总是比实际需要的量要稍微多一点，多出来的钙沉积在血管壁上便会引起血管硬化，沉积在脏器里面就会导致结石症。

179. 多喝牛奶或豆浆能补钙吗

牛奶中富含多种营养成分，也是含钙比较高的食品之一，所以人们希望通过多喝牛奶来达到补钙的效果。

按照中国营养学会推荐的标准，一般人群每天钙的摄入量以 800 毫克为宜，青少年、孕产妇、绝经后妇女、老年人等特殊人群每天钙的摄入量以 1000 ～ 1200 毫克为宜。根据中国人的饮食习惯来测算，每天从饮食当中摄入的钙是 500 ～ 600 毫克，所以，每天还需要额外补充 500 毫克左右的钙。100 毫升的牛奶含钙量约 100 毫克，如果通过喝牛奶来补钙，那么每天至少要喝 500 ～ 600 毫升的牛奶。

豆浆中含有多种矿物质、维生素和蛋白质，一般 100 毫升豆浆中含有 10 ～ 20 毫克钙，如果每天需要补充 500 毫克钙的话，那么至少需要喝 2500 毫升的豆浆，这显然是不现实的。所以，单纯靠喝豆浆来补钙是不可能的。

180. 椎体压缩性骨折只能躺着吗

发生了椎体压缩性骨折，通常需要卧床 4 ～ 6 周。卧床并不表示只能躺着！

要注意三个问题：①卧床并不是说保持一个姿势睡着一点都不能动，可以仰卧，也可以侧卧，千万不要长时间一个姿势不动，否则容易生压疮。2 周以后疼痛减轻了，就可以试着做一些坐起来吃饭等事情，逐渐过渡到床边站立一会，最后恢复正常走动。②尽早采用腰下垫枕治疗，具体方法是在背腰部骨折的节段对应的位置垫上枕头，让肚子向上挺起来，高度由低到高，能够耐受即可，时间每次 30 分钟左右，每天 1 ～ 2 次。一般椎体压缩性骨折都是前面压缩比较多，这种垫枕的方法把肚子顶起来的时候，就像是张开的手风琴，椎体前缘受到牵拉，被压扁的地方有可能恢复原来的高度，是一种非常有效的治疗方法。③在疼痛减轻以后，还可躺在床上尽早进行"拱桥式"锻炼。即以两脚、肩及两肘为支撑点，主动用力把肚子挺起来，腰背部离开床面，维持半分钟左右。每天累计练习 30 次，可以分别在早晨、上午、下午和晚上各做几次。这种锻炼方法同样也可以帮助椎体骨折的康复。

181. 腰痛必须睡多长时间的硬板床

腰椎正常情况下有一个向前的弯曲，当仰卧在硬板床上时，由于身体重力的作用对腰部有一个牵拉的力量，相当于腰椎牵引，对于放松腰部肌肉、减轻腰椎的压力是有帮助的。

对于急性腰扭伤、腰椎间盘突出症急性发作等情况，只需要 2 周左右短时间睡硬板床就可以了。同样的原理，在腰的下面垫一个枕头，把肚子适度顶起来，也可以达到一样的效果。

所以，睡硬板床不是必需的！急性期过了，腰椎间盘的炎症消除了，腰部肌肉也放松了，就不需要再睡硬板床了。否则，睡硬板床时间长了腰椎的生理弯曲反而变直了，倒是适得其反，对腰椎又造成了新的伤害。

182. 膝关节炎骨刺还能打太极拳吗

老年人进行膝关节锻炼有一个矛盾，如果不活动或者活动不充分不到位，膝关节就像是一部机器的轴承一样老是不转动就要生锈。但是，如果活动太多，特别是负重活动过多，关节内的压力太大往往又会引起关节的磨损。因此，选择合适的运动锻炼方式，并控制好运动锻炼的量，"把握好度"十分重要。膝关节炎骨刺可以打太极拳，但应注意一些细节保护。

打太极拳拳架子适当高一些，重心稍向后沉，膝关节不要超过脚尖，这样可以减轻膝关节的压力。每次练习时间控制在 30 分钟以内。打太极拳时通常都会要求膝关节弯曲，这种状态下膝关节会受到比较大的压力，如果长时间这样练习，可能会导致膝关节损伤，特别是关节已经长了骨刺就更应该慎重。

如果按照上面的方法练习还是会出现或加重膝关节疼痛，那就暂时停止太极拳练习，可以另选其他如踩自行车、游泳等膝关节负重比较小的练习方法。

183. "红斑狼疮"为何会引起手指疼痛

有数据表明，90% 以上的红斑狼疮患者存在关节痛，而最常受累的就是近端指间关节、腕关节等。

系统性红斑狼疮引起的关节痛，是由于免疫复合物在关节腔内沉淀，或者由于营养关节的血管发炎而造成关节肿胀和疼痛。

184. "运动时腿抽筋"可以用力拉伸吗

腿抽筋是腿部肌肉突然、不自主强直收缩的一种现象。当出现抽筋的前兆或发生抽筋时，要立即停止运动。继续勉强运动，可能造成肌肉严重损伤，甚至难以恢复。

应适当拉伸患处肌肉，慢慢伸展正在痉挛的肌肉，充分休息直至患处感觉舒适为止。舒展、拉伸痉挛的肌肉，保持其在伸展状态，从而避免其继续强直性收缩。朝抽筋相反的方向掰脚趾，并坚持 1～2 分钟以上，一般可缓解。当小腿抽筋时，可坐在地上或背靠墙坐着，双手扳脚尖，使脚尖上翘，尽量伸直膝关节。当大腿抽筋时，可将大腿和膝盖弯曲至腹部前，双手环抱，再放开并将腿伸直，重复动作，至复原为止。还可使用运动用喷剂或冷敷，可以缓解肌肉疼痛，促进肌肉松弛。如抽筋反复发作，有可能是局部血管、神经病变导致，需到医院检查。

需要注意的是，当发生抽筋时，切忌剧烈捶打、揉按局部肌肉。拉伸时也不可过于用力，以免导致肌肉损伤。

预防抽筋，运动前要进行充分的热身锻炼，将四肢和躯干的肌肉伸展开。坚持循序渐进的原则，进行每项运动都要从低强度慢慢开始，逐渐增加运动量。剧烈运动后大量出汗，水分和电解质丢失严重，可导致抽筋。

高强度运动前要补足水分。运动后要及时补充水分及盐分，运动饮料尤佳。单纯补充水分，会稀释血液中钠离子的浓度，可能诱发抽筋。穿柔软合脚的鞋子进行运动。冬天运动要注意保暖，无论冬夏游泳，要注意游泳池水温不宜过低。

185. 为什么说"伤筋动骨一百天"

俗话说"伤筋动骨一百天",这种说法有道理吗?有道理。一方面这是通过长期临床积累得出来的经验之谈,另一方面现代科学研究也证明了筋和骨头损伤以后,自然的修复过程大约需要 3 个月时间。

无论是伤筋还是动骨,在损伤的地方会出血,把出来的血完全吸收大概需要 1 个多月的时间;之后有新的血管长进来,新鲜的血液不断供应过来,被撕裂或断裂的筋骨逐渐长在一起,又需要 1 个月左右的时间;表面上看,受伤的地方已经长上了,其实它还不能达到正常的功能要求,接下来的一段时间里新长出来的骨头和筋还要根据功能的需要进行改建,受力大的地方会改建的结实一点,这个改建过程也需要 1 个月左右时间。这样算下来差不多就是一百天了,"伤筋动骨一百天"的说法就是这样来的。

民间流传吃所谓帮助长骨或者促进骨折愈合的食物,如喝猪骨汤、吃山螃蟹粉等,并不能缩短筋骨愈合的时间,它们的作用只是帮助改善血液循环、消散瘀血、提供充足营养成分,以保证筋骨损伤能够正常愈合。

186. 为什么手术后愈合有快有慢

每个手术的患者情况不同,手术后愈合有快有慢就不足为奇了。

影响手术后组织愈合有很多因素包括:损伤程度,治疗是否及时,治疗是否正确、合理,年龄,激素水平,营养状况,水肿程度,血液循环障碍状况,局部制动(它是一把双刃剑——既能保护组织利于愈合,也因为减少刺激而影响愈合组织的成熟和塑形),异物存留或失活组织过多,感染等会对损伤组织的愈合造成灾难性的影响。致伤因子是否解除,工作或运动训练是否合理,是否会造成反复受伤;手术后恢复状态,是否没有完全恢复又再次损伤;康复治疗和指导是否及时、正确;是否合并别的病症和并发症(如肌肉萎缩、关节僵硬等,抑郁、肺炎、压疮、泌尿系统感染等);其他影响愈合的因素,如不同组织的愈合能力和时间差异,患者对康复指导接受的程度和依从性等。

187. 吃止痛药会影响伤口愈合吗

据统计，75% 的手术患者有比较明显的术后疼痛。手术后疼痛对人体的影响是全方位、多方面的：①对心血管系统的影响。可以引起体内一些活性物质的释放，这些物质将直接作用于心肌和血管平滑肌，可导致术后患者血压升高、心律失常、心肌缺血和体内水钠潴留，甚至引起心力衰竭。②对呼吸系统的影响。可促使患者术后发生肺不张、功能残气量明显减少、刺激每分通气量代偿性增加，长时间的呼吸做功增加可能导致呼吸功能衰竭。③对内分泌功能的影响。可导致高血糖、蛋白质和脂质分解代谢增强，也使得术后患者发生负氮平衡，不利于机体的康复。还使得机体潴钠排钾，从而影响体液和电解质的重吸收，这亦可引起外周和肺血管外体液的增加。④对胃肠道的影响。患者术后易出现胃肠绞痛、腹胀、恶心、呕吐等不良反应。⑤对泌尿系统的影响。膀胱平滑肌张力下降导致术后患者尿潴留，增加泌尿系统感染。⑥对机体免疫机制的影响。使得术后患者抵抗力减弱，增加术后感染和其他并发症的发生。⑦对机体凝血机制的影响。人体处于一种高凝状态，甚至可能引起血栓形成，造成心脏或脑血管意外等。⑧术后疼痛可使手术部位的肌张力增加，不利于术后患者早期下床活动，影响肢体功能的恢复。⑨患者出现失眠、焦虑，甚至产生无助的感觉。这种心理因素也会影响患者术后的康复进程。

有些患者认为服用镇痛药物不利于伤口愈合。要打消这些顾虑，术后急性疼痛对术后恢复期的患者十分不利。有一些患者认为手术后疼痛是必然的，不要那么娇气，忍一忍就行了。有时候为了给患者节省费用，医护人员也会建议患者术后不用镇痛泵，这是非常错误的观点。

术后镇痛不仅能减轻患者手术的痛苦，还利于提高患者防止围手术期并发症的能力，有利于患者术后的恢复。因此，为提高手术后患者的安全性和舒适度，应该在临床中常规开展术后镇痛。医生在患者术后的止痛方面应该尽量做到充分，如果镇痛泵不能有效止痛，要使用其他方法辅助镇痛，如注射止痛药或口服止痛药。疼痛处理好了，会让患者感觉好一些，减少负面情绪的影响，有利于术后的功能康复锻炼，加快功能恢复。

188. 骨科手术后心情郁闷怎么办

2014 年，美国波士顿麻省总医院研究发现，在骨折发生后的 1 ～ 2 个月如果出现抑郁、灾难性思维（往坏处想的倾向）、疼痛焦虑和创伤后应激障碍，则预示着该患者 5 ～ 8 个月后可能会有慢性疼痛和功能障碍。这提醒医生急性骨关节损伤后的 1 ～ 2 个月是机遇窗口期，在此期间进行心理干预，可以减少慢性疼痛和功能障碍的发生。

养病期间，一个人独处的孤独郁闷心情、病情的起伏、康复过程的波折、对功能康复预后的担心，还有生活上的经济压力等，都会让患者感到不上班在家养病并不是一件轻松的事情。虽然现在以家人和亲朋好友、工作单位的支持、安慰为主，但这是远远不够的，值得重视和改进。

简单可行的措施有：患者自己要树立战胜疾病的坚强信念，多想一些愉快的事情，能下床走动的，每天坚持 1 ～ 2 次缓慢散步，尽量减少在床上躺卧的时间，听听音乐，看看书报，多与病友交谈，也可以选择其他的心理治疗包括训练患者自我放松，放松躯体和精神，做深呼吸和肌肉松弛训练等。医护人员要经常关心患者的情绪，讲解疾病治疗、护理、康复的相关医学常识，有助于减轻患者的恐惧和焦虑情绪。

189. "足是人体的第二心脏" 有道理吗

人的脚共有 26 块骨头、33 个关节、100 多条肌腱肌肉，以及很多联系心脏、大脑、脊椎的神经和血管。有人说手是人的第二张脸，其实足更是人体的第二心脏。这句话有一定的道理，双脚出现的细微变化，都可能是身体敲响的警钟。

脱水抽筋　脚部皮肤干燥的罪魁祸首不仅仅是脚癣或过敏，很可能是血液循环不畅所致，使脚部无法接受足够的供血。脱水通常会导致肌肉痉挛，缺乏钾、镁和钙等营养元素也会导致痉挛。为了缓解抽筋，可把双脚泡在温水里做足浴，并拉伸脚趾。

脚伤难愈　足部顽固的溃疡是糖尿病的严重预警信号之一，其关键原因是血糖水平升高会导致足部神经受损，削弱出汗功能和愈合能力，导致糖尿病足。

感觉冰凉 手脚冰凉可能是甲状腺功能减退的症状。甲状腺素是调节新陈代谢的主力干将，其分泌不足会导致新陈代谢和体温调节出现异常，身体产生热量的能力大受影响，致使手脚冰凉。该病还可能造成脱发、疲劳、不明原因的体重增加和抑郁等，通过检测甲状腺激素水平就可以确诊。

出现黑痣 对长在脚底易受摩擦或损伤的痣要格外重视。黑色素瘤可能出现在身体任何部位，包括脚趾，所以检查皮肤时不要漏过双脚，一旦有不明原因的黑痣出现，则可能是皮肤癌的征兆。如痣体迅速生长变大、颜色变淡或加深发亮，痣上的短毛脱落、痣周围发红，隐约可见血丝，或者在大痣的周围出现一些卫星样小痣等，都表示痣有恶变的倾向，应去请皮肤科和外科医生诊断。

无毛 脚趾上的毛发突然变秃，很可能是外周动脉疾病所致。外周动脉疾病是心脏病或脑卒中的重要警示信号，因为腿部动脉堵塞通常与身体其他部位的血管堵塞有关。

麻木 脚部麻木多与神经病变有关，最常见的原因是糖尿病、慢性酒精中毒或化疗不良反应。如果长了神经瘤，或只有一只脚出现麻木感，这可能是由于足部、脚踝或后背的神经萎缩所引起的。

脚趾扁圆 肺纤维化和肺癌等肺病会导致血液流向脚趾甲小血管，引起组织膨胀，从而导致脚趾更圆更扁。而心脏病、肝病和消化系统疾病以及某些感染也会导致脚趾变形，如痛风、关节炎、感染或外伤等。

指甲发黄有红线 如果伴随着脚趾甲发脆或剥落，则有可能是真菌感染所引起的。此外，患有呼吸道疾病、淋巴水肿和类风湿关节炎也会导致脚趾甲发黄。当脚指甲下出现红线时需谨防心内膜炎，这是小血栓破坏脚趾甲下毛细血管后导致血管破裂的结果，需及时诊治。

大脚趾痛 大脚趾关节痛的一个最主要原因就是痛风，同时还会伴随着红肿。骨关节炎也是导致疼痛和肿胀的一个罪魁祸首。如果关节不能弯曲，这可能是拇僵症，即骨质增生性关节炎的一种并发症。大脚趾痛也可能是人工草地趾，这是一种运动员病，尤其是硬地项目的运动员，由于关节周围韧带损伤所致。

爪状趾　这种足部畸形可能是因为鞋子太紧挤压脚趾，或因为糖尿病、酒精中毒和其他神经紊乱疾病对神经伤害造成的。

190."拉筋延寿"是真的吗

"筋"一词早在中医经典《黄帝内经》中就已出现，"筋乃人身之经络，骨节之外，肌肉之内，四肢百骸，无处非筋，无处非络，联络周身，通行血脉而为精神之外辅"。可见最初的"筋"是指广泛分布于身体各部分的经络，是中医经络学说的重要组成部分。"筋与脉并为系"，经筋系统是十二经脉之气结聚于筋肉关节的外在连属体系，以经络命名，共十二条，主要循行于人体四肢和体表，也称为"十二经筋"。十二经筋具有联络四肢关节、约束骨骼、维络周身、主司运动的功能，故认为筋与脉、肉、皮、骨其为五体，为肝脏所主，气血所养。"肝主筋"主要是指骨骼肌的运动功能，是一个完整的运动系统，表明"肝"对"筋"运动有控制和调节作用。

人体的筋可随人的意志屈伸并产生力量，并牵拉肢体产生相应活动的组织，"筋"相当于现代医学所指的肌腱、筋膜、关节囊、韧带、腱鞘、滑液囊等软组织。这些组织附着于骨骼上，其越过一个或多个关节，当肌肉收缩时，则牵引远端的肢体沿关节的某个运动轴活动而产生运动。

"筋长一寸，寿延十年"，这是道家的理论。那么，此说有道理吗？与"筋柔则体健""筋柔百病消"道理一样，传统医学认为，阳气潜藏在人体之中，处于正常的升降运行状态，气机通畅，阳气归元，筋骨才会柔韧，人体才能达到最佳的状态。《素问》中提到了五劳所伤，即"久视伤血，久卧伤气，久坐伤肉，久立伤骨，久行伤筋"，是古代医家对肢体的持续运动状态、长期静坐不动而致劳损的总结。

无论是中国传统的健身气功如易筋经、五禽戏、八段锦、太极拳，还是现代的体操、健身操，甚至如今流行的瑜伽，都有很多拉筋健身的步骤。良好的柔韧性有利于生长和健康。拉筋不分年龄，选择适合自己的锻炼方式，才能保护骨骼肌肉，有效预防伤病。

拉筋的程度是要到感觉有点"张力"或"酸"，但绝对不能到"痛"的程度。有"张力感"或"酸",是肌肉感觉神经元正确地反映出拉筋的成效,否则离受伤就不远了。这里介绍几个简单易学的拉筋动作,有空时经常拉拉筋,可以降低肌肉的酸痛感,起到缓解压力、放松身心的作用。

弓步拉筋 找到一个合适的门框,双手上举,扶住两边门框,尽量向上伸展开双臂,两脚一前一后站成弓步,前腿弯膝,后腿伸直,脚跟须着地,身体正好与门框平行,头直立,两眼向前平视,以此姿势站立5～10分钟。然后再换一条腿站弓步,站立5～10分钟。

蹲姿拉筋 两脚分开,蹲下,注意是深蹲。初练者可采用此方法,在地上蹲5～40分钟。锻炼一段时间后,可加大难度,将双脚并拢,下蹲到底,双手抱腿、埋头,效果会更好。如果脱鞋下蹲,难度更大,拉筋效果也会更好。

坐姿拉筋 保持坐姿,两脚底靠拢,让双腿放松朝向地板,两手握在脚踝处,双手肘放在大腿上,深吸一口气,然后呼气,同时双肘施加压力,将大腿缓缓地往下推。直到大腿肌肉感到紧绷为止,保持姿势15秒钟后,恢复初始姿势。反复练习10～20分钟。

跪姿拉筋 双脚并拢跪在垫子上,先深吸一口气,然后呼气,同时双手往前伸展,上半身俯下地板,保持这个姿势正常呼吸,呼气时双手继续往前伸展,臀部不要离开脚踝,保持5～10个呼吸后,慢慢恢复到跪着的姿势。反复练习10～20分钟。

举腿拉筋 将两张平坦无扶手的椅子平行摆在带角的墙边或门框一侧,坐在椅边上,臀部尽量移至椅边,仰卧于椅子上,右腿伸直倚在墙壁或门框上,左腿屈膝落地,脚掌尽量触及地面,双手举起,向后平放在椅子上,保持此姿势10～30分钟。之后,将椅子移至门框的另一侧,再依上述方法,左右脚转换,再拉10～30分钟。

卧位拉筋 取俯卧位,一侧腿蜷缩于身体下方,双手撑地,另一侧腿尽量向身体后方伸展,坚持10秒钟后放松。反复练习10～20分钟。

成功的热身拉筋,是畅快运动的推进器,也是避免受伤的防护罩。养生贵在坚持,使之成为健康的良好习惯。

强骨行动

中老年常见骨关节疾病防治锦囊

附　录

附录1

关节炎影响测量量表

项 目	分值	得分
1. 活动		
（1）是否因健康问题一天中大部分时间呆在床上或坐在椅子上。	4	
（2）是否能利用公共交通工具。	3	
（3）在社区内闲逛时是否有人因你的健康问题而帮助你。	2	
（4）是否因为健康原因一天中大部分时间呆在家里。	1	
2. 体力		
（1）是否不能行走，除非有人帮助，或要用杖、拐、假肢或支具。	5	
（2）是否因为健康原因而在过一条街或爬一格楼梯时发生困难。	4	
（3）是否因为健康原因而在过几条街或爬几格楼梯时发生困难。	3	
（4）弯腰、俯屈或提东西时是否有困难。	2	
（5）是否因体力问题而限制了参与激烈的体力活动或运动，如跑步、搬重物等。	1	
3. 敏捷性		
（1）是否能流利书写。	5	
（2）是否能轻易用钥匙开锁。	4	
（3）是否能轻易地扣纽扣。	3	
（4）是否能轻易地系鞋带。	2	
（5）是否能轻易地开食品罐头。	1	
4. 社会角色		
（1）是否能自己吃药。	7	
（2）是否能使用电话。	6	
（3）是否能掌握自己的钱财。	5	
（4）如果有厨房，是否就能准备自己的食物。	4	
（5）如果有洗衣机，是否就能自己洗衣服。	3	
（6）如果有必需的交通工具，是否就可以去商店买杂物或衣服。	2	
（7）如果有家用工具，是否可以干份内的家务。	1	
5. 社会活动		
（1）上个月多久有一次朋友或亲戚的电话交谈。	5	
（2）上个月你的性生活频度和质量有无改变。	4	

强骨行动

中老年常见骨关节疾病防治锦囊

项　目	分值 得分
（3）上个月多久有一次朋友或亲戚拜访你。	3
（4）上个月多久有一次朋友或亲戚的聚会。	2
（5）上个月多久去拜访朋友或亲戚一次。	1
6. 日常生活活动能力评定（ADL）	
（1）上厕所需要多大帮助。	4
（2）能在周围行走的能力如何。	3
（3）穿衣需要多大帮助。	2
（4）洗澡需要多大帮助。	1
7. 疼痛	
（1）上个月关节炎严重疼痛多久有一次。	4
（2）上个月你通常怎样描述关节炎的疼痛。	3
（3）上个月每天早起后晨僵持续多少时间。	2
（4）上个月你的一个或多个关节同一时间多久痛一次。	1
8. 压抑	
（1）上个月有多少次你感到如果你去世别人会好过一点。	6
（2）上个月有多少次你感到沮丧且没有任何事情能使你开心。	5
（3）上个月你感到抑郁有多久。	4
（4）上个月有多少次你感到没有任何事情中意。	3
（5）上个月你情绪低落有多久。	2
（6）上个月你为自己所做的事开心了多久。	1
9. 焦虑	
（1）上个月有多久你感到紧张。	6
（2）上个月有多久你感到焦虑。	5
（3）上个月有多少次你感到放松自己有困难。	4
（4）上个月你有多久能不困难地放松自己。	3
（5）上个月你感到安详有多久。	2
（6）上个月你感到放松有多久。	1

问卷内容和评分标准

等级分为 0 ～ 10 分。

每项内容测量评分越高，对生活影响越大。

附录 2

跌倒评估量表

项　目	是	否
1. 是否每天服用 4 种以上的药物？	☐	☐
2. 自己或朋友是否察觉你最近"听力"不如从前？	☐	☐
3. 自己或朋友是否察觉你最近"视力"不如从前？	☐	☐
4. 过去 6 个月内，是否曾经跌倒 2 次或 2 次以上？	☐	☐
5. 是否经常穿着过松的拖鞋，或者过长的睡袍？	☐	☐
6. 需费力才能拿取高于你头部的物品？	☐	☐
7. 需费力才能捡取地上的物品？	☐	☐
8. 需费力才能进出浴缸？	☐	☐
9. 需费力才能从椅子中站起或坐下？	☐	☐
10. 需扶靠物品行走？	☐	☐
11. 家里有不固定的小地毯？	☐	☐
12. 家里楼梯两侧未装扶手？	☐	☐
13. 是否将杂物堆放在走道上？	☐	☐
14. 家里是否有昏暗的房间？	☐	☐

注：√选的"是"的项目越多，跌倒的可能性越高，要特别留意小心。

附录 3

上海市第六人民医院髋关节评分量表（SSPH）

髋关节功能评定理论上反映了某时期内髋关节功能状态的好坏和疾病严重程度，不仅对医生判断病情具有极大的帮助和借鉴意义，而且对于治疗手段的效果评价、预测及验证治疗方法的有效性等均具有重要的参考价值。

为针对性体现活动量较大患者群体髋关节疾病功能重建疗效评定，上海市第六人民医院骨科探索和制定了基于患者自评的成人髋关节功能评分系统——SSPH 髋关节评分量表。

Ⅰ.疼痛（45分）		左侧分	右侧分
1.正常：无疼痛	45分		
2.轻度：轻微或偶发疼痛，不影响功能	40分		
3.中度：开始活动时不适，而后好转；或过度活动后疼痛，影响活动不明显，偶用止痛药	30分		
4.中重度：步行或做动作时痛，能忍受，影响活动，需用止痛药	20分		
5.重度：自发疼痛，步行或做动作时加重，常用止痛药，偶用强效止痛药	10分		
6.极重度或剧痛：持续自发疼痛，难以忍受，拒绝一切活动，需频繁用强效止痛药	0分		
Ⅱ.日常生活能力（25分）			
ⅡA膝交叉"4"字动作下穿脱袜或系鞋带（7分）		左侧分	右侧分
1.正常，容易完成，无不适	7分		
2.基本正常，小腿可交叉过对侧膝，加压有不适感	5分		
3.有困难，可抬腿，但小腿无法交叉过对侧膝	2分		
4.无法完成，僵硬，无法抬腿	0分		
ⅡB坐（5分）		左侧分	右侧分
1.坐任何椅子持续1小时无不适	5分		
2.坐中等高度（如沙发、椅子）超过30分钟感到不适	3分		
3.坐高椅子超过30分钟感到不适	2分		
4.坐高、中、低任何椅子不足30分钟即感不适	0分		

		左侧分	右侧分
Ⅱ C 由坐到立（4分）		左侧分	右侧分
1.无困难，可自行站立	4分		
2.有困难，需借助上肢或其他支撑站立	2分		
3.不能，需依赖他人协助	0分		
Ⅱ D 下蹲或屈髋（5分）		左侧分	右侧分
1.正常，可轻松完成下蹲或屈髋超过120°	5分		
2.接近正常，借助工具可完成下蹲超过90°	4分		
3.比较困难，借助工具屈髋不足90°	3分		
4.很困难，借助工具屈髋不足60°	1分		
5.无法下蹲，关节僵硬，屈髋不足30°	0分		
Ⅱ E 上下楼（4分）		左侧分	右侧分
1.正常	4分		
2.需用扶手，一步一台阶	3分		
3.需其他辅助，两步一台阶（缓慢上下）	1分		
4.完全不能	0分		
Ⅲ.行走能力（21分）			
Ⅲ A 行走距离（9分）		左侧分	右侧分
1.正常，可持续步行超过1500米以上	9分		
2.能持续步行45分钟或1500米以内	8分		
3.可持续户外步行30分钟或1000米以内	6分		
4.可持续户外步行时间少于15分钟或不超过500米	4分		
5.仅能室内活动，步行不足50米	2分		
6.无法行走	0分		
Ⅲ B 行走时辅助支撑（7分）		左侧分	右侧分
1.不需要任何辅助支撑	7分		
2.长距离偶用单手杖	6分		
3.常用单手杖	4分		
4.使用单拐或双侧手杖	3分		
5.使用助行器或拄双拐	2分		
6.完全不能，卧床或轮椅	0分		

III C 步态（因髋部导致）（5分）		左侧分	右侧分
1. 正常，无跛行	5分		
2. 轻度或稍跛行	4分		
3. 中度跛行	3分		
4. 重度跛行或蹒跚步态	2分		
5. 不能行走	0分		
IV. 劳动能力（9分）		左侧分	右侧分
1. 正常，负重状态下体力劳动不受限制	9分		
2. 负重状态下中等体力劳动	7分		
3. 负重状态下轻体力劳动（如一般家务，购物，站立操作仪器、控制设备、装配工作）	5分		
4. 非负重状态下部分轻体力劳动（如坐姿下手工作业或腿的轻度活动如打字、缝纫等）	3分		
5. 完全丧失劳动能力	0分		
V. 目前髋关节总体健康自评得分（0～100分：0分表示最差状态，100分表示最佳状态）		左侧分	右侧分
（刻度尺） 0　10　20　30　40　50　60　70　80　90　100			

注：髋关节功能总得分 =I ～IV部分髋功能得分 ×85%+V 部分自评得分 ×15%

　　I ～IV 髋关节功能得分： 左侧 ＿＿＿＿＿＿＿ 右侧 ＿＿＿＿＿＿＿ ；

　　I ～V 髋关节功能总得分： 左侧 ＿＿＿＿＿＿＿ 右侧 ＿＿＿＿＿＿＿ 。

参考文献

[1] Liu Q,Niu J,Li H,et a1.Knee Symptomatic Osteoarthritis.Walking Disability.NSAIDs Use and All-cause Mortality:Populationbased Wuchuan Osteoarthritis Study[J].Sci Rep，2017，7（1）:3309. DOI:10.1038/s41598-017-03110-3.

[2] Tang X，Wang S，Zhan S，et a1.The Prevalence of Symptomatic Knee Osteoarthritis in China：Results From the China Health and Retirement Longitudinal Study[J]. Arthritis Rheumatol，2016.68（3）:648-653. DOI:10.1002/art.39465.

[3] Zhang JF. Song LH，Wei JN. et a1.Prevalence of and risk factors for the occurrence of symptomatic osteoarthritis in rural regions of Shanxi Province，China[J].Int J Rheum Dis，2016，19（8）:781-789. DOI:10.1111/1756-185X.12470.

[4] Xing D，Xu Y，Liu Q，et a1.Osteoarthritis and all-cause mortality in worldwide populations:grading the evidence from a meta-analysis[J].Sci Rep. 2016，6:24393.DOI:10.1038/srep24393.

[5] 中华医学会骨科学分会关节外科学组 . 骨关节炎诊疗指南（2018 年版）. 中华骨科杂志，2018，38（12）.

[6] 中华医学会骨科学分会 . 骨关节炎诊治指南（2007 年版）[J]. 中华骨科杂志，2007，27（10）：793-796.

Osteoporosis Group of Chinese Orthopaedic Association.Guideline for diagnosis and treatment of osteoarthritis[J].Chin J Orthop，2007，27（10）:793-796.

[7] 中华医学会骨质疏松和骨矿盐疾病分会 . 原发性骨质疏松症诊疗指南（2017）. 中华骨质疏松和骨矿盐疾病杂志，2017.10（5）.

[8] 中华医学会风湿病学分会 .2018 中国类风湿关节炎诊疗指南 . 中华内科杂志，2018.57（4）.

[9] 李锋、宋跃明，方忠 . 脊柱小关节骨关节炎诊治专家共识 . 骨科，2018，9（6）.

[10] 中国医师协会骨科医师分会运动医学专业委员会 . 玻璃酸钠在骨科和运动医学相关疾病中的应用专家共识（2017 修订版）. 中国医学前沿杂志（电子版），2017，9（11）.

[11] 张伟滨 . 氨基葡萄糖治疗骨关节炎的专家共识 . 中华外科杂志，2008，46（18）.

[12] 于静淼、郭稳、陈涛 . 美国超声医学协会发育性髋关节发育不良超声检查实践指南（2013 版）解读 . 中华医学超声杂志（电子版），2015，12（1）.

[13] 周谋望、岳寿伟，何成奇等 . 骨关节炎的康复治疗专家共识 . 中华物理医学与康复杂志，2012，34（12）.

[14] 中国中医药研究促进会骨科专业委员会 . 膝骨关节炎中医诊疗专家共识（2015 版）. 中医正骨，2015，27（7）.

[15] 胥少汀、葛宝丰，徐印坎 . 实用骨科学（第 3 版）. 北京：人民军医出版社，2005.

[16] 蔡聚雨 . 养老康复护理与管理 . 上海：第二军医大学出版社，2012.
[17] 和艳红，安丙辰 . 骨科疾病术后康复 . 郑州：河南科学技术出版社，2014.
[18] 陆风芹，张莹，徐黎明 . 临床骨关节疾病治疗与护理 . 北京：人民卫生出版社，
    2016.

参考文献

图书在版编目（ＣＩＰ）数据

强骨行动 : 中老年常见骨关节疾病防治锦囊 / 张长青主编
. -- 上海 : 上海科学普及出版社 , 2020
（"健康中国 2030"读本）
ISBN 978-7-5427-7745-4

Ⅰ . ①强… Ⅱ . ①张… Ⅲ . ①中年人－关节疾病－防治
②老年人－关节疾病－防治 Ⅳ . ① R684

中国版本图书馆 CIP 数据核字 (2020) 第 049948 号

责任编辑　林晓峰
策划编辑　侍　茹

强骨行动　中老年常见骨关节疾病防治锦囊

张长青　主编

上海科学普及出版社出版发行

（上海中山北路 832 号　邮政编码 200070）

http://www.pspsh.com

各地新华书店经销　　上海盛通时代印刷有限公司印刷
开本 787×1092　1/16　印张 19.75　字数 300 000
2020 年 6 月第 1 版　2020 年 6 月第 1 次印刷

ISBN 978-7-5427-7745-4　　定价 : 39.80 元